做自己的医生 2

125种常见食物的养生功效

天津教育出版社
TIANJIN EDUCATION PRESS

主编： 陈　刚　于　帆
编委： 于富荣　张爱卿　陈　刚　吴玉梅　鹿　萌　聂相民
于富强　王春霞　于风莲　曹烈英　于国锋　席　平
袁建材　谢义勤　倪伏娇

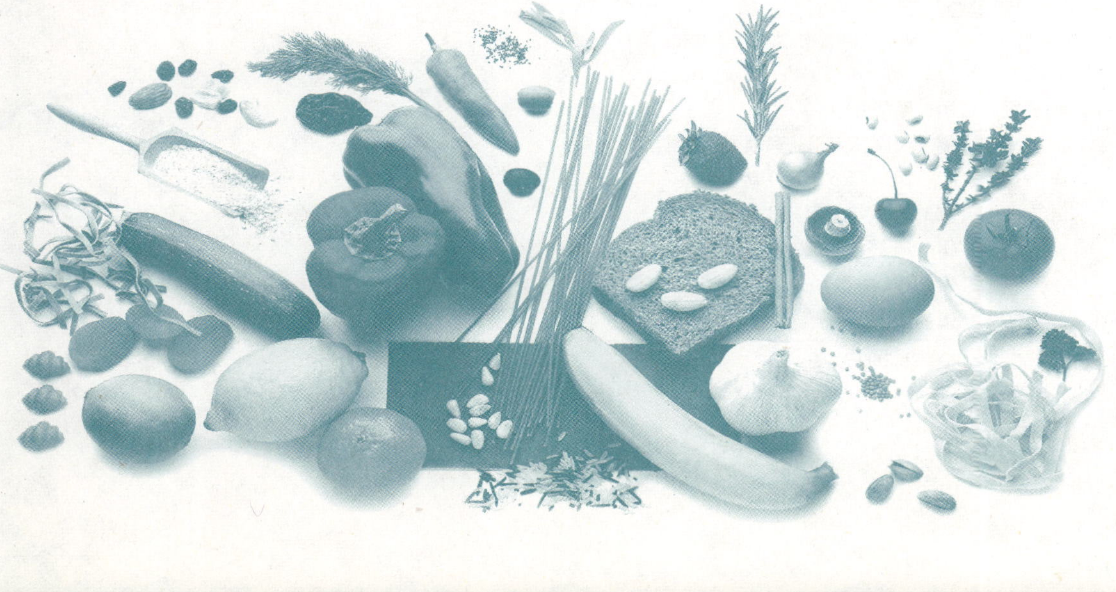

图书在版编目(CIP)数据

125 种常见食物的养生功效 / 陈刚,于帆主编.
—天津:天津教育出版社,2008.6
(做自己的医生;2)
ISBN 978-7-5309-5207-8

Ⅰ.1… Ⅱ.陈… Ⅲ.常见病—食物疗法 Ⅳ.R247.1

中国版本图书馆 CIP 数据核字(2008)第 073669 号

125 种常见食物的养生功效

出版人 肖占鹏

主 编 陈 刚 于 帆
选题策划 张纪欣
责任编辑 田 昕
装帧设计 张丽丽

出版发行 天津教育出版社
天津市和平区西康路 35 号 邮政编码 300051
http://www.tjeph.com.cn
经 销 新华书店
印 刷 天津泰宇印务有限公司
版 次 2008 年 6 月第 1 版
印 次 2008 年 6 月第 1 次印刷
规 格 16 开(787×1092 毫米)
字 数 304 千字
印 张 16

定 价 22.00 元

序

做自己的医生

人类的健康，是一个非常复杂的问题，它不仅与许多外在自然因素有关，而且与人体自身的许多因素有关，比如饮食结构、生活习惯、个体体质差异等。随着社会文明程度的提高和人的寿命的延长，健康在人们心中显得越来越重要。有了健康就拥有了人生最宝贵的财富；失去了健康，再美好的事物都显得毫无意义。

民以食为天

常言道：国以民为本，民以食为天。中国人见面最爱说：你吃了么？反映了中国人对吃的重视。这不仅仅是因为过去人们总是吃不饱，而是因为饮食本身的魅力及其重要性。从各方面来说，健康的根本就是饮食。饮食提供了人体所需要的各种营养，才能够让身体各器官正常运转，才能使人维持健康状态，才能作为一个正常的人去生活、工作、学习。民以食为天的观念源远流长，人们对于吃的重要性的认识始终贯穿于中国文明发展的历史长河，可以说是中国饮食文化观念中最基本的，也是最重要的核心。

病从口入

在影响人类健康的因素中，饮食是最主要的。俗话说：“人食五谷杂粮，哪有不生病的。”人一生的饮食总量约60吨，如此大量的食物足以在一定程度上改变人的健康走向。“病从口入”指的是两方面的内容，一是指食物本身的生物、化学作用，另一方面是指饮食习惯、食物搭配、食物烹制、食品洁净等问题。有很多人在匆忙中就餐，或者随便吃点快餐，或者吃点方便面，或者干脆不吃，偏食、饮食不平衡、饮食不合理等，都是导致人体疾病的罪魁祸首。

小食物、大功效

以辩证的思维来说，饮食既然能“致病”，那它一定就可以“治病”。首先，如果某种食物在身体里能发生作用，导致某种疾病，那么，减少或避免这种食物的摄入，不是可以防治疾病了吗？另一方面来说，既然这种食物能致这种病，那一定有另外一种食物能够克制这种食物的负面作用，如果多加摄入，也可以防治疾病。中医认为“药食同源”，适当的食物可以治病，而且很少有副作用，食物就是最好的医药。所以，我们大力宣扬饮食之道，宣扬饮食保健，在日常饮食中，我们可以把饮食重点放在补充自己缺乏的营养素上，以达到通过食疗来防病健身的目的。

饮食养生

饮食保健康、食物治病这样的养生理论自古而来，从神农尝百草、李时珍编著《本草纲目》开始，人们就已经在探索饮食养生的问题了。只是随着现代生活质量的提高，人们对生活越来越讲究，更加注意自己的健康问题，更加重视罢了。“预防第一”是赢得健康、提高生活和生命质量的最佳观念，也是养生的最佳方式。而预防就必须以饮食为要，如果我们能正确建立起以合理膳食为基础的健康生活方式，食物就可以成为预防疾病的最好药物。

本书从食物的营养成分、养生功效、选购和储藏方法、生活小窍门、代表性食品的做法等多方面介绍了食物养生保健知识。还以20种常见疾病的表现症状、饮食防治方式来引导读者以健康的方式生活，以合理的饮食来防治疾病。本书贴近生活，浅显易懂，着力强调了饮食养生的实用性，希望能给广大读者带去健康的福音。

上篇　125 种常见食物的养生功效

下篇　20种常见疾病的食疗妙方

一　五谷杂粮

在中国传统饮食习惯里，人们总是把食物区分为主食和副食两大类，副食指鱼、肉、蛋、奶等，而主食就是指五谷杂粮。现在通常说的五谷杂粮，是指稻谷、麦子、高粱、大豆、玉米，人们习惯地将米和面粉以外的粮食称做杂粮，所以五谷杂粮也泛指粮食作物。以主食为主、副食为辅的饮食结构模式是中国传统饮食的一大优点，不但有利于营养和健康，而且有利于节省能源、保护环境。

大米

大米：健胃通血防脚气

大米是稻谷的籽实脱壳而成，分籼米、粳米和糯米三类，是中国人的主食之一，无论是家庭还是餐馆，都必不可少。大米中的蛋白质主要是米精蛋白，氨基酸的组成比较完全，人体容易消化吸收，但赖氨酸含量较少。糙米中的矿物质、膳食纤维、B族维生素（特别是维生素B_1）含量都较精米中的高。

营养成分

人体必需营养素

（每100克中）

热量：343.00千卡

蛋白质：7.70克

脂肪：0.60克

碳水化合物：76.80克

膳食纤维：0.60克

矿物质（每100克中）

钙：11.00毫克

铁：1.10毫克

磷：121.00毫克

钾：97.00毫克

钠：2.40毫克

铜：0.19毫克

镁：34.00毫克

锌：1.45毫克

硒：2.50微克

维生素（每100克中）

B_1：0.33毫克

B_2：0.08毫克

B_6：0.20毫克

B_{12}：20.00微克

C：8.00毫克

E：1.01毫克

泛酸：0.60毫克

烟酸：1.50毫克

叶酸：3.80微克

生物素：220.00微克

养生功效

富含维生素E，有消融胆固醇的神奇功效，甚至能起到治疗癌症的作用。

大米所含的优质蛋白质，可以使血管保持柔软，达到降血压的目的。所含的水溶性食物纤维，可以将肠内的胆酸汁排出体外，预防动脉硬化等心血管疾病。大米还是提供B族维生素的主要来源和预防脚气病、消除口腔炎症的重要食疗资源。

选购

大米变质速度与水分含量有关，建议一次性购买量应以一个月消费量为宜，且尽量选购生产日期在一个月以内的大米。

在选购大米时要认真挑选、仔细分辨，具体如下：

1. 硬度较大的米，蛋白质含量高。

2. 闻之有清香味、无霉变味则为好米。

3. 正常的米应是洁白透明，色泽正常，但不是越白越好。

4. 米粒有爆痕甚至断裂，会导致其营养价值降低。

5. 抓一把大米，放入手掌心摊平，正常大米外观色泽光亮，且粒面附有少量的糠粉；而高水分大米色泽较阴暗，尤其水洗大米粒面糠粉很少。

储藏

在阴凉干燥的环境下保存，适时通风，既能降温，又可散湿。

不宜与鱼肉蔬菜等水分高的食品同时储存，否则易使大米吸水，导致霉变。

不宜存放在厨房里或炉灶、暖器旁边，因温度太高或湿度太大，对大米的质量影响极大。

不宜着地或靠墙，通常要放在垫板上，这样做的目的同样是为了防止大米吸收水分导致霉变，同时也防止大米生虫。

小贴士

大米不能过度搓洗，仅需轻轻地快速洗一两次即可，以免营养成分随水流失。

煮饭所加的水量也要适度，因为这也是影响米饭味道的主要因素之一。

饭煮好以后，不要迫不及待地掀开锅盖，应让锅盖紧盖 10 分钟左右，用余热焖饭，这样可使米饭松软有韧性。如果立即把锅盖掀开，温度骤然下降，则米粒表面水气太多，内部却变得较硬，口感就会差很多。

做粥不要放碱，因为大米是人体维生素 B_1 的重要来源，碱能破坏大米中的维生素 B_1，会导致维生素 B_1 缺乏，出现脚气病。

做米饭时一定要“蒸”而不能“捞”，因为捞饭会损失掉大量维生素。如做捞饭，米汤也应当饮用，因为很多营养成分都在米汤中。

煮饭时若加入少许的油，可以使煮出来的米饭颗颗晶莹、粒粒光泽；做寿司、饭团或是炒饭的时候，加入少许的醋，可以使米饭变得柔软，并能抑制细菌的孳长。

生活小窍门

米饭糊了怎么办

煮饭的时候，时间太长或放的水少了，会把米饭煮糊，吃起来焦糊味很浓。去掉这种焦糊味的办法有很多种。

1. 用筷子把焦了的饭戳几个洞，然后在每一个洞内放进一段与饭差不多高的葱，再把盖子盖好，焖上三五分钟再吃，焦糊味就没有了。

2. 关掉炉火，用一只碗盛上冷水，放到饭锅中间，压入饭里，使碗边与饭相平，然后盖上锅盖，焖几分钟再揭锅，即可消除焦味。

3. 可把饭锅置于 3 ~ 6 厘米深的冷水中，或者放在泼了凉水的地面上，约 3 分钟后焦糊味即可消除。

代表性食品的做法

皮蛋瘦肉粥

原料：大米 100 克，瘦肉 20 克，皮蛋 2 个，葱 5 克，姜 5 克，盐少许，油适量。

做法：1. 瘦肉切成小块，葱切碎，姜切成丝，皮蛋去皮切成小块。

2. 把洗好的大米加水放到锅里煮成白粥。

3. 把切好的瘦肉、皮蛋、姜丝，少量的盐和油一起放进去，再熬半小时至熟透以后，在出锅的时候放进切好的葱花即可。

友情提示：煮粥时可以放一个轻的小调羹在锅底与粥同煮，水沸腾过程中，小调羹也被带动，可以防止煮粥时粘锅底。

玉米

玉米：防癌健脑美容佳

玉米又名玉蜀黍、苞米、芦黍和珍珠米等，是我国北方和西南山区及其他无稻谷地区人民的主要粮食之一。玉米是粗粮中的保健佳品，多食玉米对人体的健康颇为有利。

营养成分

人体必需营养素（每100克中）

热量：196.00千卡
蛋白质：4.00克
脂肪：2.30克
碳水化合物：40.20克
膳食纤维：10.50克

矿物质（每100克中）

钙：1.00毫克
铁：1.50毫克
磷：187.00毫克
钾：238.00毫克
钠：1.10毫克
铜：0.25毫克
镁：96.00毫克
锌：0.90毫克
硒：1.63微克

维生素（每100克中）

A：63.00微克
B_1：0.21毫克
B_2：0.06毫克
B_6：0.11毫克
B_{12}：15.00微克
E：1.70毫克
泛酸：1.90毫克
烟酸：1.60毫克
叶酸：12.00微克
胡萝卜素：0.34毫克
生物素：216.00微克

养生功效

玉米含较多的谷氨酸，能促进脑细胞呼吸，常食可健脑。

玉米富含的维生素A，可增强视力。

玉米所含维生素B_6、烟酸等成分，具有刺激胃肠蠕动的作用，可防治便秘、肠炎、肠癌等。

玉米富含维生素C等，有长寿、美容作用，能使皮肤细嫩光滑，抑制、延缓皱纹产生。

所含的硒、膳食纤维、胡萝卜素等，可抑制癌细胞的产生，防止肿瘤的形成。

选购

消费者选购鲜食玉米，首选糯玉米，不要选购普通玉米。因为糯玉米淀粉几乎百分之百是支链淀粉，这种淀粉可溶性高，容易被消化吸收，老人、小孩甚至体弱者均可食用。

选购鲜玉米，首先看苞叶是否新鲜，颜色要淡绿，含水量充足，如果苞叶干黄就不新鲜了。应注意挑选籽粒颗颗饱满、排列紧密、软硬适中的鲜嫩玉米。用手指甲轻轻掐动籽粒，不流出白浆或只流出少量白浆是最鲜嫩的。籽粒必须饱满，不能皱缩，籽粒顶部皱缩的说明已经不新鲜，口感下降。如果籽粒比较硬，要用较大的力才能掐动，这样的糯玉米必须用高压锅才能煮熟，口感更差。

购买鲜玉米不管是白粒还是黄粒的，最好选白轴的，因为蒸煮以后穗轴颜色加深，红轴的鲜食玉米蒸熟后颜色很难看。

储藏

刚摘下来的新鲜玉米不要去皮，用塑料袋把它密封包装放在冰箱冷冻箱里，可以存放很长时间。但不可一个包内装太多，一次要用完一个玉米包，反复解冻会影响玉米质量。

也可将新鲜玉米去皮，用保鲜膜包好后放入冰箱冷冻，也能较长时间保存。

小贴士

尽量避免与牡蛎同食，否则会阻碍锌的吸收。

玉米熟吃更佳，烹调尽管使玉米损失了部分维生素 C，却使之获得了更有营养价值的抗氧化剂。

玉米蛋白质中缺乏色氨酸，单一食用易发生癞皮病，以玉米为主食的地区应多吃豆类食品。

发霉玉米面切勿食用，因为发霉玉米含黄曲霉菌，所产生的黄曲霉毒素系强致癌物，一般的蒸煮加工不能分解。

患有干燥综合征、糖尿病、更年期综合征者属阴虚火旺之人，忌食爆玉米花，食之易助火伤阴。

玉米的营养都集中在玉米粒的胚尖上，不可丢弃，熟吃更佳。

生活小窍门

怎么做玉米粥更有营养

玉米营养丰富，其中，有一种尼克酸对健康非常有利。但玉米中的尼克酸不是单独存在的，而是和其他物质结合在一起，很难被人体吸收利用。在做玉米粥的时候加点小苏打就能使尼克酸释放出来，被人体充分利用。同时，小苏打还可帮助保留玉米中的维生素 B_1 和维生素 B_2，避免营养损失。

代表性食品的做法

松仁玉米

原料：松子仁 50 克，玉米粒 300 克，胡萝卜（或香肠）50 克，葱花 5 克，盐、鸡精、淀粉适量。

做法：1. 松仁用水洗净，放在油锅里炸到颜色稍微变深备用。

2. 将盐、鸡精、葱花和淀粉用适量的水调成芡汁备用。

3. 胡萝卜（或香肠）切丁备用。

4. 油热后加入玉米粒，炒到变软（八成熟），加入胡萝卜丁。

5. 加入炸好的松仁略炒，然后下芡汁翻炒至芡汁凝固。

玉米饼

原料：玉米面 500 克，面粉 50 克，鸡蛋 2 个，酵母。

做法：将玉米面加入鸡蛋、面粉和酵母发酵后，加水稀释成糊状。平底锅加少许油，将玉米糊放入煎熟。

小 麦

小麦：养心活血抗氧化

小麦是世界上分布最广泛的粮食作物，其播种面积为各种粮食作物之冠，我国小麦的种植面积和总产量仅次于水稻，居粮食作物第二位，是重要的粮食之一。小麦是我国北方人民的主食，自古就是滋养人体的重要食物。

营养成分

人体必需营养素（每100克中）

热量:350.00千卡

蛋白质:9.40克

脂肪:1.40克

碳水化合物:75.00克

膳食纤维:2.80克

矿物质（每100克中）

钙:25.00毫克

铁:0.60毫克

磷:162.00毫克

钾:127.00毫克

钠:0.20毫克

铜:0.26毫克

镁:32.00毫克

锌:0.20毫克

硒:0.32微克

维生素（每100克中）

A:11.00微克

B_1:0.24毫克

B_2:0.07毫克

B_6:0.05毫克

B_{12}:17.30微克

E:0.30毫克

泛酸:0.70毫克

烟酸:0.47毫克

叶酸:8.00微克

生物素:185.00微克

养生功效

小麦所含B族维生素和矿物质对人体健康很有益处，可养心、益肾、活血、健脾、除烦、止血、利小便、润肺燥。

小麦所含维生素E有抗氧化的作用，加上可降低血液中胆固醇的亚油酸，能有效预防动脉硬化等心血管疾病。

对于更年期妇女，食用未精制的小麦能缓解更年期综合征，进食全麦可以降低血液循环中雌激素的含量，从而达到预防乳腺癌的目的。

小麦粉（面粉）还有很好的嫩肤、除皱、祛斑的功效。面包厂工人无论年纪有多大，手上皮肤也不松弛，甚至还娇嫩柔软，也没有老人斑，其原因就是他们每天都要揉小麦粉。

选购

小麦经磨制加工后，即成为小麦粉，也称面粉。面粉按加工精度和用途不同分为等级粉和专用粉两大类。等级粉按加工精度不同可分为特制粉、标准粉、普通粉三类。专用粉是利用特殊品种小麦磨制而成的面粉；或根据使用目的的需要，在等级粉的基础上加入食用增白剂、食用膨松剂、食用香精及其他成分，混合均匀而制成的面粉。专用粉的种类多样，配方精确，质量稳定，为提高劳动效率、制作质量较好的面制品提供了良好的原料。

1. 选购时要买加贴“QS”（质量安全）标志的产品，并根据不同用途选购不同的专用小麦粉。看包装上是否标明厂名、厂址、生产日期、保质期、质量等级、产品标准号等内容，尽量选用标明不加增白剂的小麦粉，还要看包装封口线是否有拆开重复使用的迹象。最好不要购买散装的小麦粉，这些产品容易受到污染，质量无保证。

2. 要看小麦粉颜色，小麦粉的自然色泽为乳白色或略带微黄色，不发暗，无杂色，若颜色纯白或灰白，则为过量使用增白剂所致。

3. 正常的小麦粉具有麦香味，若有异味或霉味，则为遭到外部环境污染或面粉超过保质期，也可能添加剂过量，说明小麦粉已变质。

4. 面粉用手捏无颗粒感，手捏后松开不结块，无虫害、无杂质。

5. 小麦粉中允许有少量的麸星，但有过多明显的黑点或者片状物表明小麦粉纯度不够。

6. 取少量入口品尝应无牙碜的感觉。

储藏

1. 干燥通风。面粉有吸附作用，会根据环境的湿度而改变自身的含水量，所以贮存面粉的地方要尽量保持空气流通、环境干燥。

2. 合适温度。储藏的温度会影响面粉的成熟时间，影响面粉的保质期，理想温度为 18 ~24℃。

3. 环境洁净，无异味。环境洁净可减少害虫的孳生、微生物的繁殖，进而减低面粉受污染的机会。面粉会在空气中吸收气味，所以储存面粉的周围环境不能有异味。

4. 用布口袋装面粉容易生虫，最好用塑料袋盛装，以隔绝氧气，但已经受潮的面粉不宜放塑料袋里。

小贴士

小麦的食用方法繁多，小麦粒或碎小麦可用来代替稻米做饭；熟小麦粒可发酵做成小麦豆豉；小麦谷朊粉(俗称活性面筋粉或蛋白粉)可用来制谷胺酸钠，使食品有一股肉的味道；小麦淀粉可用来做汤的增稠剂等。

小麦在我国主要用来加工成面粉，根据制作不同的食品选择相应的面粉，如做馒头、面条、饺子等，要用中高筋力、有一定延展性、色泽好的面粉；制作蛋糕、饼干及烫面制品宜选用筋力较低的面粉。米面越精越细，损失的营养素越多，麦粒外层含有维生素、矿物质、粗纤维，所以糖尿病人特别适合食用全麦粉。

生活小窍门

小麦搭配大豆食用营养赛过牛肉

想做到营养均衡，就得注意食物搭配，才能提高食物的利用价值。

大豆、小麦类食品单独食用时，其蛋白质的生物价分别为 64 和 67。若将这两类食物按 33% 和 67% 的比例混合食用，其蛋白质的生物价可提高到 77，超过了牛肉(生物价 76)。因为小麦类食品中蛋白质的赖氨酸含量不足，蛋氨酸含量高；而大豆中的蛋白质蛋氨酸低，赖氨酸高。

代表性食品的做法

小麦米粥

原料：小麦 50 克，粳米 100 克，清水适量。

做法：1. 将小麦、粳米分别淘洗干净。

2. 锅内放入清水和小麦，煮沸后加入粳米，用小火熬煮至粥成。

小米

小米：滋补阴阳防衰老

小米又称粟米，粒小，色淡黄或深黄，质地较硬，制成品有甜香味。粟在中国北方俗称谷子，南方则称稻为谷子，原产于中国北方黄河流域。小米熬粥营养丰富，我国北方在妇女生育后，常用小米加红糖来调养身体，故小米粥有“代参汤”之美称。

营养成分

人体必需营养素（每100克中）

热量：359.00千卡
蛋白质：9.20克
脂肪：3.20克
碳水化合物：73.30克
膳食纤维：1.60克

矿物质（每100克中）

钙：9.00毫克
铁：5.60毫克
磷：240.00毫克
钾：239.00毫克
钠：9.00毫克
铜：0.54毫克
镁：107.00毫克
锌：2.08毫克
硒：4.74微克

维生素（每100克中）

A：17.00微克
B_1：0.67毫克
B_2：0.12毫克
B_6：0.18毫克
B_{12}：73.00微克
E：3.63毫克
泛酸：1.70毫克
烟酸：1.60毫克
叶酸：29.00微克
胡萝卜素：0.19毫克
生物素：143.00微克

养生功效

小米具有滋阴养血、清热解渴、健胃除湿等功效，可以帮助产妇恢复体力。

小米所含的类似雌性激素物质，有保护人体皮肤细嫩、延缓衰老的作用，可防止老年斑、色斑的产生。

小米所含丰富氨基酸帮助预防流产，并有抗菌作用。

小米中色氨酸含量为谷类之首，有调节睡眠的作用。

小米可平衡人体微量元素，防止人体内产生有害的过氧化物，被营养专家誉为“保健米”。

选购

1. 生长周期长的米，营养更丰富全面。

2. 优质小米闻起来具有清香味，无其他异味。严重变质的小米，手捻易成粉状，碎米多，闻起来微有霉变味、酸臭味、腐败味或其他不正常的气味。

3. 优质小米尝起来味佳，微甜，无任何异味。劣质小米尝起来无味，微有苦味、涩味及其他不良滋味。

4. 要防止不良商家为了增加小米的美观度而添加色素。优质小米米粒大小、颜色均匀，呈乳白色、黄色或金黄色，有光泽，很少有碎米，无虫，无杂质。取少量待测小米放于软白纸上，用嘴哈气使其润湿，然后用纸捻搓小米数次，观察纸上是否有轻微的黄色，如有黄色，说明待测小米中染有黄色素；如果有白色的粉末，则是正常的，那是糠皮碎屑。另外，也可将少量样品加水润湿，观察水的颜色变化，如有轻微的黄色，说明掺有黄色素。

5. 新米色泽比较鲜艳，旧米色泽比较晦暗。

6. 用姜黄粉染色的小米，煮成粥后米烂如泥，汤清似水，没有小米原有的风味和营养成分。

储藏

小米失去了保护层，籽粒较小，粮堆孔隙度小，杂质多，内外气体不易交换，容易发生霉变。

储藏前应去除糠杂，如果水分过大时，不能曝晒，可阴干。贮藏后应加强检查，发现小米有吸湿脱糠、发热等现象时，要及时除糠降温，否则容易造成霉变。

小米不耐高温，应采用低温密闭法贮藏。通常将小米放在阴凉、干燥、通风较好的地方。

小贴士

产后不能完全以小米为主食，因为小米的蛋白质营养价值并不比大米更好，赖氨酸过低而亮氨酸又过高，应注意搭配，以免缺乏其他营养。

小米宜与大豆或肉类食物混合食用，这是由于小米的氨基酸中缺乏赖氨酸，而大豆的氨基酸中富含赖氨酸，可以补充小米的不足。

小米粥不宜太稀薄；小米粥表面漂浮的一层“米油”营养极为丰富，可以代替参汤。

淘米时不要用手搓，忌长时间浸泡或用热水淘米。

小米是碱性的，所以烹煮时不需要加盐，身体有酸痛或胃酸不调者可常吃。

若是泻肚子，可把小米炒过再煮。

生活小窍门

小米生虫怎么办

小米易遭蛾类幼虫等危害，发现后可将上部生虫部分排出单独处理，可用磷化铝进行熏杀。若在家中少量贮藏小米时，在容器内放一袋新花椒即可防治蛾类虫害。

代表性食品的做法

小米红糖粥

原料：小米 100 克，红糖适量。

做法：1. 将小米淘洗干净，放入锅内，一次加足水，以旺火烧开后，转小火煮至粥黏稠。

2. 食用时，放入适量红糖搅匀。

糯米

糯米：健胃止汗补虚寒

糯米又叫江米，是大米的一种。因其香糯黏滑，常被用来包粽子或熬粥，逢年过节很多地方吃的年糕、正月十五的元宵也是由糯米粉制成的。

营养成分

人体必需营养素（每100克中）

热量:345.00千卡
蛋白质:7.30克
脂肪:1.40克
碳水化合物:77.50克
膳食纤维:0.80克

矿物质（每100克中）

钙:26.00毫克
铁:6.70毫克
磷:155.00毫克
钾:231.00毫克
钠:1.50毫克
铜:0.25毫克
镁:49.00毫克
锌:1.54毫克
硒:2.71微克

维生素（每100克中）

B_1:0.19毫克
B_2:0.03毫克
B_6:0.20毫克
B_{12}:23.00微克
E:1.29毫克
泛酸:0.50毫克
烟酸:2.00毫克
叶酸:7.00微克
生物素:120.00微克

养生功效

糯米是一种温和的滋补品，所含蛋白质、糖类、维生素及钙、铁、磷等物质有补虚、补血、健脾暖胃、止汗等作用，适用于脾胃虚寒所致的反胃、食欲减少、泄泻和气虚引起的汗虚、气短无力、妊娠腹坠胀等症。

糯米能够补养人体正气，吃了后会周身发热，起到御寒、滋补的作用，最适合在冬天食用。

神经衰弱、病后或产后的人食用糯米粥，可滋补营养、补养胃气。

糯米制成的酒，可用于滋补健身和治病。

选购

选购糯米以米粒较大、颗粒均匀、颜色白皙、有米香、无杂质的为好。注意区分糯米与一般大米。

1. 糯米为长椭圆形，较细长，大米为椭圆形，较圆胖。

2. 糯米色泽乳白或蜡白，大多不透明，也有半透明的（俗称阴糯），大米白度小，多为透明和半透明的，有光泽。

3. 糯米硬度较小，大米硬度较大。

储藏

糯米储存时要放在阴凉、干燥的地方。

小贴士

虽然糯米营养价值很高，但是并非人人皆宜。糯米性温燥，黏性高，不易消化，不可多食。

胃溃疡病患者不宜吃糯米食品，食后往往会使疼痛加重，甚至诱发胃穿孔、出血。

老人、糖尿病、体重过重或其他慢性病如肾脏病、高血脂的人要适可而止，儿童最好别吃。

生活小窍门

冬季吃糯米的几种方法

1. 由脾胃虚导致的腹泻、消化不良，可用糯米酒煮沸后加鸡蛋煮熟食用。

2. 由阳虚导致的胃部隐痛，可用糯米、红枣适量煮粥食用。

3. 若脾胃虚弱、腹胀、倦怠、乏力，可用糯米、莲子、大枣、山药一起煮粥，熟后加适量白糖食用。

代表性食品的做法

糯米藕片

原料：大莲藕2500克，糯米1000克，白糖适量。

做法：1. 将藕去皮，在藕的顶端切下一段，以便灌糯米。

2. 把糯米用水洗净，泡涨，然后将糯米灌入藕中，盖上切下的小段，用牙签刺牢。

3. 将灌好糯米的藕放入锅中，加500克清水并搅入白糖，猛火烧开，然后用文火慢煮。

4. 藕煮熟后捞起，略凉切片装盘，淋上糖浆即可。

薏米

薏米：强肾抗癌防脱发

薏米属禾本植物，又名薏苡、薏苡仁、苡米、薏仁米、苡仁、薏仁、六谷米等。薏米是我国古老的食、疗俱佳的食品，民间早有认识，做饭食为佳馔，并被视为名贵中药，在药膳中应用广泛，列为宫廷膳食之一。由于薏米的营养价值很高，被誉为"世界禾本科植物之王"；在欧洲，它被称为"生命健康之禾"；在日本又被列为防癌食品。

营养成分

人体必需营养素（每100克中）

热量：357.00千卡

蛋白质：12.80克

脂肪：3.30克

碳水化合物：69.10克

膳食纤维：2.00克

矿物质（每100克中）

钙：42.00毫克

铁：3.60毫克

磷：217.00毫克

钾：238.00毫克

钠：3.60毫克

铜：0.29毫克

镁：88.00毫克

锌：1.68毫克

硒：3.07微克

维生素（每100克中）

A：416.00微克

B_1：0.33毫克

B_2：0.50毫克

B_6：0.07毫克

C：8.00毫克

E：2.08毫克

泛酸：0.16毫克

烟酸：2.00毫克

叶酸：16.00微克

养生功效

薏米含有多种维生素和矿物质，有促进新陈代谢和减少胃肠负担的作用，可作为病中或病后体弱患者的补益食品，经常食用薏米食品对慢性肠炎、消化不良等症也有效果。

薏米含有一定的维生素E，是一种美容食品，常食可以保持人体皮肤光泽细腻，消除粉刺、色斑，改善肤色。

薏米含硒元素，能抗癌防癌，减少肿瘤发病机会，有效抑制癌细胞的增殖，可用于胃癌、子宫颈癌的辅助治疗。

薏米能增强肾功能，有利水消肿、健脾去湿、舒筋除痹、清热排脓等功效，为常用的利水渗湿药，对浮肿病人有疗效。

薏米含有丰富的维生素B_1，对防治脚气病十分有益。

薏米具有营养头发、防止脱发，并使头发光滑柔软的作用。

选购

应选购质硬有光泽，颗粒饱满，粒大完整、结实，杂质及粉屑少的薏米，粉状会减轻其药效。

薏米呈白色或黄白色，坚实，灰白色带青头的更好。

薏米味甘淡或微甜，且带有清新气味

者为佳。

储藏

装于有盖密封容器内，置于阴凉、通风、干燥处保存。

小贴士

薏米可饭可粥，可加入菜或炖汤，亦可加工成副食品。

薏米可单独煎服或与芝麻、牛奶、绿豆等同服。

薏米化湿滑利的效果显著，因此女性生理期间、排便困难者、孕妇、小便频繁者或有遗精症状的男士不宜多食或忌食。

生活小窍门

薏米难煮熟怎么办？

薏米较难煮熟，在煮之前最好以温水浸泡2～3小时，让它充分吸收水分变软，就很容易煮熟了。泡米用的水要与米同煮，不能倒掉，避免营养物质受到损失。

代表性食品的做法

红枣薏米粥

原料：红枣25枚，薏米50克，粳米50克。

做法：1. 将红枣、薏米、粳米淘洗干净。

2. 锅内放水，烧开后放入薏米先煮，30分钟后加入红枣、粳米，至米熟粥稠。

燕麦

燕麦：降脂减肥利心血

燕麦即莜麦，俗称为油麦、玉麦，是一种低糖、高营养、高能量的食品，受到现代人的欢迎，在《时代》杂志评出的十大健康食品（西红柿、菠菜、果仁、菜花、燕麦、三文鱼、大蒜、蓝莓、绿茶、红酒）中名列第五。燕麦经过精细加工制成麦片，食用更加方便，口感也得到改善，成为很好的保健食品。

营养成分

人体必需营养素（每100克中）

热量：367.00千卡
蛋白质：15.00克
脂肪：6.70克
碳水化合物：61.60克
膳食纤维：5.30克

矿物质（每100克中）

钙：186.00毫克
铁：7.00毫克
磷：291.00毫克
钾：214.00毫克
钠：3.70毫克
铜：0.45毫克
镁：177.00毫
锌：2.59毫克
硒：4.31微克

维生素（每100克中）

A：420.00微克
B_1：0.30毫克
B_2：0.13毫克
B_6：0.16毫克
B_{12}：54.40微克
E：3.07毫克
泛酸：1.10毫克
烟酸：1.20毫克
叶酸：25.00微克
生物素：73.00微克

养生功效

燕麦含有丰富的B族维生素，对糖类和脂肪类代谢具有调节作用，可以有效降低人体中的胆固醇，对心血管病起到一定的预防作用。

燕麦含大量可溶性纤维，能促进胃肠蠕动，改善消化功能，减少对高脂肪食物的摄取。

燕麦含钙、磷、锌等矿物质，是补钙佳品，有预防骨质疏松的功效，所含的锌具有促进伤口愈合的作用。

选购

尽量购买信誉好、质量稳定的知名品牌产品，注意选择标识说明完整详细的。

储藏

不要放在潮湿的地方，不然容易发霉，最好是放在可以密封的袋子或者罐子里。

小贴士

燕麦若要添加在饭中，应该由少量开始慢慢添加。因为燕麦不易消化，一次吃得太多，会造成胃痉挛或是胀气。

对麸质过敏者要小心食用，虚寒症患者忌食。

燕麦不仅可以直接食用，还能炒熟后泡茶喝，或者制作成女士们的护肤面膜。

生活小窍门

过期燕麦片妙用

燕麦片去角质的效果很好，可以拿来洗脸、洗澡，而且不会伤皮肤。把要去角质的部位弄湿，然后抓一小把燕麦片，加水调成糊状，往身上抹，和去角质膏一样按摩就可以了。

代表性食品的做法

荷叶莲子燕麦粥

原料：燕麦，干荷叶，粳米，莲子，枸杞，冰糖。

做法：1. 将莲子、枸杞用水泡发好备用。

2. 坐锅点火倒入水，放入干荷叶大火煮30分钟左右，将荷叶捞出。

3. 放入粳米煮至半熟时放入莲子、燕麦煮一会，加入枸杞煮开，放冰糖搅拌均匀。

麦氏团圆饭

原料：大麦、小麦、荞麦、燕麦、白米各30克，红枣10颗。

做法：将大麦、小麦、荞麦、燕麦、白米、红枣置入焖饭锅中，加水焖烧，待饭焖熟后即可食用。

黄豆

黄豆：通便降脂降血糖

黄豆与青豆、黑豆统称为大豆，起源于中国，既可供食用，又可以榨油。由于它的营养价值很高，故被称为“豆中之王”“植物肉”“绿色的牛乳”等，是天然食物中最受营养学家推崇的食物，豆芽、豆腐、豆浆等豆制品已成为风靡世界的健康食品。

营养成分

人体必需营养素

（每 100 克中）

热量:391.00 千卡

蛋白质:35.60 克

脂肪:29.00 克

碳水化合物:19.50 克

膳食纤维:11.90 克

矿物质（每 100 克中）

钙:169.00 毫克

铁:8.30 毫克

磷:400.00 毫克

钾:1800.00 毫克

钠:0.50 毫克

铜:1.35 毫克

镁:199.00 毫克

锌:3.04 毫克

硒:6.16 微克

维生素（每 100 克中）

A:28.00 微克

B_1:0.41 毫克

B_2:0.11 毫克

B_6:0.59 毫克

C:15.00 毫克

E:18.90 毫克

泛酸:1.64 毫克

烟酸:2.10 毫克

叶酸:260.00 微克

胡萝卜素:0.17 毫克

养生功效

黄豆含有丰富的蛋白质和多种人体必需的氨基酸，可以提高人体免疫力。

黄豆含有的可溶性纤维，既可通便，又能降低胆固醇含量。

黄豆含有一种抑制胰酶的物质，对糖尿病有治疗作用。

黄豆所含的皂甙有明显的降血脂作用，可抑制体重增加。

大豆异黄酮是一种植物性雌激素，能够减轻女性更年期综合征症状，延迟女性细胞衰老，使皮肤保持弹性，养颜美容，并有促进骨生成、降血脂等功效。

卵磷脂可除掉附在血管壁上的胆固醇，防止血管硬化，预防心血管疾病，保护心脏；还具有防止肝脏内积存过多脂肪的作用，从而有效地防治因肥胖而引起的脂肪肝；对前列腺癌、皮肤癌、肠癌、食道癌等几乎所有的癌症都有抑制作用。

选购

颜色鲜艳、有光泽，颗粒饱满且整齐均匀、无破瓣、无缺损、无虫害、无霉变、无挂丝的是好黄豆；色暗淡、无光泽，颗粒瘦瘪、不完整、大小不一、有破瓣、有虫蛀、霉变的为劣质黄豆。

牙咬豆粒，发音清脆成碎粒，说明黄豆干燥；若发音不脆则说明黄豆潮湿。

优质黄豆具有正常的香气；有酸味或霉味者质量次。

黄豆在发芽过程中更多的营养元素被释放出来，更利于人体吸收，营养更胜黄豆一筹。有的豆芽看起来肥胖鲜嫩，但有一股难闻的化肥味，甚至可能含有激素，不宜食用。

储藏

黄豆容易生虫，保存时放入一些大蒜瓣，置于阴凉干燥处即可。

放入冰箱里冻一下，也会把虫卵冻死，然后密封存放。

小贴士

生黄豆含有不利健康的抗胰蛋白酶和凝血酶，所以不宜生食，夹生黄豆也不宜吃。

患疮痘期间不宜吃黄豆及其制品。

黄豆在消化吸收过程中会产生过多的气体造成肚胀，消化功能不良、有慢性消化道疾病的人应尽量少食。

吃豆奶长大的孩子成年后，引发甲状腺和生殖系统疾病的风险系数较高，不宜让婴幼儿多喝豆奶。

黄豆通常有一种豆腥味，如在炒黄豆

时，滴几滴黄酒，再放入少许盐，这样豆腥味会少得多。或在炒黄豆之前用凉盐水洗一下，也可达到同样的效果。

用黄豆 100 克、细米糠 60 克，加水煎至黄豆熟烂食用，可治手足抽筋疼痛。

烧烫伤治疗期间每天用黄豆适量煮汁服，可加快治愈，愈后无疤痕。

生活小窍门

怎样生豆芽？

1. 将饱满的豆子用清水洗干净，在温水中浸泡 6 ~7 小时。发涨后倒出盛在干净的布袋里，挂在阴凉、空气流通的地方，经常淋一些干净生水，使豆粒经常保持湿润状态，这样就能培育出白嫩的无根豆芽。

2. 选当年的新黄豆，用水泡 6 小时左右，使黄豆吸水发涨，然后沥干水分放在一个能沥水（不能泡在水里）的容器（通常用竹制的筐或簸箕，上边盖一块厚点的纯棉布）里，每天淋上两三次水，五六天后就能吃到豆芽了。

代表性食品的做法

黄豆猪肝汤

原料：黄豆 100 克，猪肝 80 克，调味作料少许。

做法：1. 猪肝洗净切片，黄豆洗净。

2. 先将黄豆入锅中加水煮至八成熟，再加猪肝片共煮熟。

3. 加入调味作料调匀。

黄豆炖猪脚

原料：黄豆 100 克，猪脚 1 只，葱、姜、料酒、酱油、盐适量。

做法：1. 黄豆泡 4 个小时。

2. 猪脚洗净焯烫去血水，加少许料酒、酱油、鸡精腌一会儿。

3. 把黄豆和猪脚放在沙锅里，加葱、姜、盐和酱油小火炖 1 小时左右，熟透即可。

绿豆

绿豆：清热解暑护肝肾

绿豆又叫青小豆，因其颜色青绿而得名，是我国传统豆类食物，不但具有良好的食用价值，还具有非常好的药用价值，其花、叶、种皮、豆芽和淀粉均可入药，有“食中佳品，济世长谷”之说。在炎炎夏日，绿豆汤更是消暑饮料。

营养成分

人体必需营养素（每 100 克中）

热量：326.00 千卡

蛋白质：20.60 克

脂肪：1.00 克

碳水化合物：58.60 克

膳食纤维：5.20 克

矿物质（每 100 克中）

钙：162.00 毫克

铁：22.80 毫克

磷：336.00 毫克

钾：1900.00 毫克

钠：1.90 毫克

铜：1.08 毫克

镁：125.00 毫克

锌：2.48 毫克

硒：4.28 微克

维生素（每 100 克中）

A：75.00 微克

B_1：0.25 毫克

B_2：0.11 毫克

B_6：0.41 毫克

C:1.00 毫克　　烟酸:2.00 毫克

E:10.95 毫克　　叶酸:130.00 微克

K:6.00 微克　　胡萝卜素:0.45 毫克

泛酸:1.26 毫克

养生功效

绿豆所含蛋白质、磷脂均有兴奋神经、增进食欲的功能，为机体许多重要脏器增加营养所必需，可补充营养，增强体力。

多糖成分能增强血清脂蛋白酶的活性，使脂蛋白中甘油三酯水解达到降血脂的疗效，从而可以防治冠心病、心绞痛。

含有一种球蛋白和多糖，能促进体内胆固醇在肝脏中分解成胆酸，加速胆汁中胆盐分泌并降低小肠对胆固醇的吸收。

所含众多生物活性物质如香豆素、生物碱、植物甾醇、皂甙等可以增强机体免疫功能，增加吞噬细胞的数量或吞噬功能，有抗肿瘤作用。

含丰富胰蛋白酶抑制剂，可以保护肝脏，减少蛋白分解，从而保护肾脏。

含其他有效成分，具有抗过敏作用，可治疗荨麻疹等疾病；对葡萄球菌以及某些病毒有抑制作用，能清热解毒；能清暑益气、止渴利尿，有止痒作用，专门治疗热痒；能清洁肌肤，改善干燥皮肤，改善色斑、雀斑及瑕疵，维持皮肤弹性。

选购

新鲜绿豆是鲜绿色的，大小匀称、没有虫眼的为好。老绿豆稍黄一些。

把绿豆放在盆里左右摇动或圆周形摇动，上层分量轻的质量差，下面通常都是好的。

绿豆很容易生虫，其后果不但使营养

储藏

大损，而且使发芽率降低，故贮藏首防生虫。

1. 将绿豆放进盒内，冲进开水浸烫，注意搅拌均匀，半分钟内即可将虫卵杀死，捞出后晾干，放入容器中，用盖盖严。

2. 将绿豆筛净晾干，加适量的花生油或棉籽油搅拌均匀。使绿豆表面覆盖一层油脂，这样使虫不能在豆上产卵。已产的虫卵由于受油包围，可在几分钟内被杀死。

3. 把豆粒均匀摊在蒸笼里，沸水蒸 5 分钟取出晾干。此法伤害胚芽，处理后的绿豆不宜留种或生绿豆芽。

4. 炎夏烈日下，将新绿豆平摊在水泥地面曝晒，每 30 分钟翻动 1 次，使其受热均匀，晒 3 小时以上，可杀死幼虫，趁热密闭贮存。

5. 利用严冬自然低温或放入冰箱冻杀幼虫。

小贴士

适宜中毒者、眼病患者、高血压患者、水肿患者、红眼病患者食用。

绿豆性寒凉，脾胃虚弱的人不宜多吃。

慢性胃肠炎、慢性肝炎、甲状腺机能低下者，忌多食绿豆。

服药特别是服温补药时不要吃绿豆食品，以免降低药效。

未煮烂的绿豆腥味强烈，食后易恶心、呕吐。

绿豆可与大米、小米掺和起来制作干饭、稀饭等主食，也可磨成粉后制作糕点及小吃。

绿豆忌用铁锅煮，容易变黑。因绿豆

含有鞣酸，鞣酸能和铁反应，生成黑色的鞣酸铁。

绿豆有解毒作用。如发生有机磷农药中毒、铅中毒、酒精中毒（醉酒）或吃错药等情况，在医院抢救前都可以先灌下一碗绿豆汤进行紧急处理。经常在有毒环境下工作或接触有毒物质的人，应经常食用绿豆来解毒保健。

绿豆在发芽的过程中，维生素 C 增加很多，可达绿豆原含量的 7 倍，营养价值更大。能治疗坏血病、口腔溃疡，防止心血管病变，预防消化道癌症。

生活小窍门

怎样快速煮熟绿豆？

将挑选后的绿豆用清水洗净后，再用开水浸泡绿豆 4 个小时以上，然后再烹煮，就容易煮熟了。

代表性食品的做法

绿豆南瓜羹

原料：绿豆、老南瓜各 500 克，盐少许。

做法：1. 将绿豆洗净，加盐腌片刻，然后用清水冲洗；南瓜去皮去瓤，切成方块待用。

2. 锅内加清水烧沸后，先下绿豆煮 3 ~5 分钟，下南瓜块，盖锅盖，再用文火煮 20 分钟。

3. 绿豆、南瓜烂熟后，加盐调味。

绿豆银耳粥

原料：粳米 200 克，绿豆 100 克，银耳 30 克。

做法：1. 将绿豆用清水泡 4 小时；银耳用凉水泡 2 小时，去除硬蒂，撕成小朵；粳米淘洗干净。

2. 锅内注入适量清水，放入粳米、绿豆、银耳，用旺火煮沸后，改文火煮至豆、米开花，粥黏稠。

蚕豆

蚕豆：健脑防癌护心血

蚕豆又名胡豆、佛豆、夏豆、罗汉豆、川豆、倭豆，是重要的食用豆之一，在日常食用中仅次于大豆，既可以炒菜、凉拌，又可以制成各种小食品。

营养成分

人体必需营养素（每 100 克中）

热量：345.00 千卡
蛋白质：25.80 克
脂肪：1.50 克
碳水化合物：57.00 克
膳食纤维：1.20 克

矿物质（每 100 克中）

钙：49.00 毫克
铁：4.40 毫克
磷：339.00 毫克
钾：992.00 毫克
钠：2.00 毫克
铜：0.64 毫克
镁：113.00 毫克
锌：2.84 毫克
硒：2.02 微克

维生素（每 100 克中）

A：85.00 微克
B_1：0.37 毫克
B_2：0.12 毫克
B_6：0.59 毫克
C：16.00 毫克
E：1.20 毫克
K：13.00 微克
泛酸：0.48 毫克
烟酸：1.50 毫克
叶酸：260.00 微克
胡萝卜素：0.51 毫克

养生功效

蚕豆含有调节大脑和神经组织的重要成分，有增强记忆力的健脑作用，尤其适合应考者和脑力工作者食用。

蚕豆含有大量蛋白质，氨基酸种类较为齐全，特别是赖氨酸含量丰富。

粗纤维有降低胆固醇、促进肠蠕动的作用，对预防肠癌有一定作用。

所含维生素 C 可以延缓动脉硬化，对高血脂、高血压和心血管疾病有一定效果。

选购

籽粒饱满，颜色、形状、大小均匀，洁净，无虫咬，无缺损，无异味为好。

新鲜蚕豆顶头上有一条黑线的，那就说明蚕豆很老了，但如果烹制得当，味道也很好。

储藏

新鲜的干蚕豆贮藏一段时间后，颜色就会慢慢变深。将蚕豆放在低温（5℃以下）、干燥、避光的容器中密封保存，可延缓蚕豆的变色速度。

放几颗剥了皮的大蒜在蚕豆中，可以预防蚕豆生虫。

鲜蚕豆放入冰箱保存为好。

小贴士

新鲜蚕豆一剥出来就应马上入锅烧炒，时间放长了，豆皮就会变老。刚剥壳出来的蚕豆用水洗过，也影响鲜嫩度。

干或鲜蚕豆可以通过烹调直接食用，也可以与肉类、其他蔬菜一起烹调食用，还可制酱油、豆瓣酱、甜酱、辣酱等。

蚕豆宜多次浸泡，焯水后再烹调。

蚕豆不可生吃，也不可多吃，以防胀肚伤脾胃。蚕豆和大多数豆类一样，也含有不能消化的碳水化合物，在肠道下部产气菌作用下产生气体，吃多了甚至会腹泻。

本人或家族中有蚕豆过敏史者忌食。蚕豆含有致过敏物质，有些人吃了会产生不同程度的过敏、急性溶血等中毒症状，就是俗称的"蚕豆病"。

生活小窍门

干蚕豆去皮

干蚕豆放到陶瓷或是搪瓷材质的器皿中，加入适量的食碱，然后在器皿里倒进热水闷上几分钟，取出后就能很容易地剥掉蚕豆皮了。

代表性食品的做法

川冬菜炒鲜蚕豆

原料：鲜嫩蚕豆 200 克，冬菜 200 克，植物油、酱油、白糖适量。

做法：1. 剥去蚕豆皮，洗净；冬菜洗净，切成碎末。

2. 炒锅放油烧热，将蚕豆和冬菜末放入急炒，将熟时加入酱油、糖等调料略炒即成。

赤小豆

赤小豆：生津利便降血压

赤小豆又名红豆、红小豆、饭豆、米豆等，但与相思豆不是同一种东西。赤小豆是人们生活中不可缺少的高营养、多功能的杂粮，富含淀粉，因此又被人们称为“饭豆”，具有“生津液、利小便、消胀、除肿、止吐”的功能，被李时珍称为“心之谷”。我国的赤小豆出口换汇率高，是国际市场的紧俏货，经济价值居五谷杂粮之首，故有“金豆”之美称。

营养成分

人体必需营养素（每100克中）

热量:317.00千卡

蛋白质:21.47克

脂肪:1.30克

碳水化合物:55.70克

膳食纤维:7.70克

矿物质（每100克中）

钙:89.00毫克

铁:6.50毫克

磷:342.00毫克

钾:1502.00毫克

钠:1.30毫克

铜:0.64毫克

镁:140.00毫克

锌:2.29毫克

硒:3.60微克

维生素（每100克中）

A:32.00微克

B_1:0.40毫克

B_2:0.09毫克

B_6:0.38毫克

E:1.50毫克

K:8.00微克

泛酸:2.10毫克

烟酸:2.00毫克

叶酸:128.00微克

胡萝卜素:0.79毫克

养生功效

赤小豆含有较多的皂角甙，可刺激肠道，有良好的利尿作用，能解酒、解毒，对心脏病和肾病、水肿有益。

有较多的膳食纤维，具有良好的润肠通便、降血压、降血脂、调节血糖、解毒抗癌、预防结石、健美减肥的作用。

富含叶酸，有催乳的功效。

选购

豆粒完整、颗粒饱满、颜色鲜红、大小均匀、皮薄、没有被虫蛀过，才是品质好的；颜色愈深，则表示其含铁量愈高。

储藏

赤小豆必须放在干燥不潮湿处，以免发霉。

为了防止生虫，可将买来的赤小豆先放到烧开的沸水中烫一烫，捞出，再用冷水浸泡一下，然后摊开晒干，放入容器中加盖封严。但要注意，烫豆的时间不要长，半分钟左右即可杀死虫蛹；烫时要不断搅拌，烫均匀，使豆中所有的虫蛹都能杀死。

小贴士

适宜各类型水肿之人，如能配合乌鱼、鲤鱼或黄母鸡同食，消肿效果更好。但因为利水功能太强，正常人不可多服。

赤小豆能通利水道，故尿多之人忌食；蛇咬伤者，忌食百日。

体质属虚性、胃肠较弱的人也不宜多食，容易胀气。

宜与其他谷类食品混合食用，一般制

成豆沙包、豆饭或豆粥。

在烹调红豆之前，须用水先浸泡2~3小时。

赤小豆与相思子外形相似，均有红豆之别名。曾有人误把相思子当做赤小豆服用而引起中毒的，食用时不可混淆。

生活小窍门

赤小豆妙用

用毛巾做一个口袋，将生赤小豆倒入袋里，再将袋子缝起来即可。冬天睡觉前，将做好的袋子放入微波炉里温2分钟，放到被窝内，温度可以保持约3小时。可用于肩膀或关节等地方，防治风湿性关节炎。因为赤小豆是豆类中含水量最少的，加热以后温度不容易下降，可以重复使用。

代表性食品的做法

红小豆糯米饭

原料：糯米500克，赤小豆150克。

做法：1. 赤小豆放入水中煮15分钟左右，滤出煮豆水，冷却后用来浸泡糯米。

2. 糯米浸泡1小时后，将糯米和赤小豆一起拌匀蒸熟。

赤小豆鸭肉粥

原料：赤小豆50克，大米100克，鸭肉50克，姜、葱、蒜、盐适量。

做法：1. 把赤小豆洗净，去杂质，浸泡2小时；鸭肉洗净，去骨，切成肉粒，姜、葱、蒜剁成粒；大米淘洗干净。

2. 大米放入锅内，加入赤小豆，注入清水600毫升武火烧沸。加入鸭肉、姜、葱、蒜、盐，用文火继续煮45分钟。

二　蔬菜

蔬菜可提供人体所必需的多种维生素和矿物质，是人们生活中必不可少的食物之一，也是饮食养生中最重要的种类。

1. 叶菜类

大白菜

大白菜：通便排毒强筋骨

大白菜又称结球白菜、黄芽菜，古称菘菜，属十字花科，是我国特产之一，有"菜中之王"的美名。在我国北方的冬季，大白菜是餐桌上必不可少的，故有"冬日白菜美如笋"之说。

营养成分

人体必需营养素（每100克中）

热量:10.00千卡

蛋白质:0.80克

脂肪:0.10克

碳水化合物:1.50克

膳食纤维:1.20克

矿物质（每100克中）

钙:43.00毫克

铁:0.70毫克

磷:33.00毫克

钾:90.00毫克

钠:48.40毫克

铜:0.04毫克

镁:9.00毫克

锌:0.87毫克

硒:0.39微克

维生素（每100克中）

A:13.00微克

B_1:0.03毫克

B_2:0.04毫克

B_6:0.09毫克

C:9.00毫克

E:0.36毫克

K:59.00微克

泛酸:0.60毫克

烟酸:0.30毫克

叶酸:61.00微克

胡萝卜素:0.02毫克

养生功效

大白菜含有一种重要的酶和钼元素，能够有效阻断亚硝胺等致癌物质在人体内的生成，抑制癌细胞的生长和扩散。

大白菜的膳食纤维可促进胃肠蠕动，有利于排除体内垃圾及毒素，维持内分泌平衡，祛除痤疮，使人皮肤嫩白、靓丽。

大白菜含有大量氨基酸、维生素，可快速分解体内的酒精，促进体内残留酒精和毒素废物的排出，起到醒酒、保护肝脏的功效。

钙磷比例量接近母乳，含钙量和含锌量高，促进人体对钙的吸收，有利于强筋壮骨。

大白菜含有一种新的维生素U，对于治疗胃溃疡有明显效果。

选购

质量好的大白菜应是新鲜、嫩绿、较紧密和结实的。有虫害、松散、茎粗糙、叶子干瘪发黄、带土过多、发育不良的大白菜质量较差。

选购时主要是看大白菜的叶子颜色和菜心饱满程度。大白菜的叶子颜色分为白帮、青帮、青白帮。白帮菜，菜棵小，叶肉薄，质细嫩，粗纤维较少，口味淡，品质中等，不耐藏，宜随吃随买。青帮菜叶肉厚，组织紧密，韧性大，不宜受损伤，耐藏，故又称“窖白菜”，其初期食用菜质较粗，但经秋冬季贮藏，叶肉变细嫩，口味变甜。青白帮菜生长期和耐藏性居于青帮菜和白帮菜之间，品质好。

挑选大白菜时不要将菜帮去净，因为菜帮的维生素C、胡萝卜素、蛋白质和钙质的含量都比菜心高，而且菜帮有保护菜心的作用。

储藏

大白菜耐藏，食用期长，素有“种一季吃半年”之称。每年冬季来临之前，家家户户都要贮存，但是，贮存的方法好坏，直接影响大白菜的贮存质量和贮存时间的长短。刚买回的菜，因水分较大，需晾晒3～5天，白菜外叶失去水分发蔫时，再撕去表皮黄叶，剩余的残叶可以自然风干。

晾晒后，按照菜头向外、菜叶向里的方式堆码整齐。气温下降时，用草席、麻袋等覆盖，以防白菜受冻。不要用纸张、塑料膜等物品单独包裹白菜，这样容易加速白菜腐烂。

码好的白菜，要勤翻勤倒，捡出腐烂的

菜叶。气温较高时，翻倒得勤一些，气温下降后，可延长翻倒间隔时间。

存的白菜最好先吃满心的，心不满的存着后吃。因为白菜砍下来还是鲜活的，由于呼吸作用，菜心（花茎）会缓慢生长，如果存满心的，存后期白菜容易发生裂球（破肚），品质下降。

小贴士

隔夜的熟白菜，即使加热后也要少吃或不吃。因为新鲜白菜中含有大量无毒的硝酸盐类，煮熟后如放置较久，在细菌的作用下，会使硝酸盐还原成毒性很强的亚硝酸盐，引起中毒。如果难免吃剩菜，可同时吃一些抑制亚硝胺形成的食物，如大蒜，或饭后喝些茶水。

未腌透的白菜，同样会产生亚硝酸盐，也不能吃。

切白菜时，宜沿大白菜纹理切成丝、条或片，这样维生素流失少，白菜易熟，味道更好。

忌吃腐烂的大白菜，因为白菜在腐烂的过程中产生毒素，所产生的亚硝酸盐能使血液中的血红蛋白丧失携氧能力，使人体严重缺氧，甚至危及生命。

大白菜中含有少量的、会引起甲状腺肿大的物质，这种物质干扰了甲状腺对必需矿物质碘的利用，因此，食用一定量的碘盐、海鱼、海产品和食用海藻可以补充碘的不足。

宜用开水焯，因为，开水会破坏氧化酶，对维生素C有保护作用。

烹调宜加醋，醋可以使大白菜中的钙、磷、铁元素分解出来，从而有利于人体吸收。醋还可使大白菜中的蛋白质凝固，不致外溢而损失。

大白菜应洗后就切，切完就做，做熟就吃，以保证营养成分不被丢失。

大白菜性偏寒凉，胃寒腹痛、大便清泻及寒痢者不可多食。

生活小窍门

烹饪大白菜时如何去苦味？

因为白菜中含有细胞液，它的味道是苦涩的，煮的时间越长，排出越多，就会产生苦味。所以在做白菜的时候要先在开水里稍焯一下，再捞起来烧菜。焯时用大火，锅盖不要盖上，并快速搅拌，迅速起锅。

代表性食品的做法

醋熘白菜

原料：白菜500克，花生油50克，香油、花椒、料酒、盐、味精、酱油、醋、湿淀粉适量。

做法：1. 将白菜剥去老帮、老叶，切去菜根和菜叶，用清水洗净。

2. 切成小块，投入开水锅中焯至断生，捞出控水。

3. 放油烧至六七成热，下入花椒炸出香味，将花椒捞出，然后把白菜片投入锅中，煸炒几下。

4. 烹入料酒和醋，再加入酱油、盐、味精，用湿淀粉勾芡，淋入香油颠匀出锅。

韭菜

韭菜：固精防癌抗疲劳

韭菜又名壮阳草、长生韭、扁菜等，属百合科多年生草本植物，以"菜中之荤"而著称。韭菜颜色碧绿，味道辛香浓郁，有春香、夏辣、秋苦、冬甜之说。可炒食、做馅、做汤、做调料或腌渍，无论用于制作荤菜还是素菜，都十分提味。

营养成分

人体必需营养素
（每100克中）

热量:16.00 千卡
蛋白质:2.70 克
脂肪:0.40 克
碳水化合物:0.30 克
膳食纤维:1.60 克

矿物质（每100克中）

钙:48.00 毫克
铁:1.30 毫克
磷:38.00 毫克
钾:290.00 毫克
钠:2.70 毫克
铜:0.08 毫克
镁:25.00 毫克
锌:0.31 毫克
硒:1.38 微克

维生素（每100克中）

A:1332.00 微克
B_1:0.06 毫克
B_2:0.13 毫克
B_6:0.16 毫克
C:15.00 毫克
E:2.60 毫克
K:180.00 微克
泛酸:0.60 毫克
烟酸:0.80 毫克
胡萝卜素:7.99 毫克

养生功效

韭菜含一定量的锌元素，能温补肝肾、固精止遗、延缓衰老，可治疗肾阳虚、遗尿、尿频、阳痿、早泄等症，因此在药典上有"起阳草"之称，被人们称为"植物伟哥"。

韭菜含有挥发性的硫化丙烯，具有辛辣味，有促进食欲、抗疲劳促恢复的作用，还适用于跌打损伤、反胃、肠炎、吐血、胸痛等症。

含丰富的膳食纤维，可促进胃肠蠕动，增强消化功能，防止便秘，改变肠道菌群，减少粪便中的致癌物质与肠黏膜接触的机会，对预防肠癌有很好的效果；可锻炼咀嚼肌，还可有效预防龋齿的产生。

选购

选购韭菜当以颜色不绿、个头不粗、叶子不厚的窄叶韭为首选，叶片宽大异常、颜色过绿、非常漂亮的韭菜要慎买，因为栽培时有可能使用了生长刺激剂和农药。

刚长出来的韭菜是紫根的，割完后再长出来的韭菜就是青根，且茎粗、叶子较宽，炒时候不容易发蔫，建议买紫根韭菜，口感更嫩，香气更浓。

选韭菜的时候要看割口处，割口处平就是新鲜的，如果中间长出芯来，可能放置时间有些长了，香味会减弱。这是因为韭菜收割后仍然继续生长，中央的嫩叶长得快，外层老叶生长慢，故形成倒宝塔状的切口。

拿在手中，如果发现菜叶松松垮垮的向下垂，说明已经不新鲜了。

储藏

韭菜不耐贮存，易腐烂，忌风吹、日晒、雨淋，可摊开放置于阴凉湿润处，或在3～4℃的低温下储存10～15天。

用纸将未沾水的韭菜包起来，再装进塑料袋，放入冰箱冷藏，大约能够保存一周左右。但是随着保存时间的延长，韭菜的营养、口味都会受到影响，所以还是建议尽早食用新鲜的韭菜。

小贴士

初春时节的韭菜品质最佳，晚秋的次之，夏季的最差，有“春食则香，夏食则臭”之说。

按照中医“四季侧重”的养生原则，春季补五脏应以养肝为先，而韭菜正是温补肝肾之物。

多食韭菜会上火且不易消化，因此阴虚火旺、眼屎多和胃肠虚弱的人不宜多食，推荐量为每人每次50克。

韭菜中含有多量的硝酸盐，炒熟后不宜存放过久，特别是隔夜的熟韭菜不宜再吃。

如果加热过久，韭菜就会变软，原有的鲜绿颜色也会丧失，故在烹调时应注意掌握火候。

韭菜不能与蜂蜜、牛肉同食。

生活小窍门

韭菜怎么去农药？

吃蔬菜时，最让人担心的就是农药残留问题。目前使用的农药都是有机磷类，是溶于水的，买回韭菜后多在水里泡，多用水冲冲，就会减少农药的残留。被吸收的农药，难以洗掉，只能在烹调时适当地延长时间，让烹调温度高一些。另外，新买的韭菜放一两天再吃，也会有利于农药的降解。

代表性食品的做法

韭菜摊鸡蛋

原料：鸡蛋4个，嫩韭菜100克，色拉油60克，精盐、味精、姜末各适量。

做法：1. 将韭菜洗净，切成6毫米的小段，鸡蛋打入碗内，加入精盐、味精、姜末、韭菜段搅拌均匀待用。

2. 锅擦洗干净放油，加热至七成热放入搅拌好的蛋液，摊成蛋饼，色黄味出即成。

韭菜猪血汤

原料：猪血600克，酸菜150克，韭菜120克，米酒1大匙，盐2小匙，胡椒粉少许，高汤1200毫升。

做法：1. 猪血切厚片，以滚水汆烫后捞起备用。

2. 酸菜洗净切丝，韭菜切小段。

3. 高汤煮开，放入酸菜丝煮5分钟，加入猪血煮3分钟，加调味料，起锅前放入韭菜段。

荠菜

荠菜：护眼防癌降血压

荠菜别名护生草、粽子菜、沙荠菜等，四川等地称做清明菜，以嫩叶供食，多用来作为粽子、包子、饺子的馅。荠菜原产我国，有板叶荠菜和花叶荠菜两种，板叶荠菜更受到群众的欢迎。

营养成分

人体必需营养素

（每100克中）

热量:27.00千卡

蛋白质:2.90克

脂肪:0.40克

碳水化合物:4.70克

膳食纤维:1.70克

矿物质（每100克中）

钙:294.00毫克

铁:5.40毫克

磷:81.00毫克

钾:280.00毫克

钠:31.60毫克

铜:0.29毫克

镁:37.00毫克

锌:0.68毫克

硒:0.51微克

维生素（每100克中）

A:432.00微克

B_1:0.04毫克

B_2:0.15毫克

C:43.00毫克

E:1.01毫克

烟酸:0.60毫克

叶酸:60.60微克

胡萝卜素:2.59毫克

养生功效

荠菜中胡萝卜素含量丰富,是治疗干眼病、夜盲症的良好食物。

所含橙皮甙能增强体内维生素C含量,有抗病毒、消炎、预防冻伤的作用。可防止硝酸盐和亚硝酸盐在消化道中转变成致癌物质亚硝胺,预防胃癌和食管癌。

可抑制眼晶状体的醛还原酶,对糖尿病性白内障病人有疗效。

所含的荠菜酸能缩短出血及凝血时间,可降低毛细血管的渗透性,有止血作用,可治疗毛细血管性出血。

选购

市场上有两种荠菜,一种是尖叶,即花叶荠菜,叶色淡,叶片小而薄,味浓,粳性;另一种是圆叶,即板叶荠菜,叶色浓,叶片大而厚,味淡,糯性。

选购以单棵生长的为好,红叶的香味更浓,口味更好。

储藏

新鲜的荠菜可以晒干保存;或洗干净后放锅里焯一下,然后沥干水冷藏。

小贴士

荠菜不仅味美,营养也极丰富,在春天吃,是柔肝养肺的佳品。不要吃老的和开花的荠菜,不要与别的野菜混杂,也不要多吃和常吃。

荠菜可宽肠通便,故便溏者慎食。

生活小窍门

荠菜怎样做更好吃?

因为荠菜中含有草酸,所以用热水焯后,口感和营养都比较好。

荠菜比较吸油,所以要多放些肉馅或香油,否则吃起来就会干涩、口感不好。

代表性食品的做法

荠菜鸡蛋汤

原料:荠菜200克,鸡蛋2个。

做法:1. 将荠菜洗净放沙锅内,加清水适量,煮开。

2. 3~5分钟后,打入鸡蛋,加入盐、味精稍煮即可。

荠菜饺子

原料:面粉800克,荠菜500克,五花肉200克,盐、味精、酱油、葱花、花生油、香油适量。

做法:将荠菜、五花肉洗净切碎,放入盆中,加入精盐、味精、酱油、葱花、花生油、香油,拌匀成馅,然后和面包成饺子食用。

芥菜

芥菜：醒脑明目益脾胃

芥菜主要有叶用芥、茎用芥菜、薹用芥菜、芽用芥菜和根用芥。叶用芥菜有大叶芥菜、小叶芥菜、包心芥菜等；根用芥菜被称做“大头菜”，又称芜菁、芥辣、芥菜疙瘩；茎用芥菜茎部特别肥大，肉质很嫩。根用和茎用芥菜多用来腌制成榨菜。

营养成分

人体必需营养素（每 100 克中）

热量:24.00 千卡

蛋白质:2.00 克

脂肪:0.40 克

碳水化合物:4.70 克

膳食纤维:1.60 克

矿物质（每 100 克中）

钙:230.00 毫克

铁:3.20 毫克

磷:47.00 毫克

钾:281.00 毫克

钠:30.50 毫克

铜:0.08 毫克

镁:24.00 毫克

锌:0.70 毫克

硒:0.70 微克

维生素（每 100 克中）

A:52.00 微克

B_1:0.03 毫克

B_2:0.11 毫克

C:31.00 毫克

E:0.74 毫克

烟酸:0.50 毫克

叶酸:82.60 微克

胡萝卜素:310.00 毫克

养生功效

芥菜能利尿除湿，促进机体水、电解质平衡。

有明目作用，可作为眼科患者的食疗佳品。

可促进肠胃蠕动，防止便秘，温脾暖胃。

具有一种特殊的鲜香气味，能增进食欲，帮助消化。

通过稀释毒素降低致癌因子浓度，从而发挥解毒防癌的作用。

含大量抗坏血酸能增加大脑中氧含量，激发大脑对氧的利用，有醒脑提神、解除疲劳的作用。

有清热解毒、抗菌消肿的作用，能抗感染和预防疾病的发生，抑制细菌毒素的毒性，促进伤口愈合。

选购

大芥菜的外表有点像包心菜，包得比较饱满，且叶片肥厚、看起来很壮实的芥菜最好吃。叶色纯正、质地鲜嫩、株棵均匀、无病虫害、不抽薹的为好。

储藏

根用芥菜贮藏适宜温度为 0℃，适宜相对湿度为 90% ～95%，北方地区多采用埋藏和窖藏方法贮藏，南方多是晾晒后腌制保存。

新鲜茎叶芥菜，一般比较脆嫩，不适于长时间存放。

小贴士

芥菜不能生食，主要用于配菜炒来吃或煮成汤。

热性咳嗽患者、支气管哮喘、疮疖、目疾、痔疮、便血及内热偏盛者不宜食芥菜。

高血压、血管硬化者应少食。

小儿及消化功能不全者也不宜多食。

将芥叶连茎腌制，便是我们常见的雪里蕻。

芥菜不能与鲫鱼、鳖肉、鸭梨同食。

生活小窍门

雪里蕻腌制方法

1. 将新鲜的芥菜摘去烂叶，放置在干燥通风处。

2. 等叶子大部分变黄后洗净晾干，再切成段，放在盆中，用盐揉搓均匀，码放在大玻璃瓶中，塞紧盖严。

3. 腌制1个月后即可（必须腌透后才能食用）。

代表性食品的做法

素炒芥菜

原料：芥菜200克，色拉油、葱花、姜末、酱油、味精、盐适量。

制法：1. 将芥菜洗净，切成细丝，放盘中待用。

2. 炒锅内注入色拉油，烧热下葱花，姜末炝锅，放芥菜丝、酱油、食盐翻炒至熟。

芥菜牛肉汤

原料：芥菜250克，牛肉100克，生姜、盐适量。

方法：1. 芥菜、牛肉洗净切片，生姜切碎。

2. 生姜放入锅内，加水适量，武火煮沸后，放入牛肉、芥菜，煮沸片刻即可。

菠菜

菠菜：润肠通便助消化

菠菜，又名红根菜、菠棱、赤根菜、波斯草、鹦鹉菜，原产于波斯（现亚洲西部、伊朗一带），古代阿拉伯人称它为"蔬菜之王"，唐朝传入我国。菠菜是蔬菜中抗寒性最强的种类之一，是我国北方地区重要的越冬蔬菜。

营养成分

人体必需营养素（每100克中）

热量：22.00千卡
蛋白质：2.40克
脂肪：0.30克
碳水化合物：2.50克
膳食纤维：1.40克

矿物质（每100克中）

钙：158.00毫克
铁：1.70毫克
磷：44.00毫克
钾：287.00毫克
钠：117.80毫克
铜：0.03毫克
镁：58.00毫克
锌：0.52毫克

维生素（每100克中）

A：487.00微克
B_1：0.02毫克
B_2：0.01毫克
B_6：0.30毫克
C：15.00毫克
E：1.74毫克
K：26.00微克
泛酸：0.50毫克
烟酸：0.40毫克
叶酸：80.00微克
胡萝卜素：0.89毫克

养生功效

含大量植物粗纤维，能促进肠道蠕动，帮助消化，清理人体肠胃的热毒，防止便秘，对痔疮、慢性胰腺炎、便秘、肛裂等病症有治疗作用。

所含胡萝卜素能转化为维生素A，可维护上皮细胞的健康，增加预防传染病的能力，促进儿童生长发育，维持正常视力，降低视网膜退化的危险。

能供给人体多种营养物质，能够防止口角炎、夜盲等维生素缺乏症的发生，可辅助治疗流鼻血、牙龈出血、肠出血、缺铁性贫血。抗衰老，能激活大脑功能，有助于防止大脑的老化，防治老年痴呆症，降低中风的危险。

能减少皱纹及色素斑，保持皮肤光洁，令人面色红润，光彩照人。

选购

市场上的菠菜有小叶和大叶两种。叶柄短、根小色红，叶深绿、新鲜、有弹性的为佳。早秋菠菜有涩味（草酸含量高）。冬季叶色泛红，表示经受霜冻，吃起来更为软糯香甜。叶子上有黄斑，叶背有灰毛，表示感染了霜霉病。

储藏

低温可以减少菠菜中营养物质的流失，将菠菜放在冰箱里冷藏起来是最好的办法。

小贴士

菠菜含草酸较多，有碍机体对钙的吸收，宜先用沸水烫软，捞出再炒。应尽可能地多吃一些碱性食品，如海带、水果等，以促使草酸钙溶解排出，防止结石。

婴儿、孕妇和缺钙、肺结核、软骨病、肾炎、肾结石、腹泻等患者应少吃或者忌食菠菜。

菠菜不宜与鳝鱼、韭菜、黄瓜、瘦肉同食。

生活小窍门

菠菜怎么去涩味？

菠菜含有草酸，烹调时处理不当，菜肴会有涩味，去涩味方法如下。

1. 将洗净的菠菜在沸水中焯一下，再下锅煸炒。

2. 菠菜在热油旺火中快速煸炒，草酸的涩味会在菠菜煮熟时消失，但又不能使其太熟，破坏其他营养物质。

代表性食品的做法

菠菜鱼肚

原料：菠菜500克，鱼肚50克，料酒、盐、白砂糖、香油、胡椒粉、淀粉、姜、葱各适量。

做法：1. 鱼肚浸透，洗净；菠菜洗净，切段。

2. 将鱼肚和姜、葱一起在清水中煮沸约2分钟，取出切块。

3. 锅内放清汤，放入鱼肚，加料酒、盐、白糖、香油、胡椒粉。

4. 煮约5分钟，加入菠菜煮熟，最后用淀粉调味勾芡。

菠菜粥

原料：菠菜、大枣各50克，粳米100克。

做法：1. 将粳米、大枣洗净，加水熬至黏稠。

2. 放菠菜煮沸。

2. 茎菜类

土豆

土豆：减肥美容健脾胃

土豆学名马铃薯，属茄科，多年生草本块茎类蔬菜，也是重要的粮食作物。与稻、麦、玉米、高粱一起被称为全球五大农作物。土豆营养成分齐全，而且易为人体消化吸收，在欧美享有“第二面包”的称号，在法国被称做“地下苹果”。

营养成分

人体必需营养素

（每100克中）

热量:88.00千卡

蛋白质:1.70克

脂肪:0.30克

碳水化合物:19.60克

膳食纤维:0.30克

矿物质（每100克中）

钙:47.00毫克

铁:0.50毫克

磷:64.00毫克

钾:302.00毫克

钠:0.70毫克

铜:0.12毫克

镁:23.00毫克

锌:0.18毫克

硒:0.78微克

维生素（每100克中）

A:5.00微克

B_1:0.10毫克

B_2:0.03毫克

B_6:0.18毫克

C:16.00毫克

E:0.34毫克

泛酸:1.30毫克

烟酸:0.40毫克

叶酸:21.00微克

胡萝卜素:0.01毫克

养生功效

土豆是低热量、高蛋白，含有多种维生素和微量元素的食品，是理想的减肥食品。

土豆淀粉在体内被缓慢吸收，不会导致血糖过高，可用于糖尿病患者的食疗。

所含的粗纤维，有促进胃肠蠕动和加速胆固醇在肠道内代谢的功效，具有通便和降低胆固醇的作用，可以健脾养胃、治疗习惯性便秘和预防血胆固醇增高。

富含钾元素，是一种碱性食品，利于维持人体内的酸碱平衡，从而有一定的美容、抗衰老作用；所含的钾能取代体内的钠，同时能将钠排出体外，有利于高血压和肾炎水肿患者的康复，可以降低中风的发病率。

选购

土豆分黄肉及白肉两种，黄的较粉，白的较甜。黄皮土豆内色呈淡黄色，淀粉含量高，味道较好。

挑选表皮光洁、外形完整、皮色正、芽眼浅的土豆为佳。勿选长出嫩芽的，因长芽的地方含有毒素，而肉色变成深灰或有黑斑的，多是冻伤或坏了，均不宜吃。

劣质土豆薯块小且不均匀；有损伤或有虫蛀孔洞；薯块萎蔫变软、发芽或变绿；有腐烂气味。劣质土豆不宜食用。

储藏

土豆保存前应严格挑选，除去受病虫害的、机械损伤的及蔫萎的。

将土豆放在旧纸箱中，并一起放进几个未成熟的苹果。这些苹果在成熟的过程中会散发出乙烯气体，可使土豆长期保鲜。

或将土豆放入浓度为百分之一的稀盐酸溶液中浸泡 15 分钟左右，然后阴凉保存，可使土豆减少一半左右的损耗，且不影响食用及繁殖，最长可贮藏一年。

在保存过程中，一定要避免阳光直射，还要定期翻动、检查。

短期保存可用保鲜袋包起来放入冰箱。

土豆不能与红薯存放在一起，否则，不是红薯僵心，便是土豆长芽。

土豆不宜与其他鲜菜放在一起，容易腐烂。

小贴士

土豆适用于炒、炖、烧、炸等烹调方法。

凡腐烂、霉烂或生芽较多的土豆及土豆皮，因含过量龙葵素，极易引起中毒，不能食用。如果吃土豆时口中有点发麻的感觉，则表明该土豆中还含有较多的龙葵素，应立即停止食用。

土豆切开后容易氧化变黑，属正常现象，不会造成危害。人们经常把切好的土豆片、土豆丝放入水中，去掉太多的淀粉以便烹调，但注意不要泡得太久而致使水溶性维生素等营养流失，也可把泡过的水拿来做汤、勾芡。

烹饪土豆要烧酥、烧透，利用长时间的高温部分分解龙葵素。

生活小窍门

怎样吃土豆能减肥？

吃土豆减肥关键是把土豆作为主食而不是菜品来食用，可以做煮土豆、蒸土豆泥或煎土豆饼。

另外，要想减肥，烹制土豆时最好少用或不用油。因为土豆容易吸收脂肪，如果在烹调土豆时加入了油脂，如炸薯条、炸薯片，会使土豆的脂肪含量迅速提高。一只不放油烹饪的土豆仅含约 90 千卡热量，而做成炸薯条后所含的热能达 200 千卡以上，吃了吸收太多油脂的土豆自然令人发胖。

代表性食品的做法

奶油土豆泥

配料：土豆 2 个，奶油、盐、牛奶、鸡精适量。

做法：1. 将土豆削皮洗净，放入水里煮半小时左右，加入少许盐。

2. 土豆熟透后捞出，沥干水，放入碗中，用调羹把土豆搅碎，边搅边加入奶油、鸡精拌匀。

3. 放入适量的牛奶或者奶酪后继续搅拌，直到搅匀并且成泥状即可。

芹菜

芹菜：助性降压防贫血

芹菜别名旱芹、药芹菜，原产于地中海地区，由俄罗斯的高加索地区传入我国，属伞形科、旱芹属，为二年生草本植物，具有很好的药用价值。

营养成分

人体必需营养素

（每100克中）

热量:13.00千卡

蛋白质:0.60克

碳水化合物:2.70克

膳食纤维:0.90克

矿物质（每100克中）

钙:152.00毫克

铁:8.50毫克

磷:18.00毫克

钾:163.00毫克

钠:516.90毫克

铜:0.09毫克

镁:18.00毫克

锌:0.10毫克

硒:0.57微克

维生素（每100克中）

A:8.00微克

B_1:0.03毫克

B_2:0.04毫克

B_6:0.08毫克

C:6.00毫克

E:0.20毫克

K:10.00微克

泛酸:0.26毫克

烟酸:0.30毫克

叶酸:29.00微克

胡萝卜素:0.05毫克

养生功效

芹菜含铁量较高，是缺铁性贫血患者的佳蔬。

叶、茎含有挥发性物质，别具芳香，能增强人的食欲。

有降血糖作用，可以中和尿酸及体内的酸性物质，对预防痛风有较好效果。

所含的诸多活性成分具有降压、降脂的功能，是治疗高血压病及其并发症的首选之品，对肥胖、血管硬化、神经衰弱患者亦有辅助治疗作用。

含有锌元素，是一种性功能食品，能促进人的性兴奋，但芹菜能减少男性精子的数量，对避孕有所帮助。

可部分抵消烟草中有毒物质对肺的损害，能起到预防肺癌的作用。

粗纤维就像扫把，可以扫掉一部分牙齿上的食物残渣，而费劲咀嚼，又能刺激分泌唾液，平衡口腔内的酸碱值，达到自然的抗菌效果，使牙齿自然美白。

选购

芹菜品种繁多，有水芹、旱芹、西芹，选购时注意芹菜的鲜、嫩程度。

新鲜不新鲜，主要看叶身是否平直，新鲜的芹菜是平直的。存放时间较长的芹菜，叶子尖端就会翘起，叶子软，甚至发黄起锈斑。

不管哪种类型的芹菜，叶色浓绿的都不宜买，说明生长期间干旱缺水，生长迟缓，粗纤维多。

储藏

将新鲜、整齐的芹菜捆好，用保鲜袋或保鲜膜将茎叶部分包严，然后将芹菜根部朝下竖直放入清水盆中，一周内不黄不蔫。

或将芹菜叶择除，用清水洗净后切成大段，整齐地放入干净的保鲜袋中，封好袋口，放入冰箱冷藏室，随吃随取。

小贴士

芹菜有降血压作用，血压偏低者慎用。

芹菜与鸡肉同食会伤元气；芹菜与兔肉同食会伤头发。

芹菜的降压作用在其炒熟后并不明显，最好生吃或凉拌，连叶带茎一起嚼食，可以最大程度地保存营养，起到降压的作用。

生活小窍门

为什么凉拌芹菜可加醋、热炒芹菜不加醋？

芹菜营养价值丰富，含有丰富的维生素群及植物纤维素，凉拌菜时加点醋，既清脆爽口，增进食欲，还能补充消耗的维生素和膳食纤维。

芹菜属于绿色蔬菜，加热烹制过程中，营养物质和叶绿素在醋酸的作用下会被破坏，使绿色蔬菜迅速变成黄褐色，既破坏了菜肴的美感，又使菜肴营养价值降低。因此，炒芹菜最好不要加醋。

代表性食品的做法

芹菜拌三丝

原料：芹菜400克，笋、水发香菇各80克，香干30克，姜末、白糖、味精、绍酒少许，盐8克，芝麻油10克，熟花生油20克。

做法：1. 芹菜去叶洗净，切成3厘米长的段，在沸水锅中烫一下，捞出摊开冷却。

2. 把冬菇、笋、香干切成细丝，投入沸水中烫熟然后捞起，沥干水分，倒入熟花生油拌和，然后和芹菜及各种调料再次拌匀，最后淋上芝麻油即成。

莴苣

莴苣：镇静安眠促消化

莴苣其茎肥如笋，肉质细嫩，故名"莴笋"，又称生笋、白笋、香笋、青笋、千金菜等。茎叶皆可食用。莴笋色泽淡绿，如同碧玉，制作菜肴可荤可素，可凉可热，具有独特风味和营养价值。

营养成分

人体必需营养素（每100克中）

热量：14.00千卡

蛋白质：1.00克

脂肪：0.10克

碳水化合物：2.20克

膳食纤维：0.60克

矿物质（每100克中）

钙：23.00毫克

铁：0.90毫克

磷：48.00毫克

钾：318.00毫克

钠：36.50毫克

铜：0.07毫克

镁：19.00毫克

锌：0.33毫克

硒：0.54微克

维生素（每100克中）

A：25.00微克

B_1：0.02毫克

B_2：0.02毫克

B_6：0.05毫克

C：4.00毫克

E：0.19毫克

K：54.00微克

泛酸：0.23毫克

烟酸：0.50毫克

胡萝卜素：0.15毫克

叶酸：120.00微克

养生功效

莴苣含少量碘元素对人的基础代谢、心智和体格发育甚至情绪调节都有重大影响，具有镇静作用，可帮助睡眠。

含丰富氟元素可刺激消化酶分泌，促进各消化器官的功能，对消化功能减弱、消化道中酸性降低和便秘的病人尤其有利。还参与骨骼的生长，对牙齿有保护作用。

含钾量高，能促进排尿，对高血压和心脏病患者极为有益。具有调养气血的作用，可以促进乳房的发育。

选购

笋形粗短条顺、不弯曲、大小整齐、无空心，肉质呈青色为佳。

表面无锈色、皮薄，水分充足，无黄叶、不抽薹的为佳。

整修洁净，不带毛根，不带泥土。

储藏

将莴苣放入盛有凉水的器皿内，水淹至莴笋主干三分之一处，放置室内 3～5 天不坏。

择去叶片，清水洗净，在室内放置 4 小时后装入塑料食品袋中，扎紧袋口，冬季放在室外阳台，或放到冰箱中，可保鲜半个月左右。

莴苣对乙烯极为敏感，所以在储藏时应远离苹果、梨和香蕉等释放乙烯较多的食物，以免诱发莴笋叶产生赤褐斑点，进而变质腐烂。

小贴士

莴笋对视神经有刺激作用，多食易引起夜盲症，故视力弱者不宜多食，有眼疾特别是夜盲症的人也应少食。

焯莴苣时一定要注意时间和温度，焯的时间过长、温度过高会使莴苣绵软，失去清脆口感。

莴苣叶性质寒凉，尿频、胃寒的人应少吃，脾胃虚寒者不宜多食。

莴苣叶的营养远远高于莴苣茎，吃莴苣时不能把叶子扔掉。

莴苣叶不应挤干水分，这会丧失大量的水溶性维生素。

烹制莴苣时少放盐才好吃。

老莴笋不宜生吃。

生活小窍门

怎么削莴笋皮

先把莴笋的底部切掉，就可以看到截面上莴笋肉跟莴笋皮的分界线，顺着分界线下刀削下去。下第二刀时，能更清楚地看到莴笋肉跟莴笋皮的分界线了，顺着削下去，削下来的皮不厚也不薄，恰到好处。

代表性食品的做法

莴笋炒腊肠

原料：腊肠 200 克、莴笋 2 根，青椒、姜、蒜、油、盐、料酒、酱油适量。

做法：1. 莴笋去头尾，削去外皮，切成丝状；青椒切成滚刀块；姜切片；蒜剁成蓉状。

2. 腊肠先放入沸水中焯一下，洗净，切片待用。

3. 开水内洒入 1 汤匙盐，倒入莴笋焯一下，捞起沥干待用。

4. 油锅烧热，爆香姜片、蒜蓉和青椒块，倒入腊肠片和料酒以中火炒香。

5. 倒入莴笋一同炒匀，加入盐、酱油调味即可。

竹笋

竹笋：开胃通便降糖脂

竹笋即竹的嫩芽茎，又称毛笋、毛竹笋，古人称之为"竹萌""竹胎"，可分为冬笋、春笋、鞭笋三类。竹笋是著名的山珍之一，烹调无论是凉拌、煎炒还是熬汤，均鲜嫩清香，是筵席和药膳中的名贵菜肴，有"素食之王"和"无笋不成席"之说。

营养成分

人体必需营养素（每100克中）

热量：40.00千卡
蛋白质：4.10克
脂肪：0.10克
碳水化合物：4.40克
膳食纤维：2.80克

矿物质（每100克中）

钙：22.00毫克
铁：2.40毫克
磷：36.00毫克
钾：587.00毫克
钠：6.00毫克
铜：0.15毫克
镁：8.00毫克
锌：0.43毫克
硒：0.66微克

维生素（每100克中）

A：5.00微克
B_1：0.05毫克
B_2：0.11毫克
B_6：0.13毫克
C：5.00毫克
E：0.70毫克
K：2.00微克
泛酸：0.63毫克
烟酸：0.40毫克
叶酸：63.00微克
胡萝卜素：0.08毫克

养生功效

曾有不少人认为，竹笋味道虽然鲜美，但是没有什么营养，有的甚至认为"吃一餐笋要刮三天油"。其实，这种认识不准确，竹笋含有丰富的营养物质，具有如下养生功效。

含植物蛋白、维生素及微量元素，有助于增强机体的免疫功能，提高防病抗病能力。

竹笋独有的清香，具有开胃、促进消化、增强食欲的作用，可用于治疗消化不良。

所含有的植物纤维可以增加肠道水分的存留量，促进胃肠蠕动，降低粪便黏度，用于治疗便秘，预防肠癌。

具有低糖、低脂的特点，可减少体内多余脂肪，消痰化淤滞，治疗高血压、高血脂、高血糖症，对消化道癌肿及乳腺癌有一定的预防作用。

选购

竹笋一年四季皆有，但唯有春笋、冬笋味道最佳。

竹笋并非又长又瘦的好，尽量选择较小较细嫩而成烟斗状的竹笋。

外壳色泽鲜黄或淡黄略带粉红、笋壳完整且饱满光洁的，无霉烂、无病虫害者为佳。

好竹笋手感饱满，肉色洁白如玉。

水发竹笋味清鲜，没有硫磺味。

用指甲在笋肉上轻划，很容易就划破笋皮则为嫩笋，如果很难划破，难进入笋肉，则为老笋。

储藏

笋因为有壳保护，比较容易贮存，可放

置在通风、干燥、阴冷之处，一周之内不会变质。

用保鲜剂喷洒后，贮存于密封塑料薄膜袋中，在常温下可保鲜6个月以上。

剥去笋壳（鲜笋存放最好不剥壳，否则会失去清香味）直接放入冰箱冷藏室；或将笋切片冷藏，也可将整块笋煮熟后冷冻。

小贴士

由于竹笋性味甘寒，消化系统功能不佳，脾胃虚弱，患有严重肠胃疾病的患者，或妇女产后不适合吃竹笋。

竹笋中含有的草酸，影响人体对钙和锌的吸收，所以发育中的幼童不宜多吃。

草酸钙也会对尿道系统不利，患有尿道结石和肾结石的人也不宜多吃。

患有胃溃疡、胃出血、肠炎者、骨质疏松、佝偻病人不宜多吃。

竹笋还能助发疮毒，这类患者应忌吃。

有些人可能会对竹笋过敏，忌吃。

食用前应先用开水焯过，以去除笋中的草酸。

靠近笋尖部的地方宜顺切，下部宜横切，这样烹制时不但易熟烂，而且更易入味。

生活小窍门

怎样去竹笋涩味？

竹笋连皮放在淘米水中，加入一个去籽的红辣椒，以中火煮至八成熟（不要搅动），自然冷却后剥皮、冲洗即可去涩。

代表性食品的做法

竹笋炒肉丝

原料：猪肉250克，冬笋150克，鸡蛋1个，葱、姜、蒜、香油、盐、料酒、味精、酱油、淀粉、植物油各适量。

做法：1. 竹笋放在水中烧开5分钟去涩，捞出，凉后切成丝。

2. 将猪肉切成细丝，加入盐、味精、淀粉、料酒、水搅拌均匀。

3. 油热爆香蒜末，加入竹笋丝煸炒。

4. 放入肉丝，加水烧开，转小火焖煮5分钟，加盐、味精、香油调味。

3. 根菜类

萝卜

萝卜：通便防癌软血管

萝卜又名莱菔、罗服，在我国栽培食用历史悠久，品种繁多，有白皮、红皮、青皮、红心、白心以及圆形、长形等品种（不包括胡萝卜）。食用萝卜生熟皆宜，因萝卜具有较高的营养价值和药用价值，在我国民间有“萝卜进城，医生关门”之说，并有“土人参”之美称。

营养成分

人体必需营养素
（每 100 克中）

热量：16.00 千卡
蛋白质：0.50 克
脂肪：0.20 克
碳水化合物：3.10 克
膳食纤维：0.80 克

矿物质（每 100 克中）

钙：77.00 毫克
铁：0.30 毫克
磷：25.00 毫克
钾：196.00 毫克
钠：91.20 毫克
铜：0.03 毫克
镁：17.00 毫克
锌：0.18 毫克
硒：0.61 微克

维生素（每 100 克中）

B_1：0.02 毫克
B_2：0.04 毫克
B_6：0.07 毫克
C：12.00 毫克
E：0.92 毫克
K：1.00 微克
泛酸：0.18 毫克
烟酸：53.00 毫克
叶酸：53.00 微克
胡萝卜素：0.02 毫克

养生功效

萝卜含热量较少，纤维素较多，吃后易产生饱胀感，有助于减肥。膳食纤维还促进肠胃蠕动，保持大便畅通，使人体较少吸收废弃物中的有毒和致癌物质，预防肠癌发生。

萝卜所含的多种酶，能够分解致癌的亚硝胺，所含的木质素能够提高巨噬细胞的活力，从而吞噬癌细胞，所以萝卜有“化癌”的功效。

生食萝卜可健胃消食、增加食欲，吃肉类等油腻食物后吃生萝卜可解腻。

萝卜还有降低血脂、软化血管、稳定血压等功效，预防冠心病、动脉硬化、胆石症等疾病。对链球菌、葡萄球菌、肺炎球菌、大肠杆菌均有抑制作用。

选购

宜挑选大小均匀，无病变，无损伤的鲜萝卜。不能贪大，以中型偏小为好，这样的萝卜肉质紧密，比较充实。

用手指弹一弹萝卜，声音沉重、结实者不糠心，如声音混浊则多为糠心。

储藏

萝卜缨在储藏过程中容易抽薹，应在低温条件下保存。

萝卜在贮藏前应去缨，用保鲜袋封好，放入冰箱中。

小贴士

萝卜的不同部位所含的营养成分不同，可采取不同的吃法，以便能最大地吸收萝卜所含的营养。

萝卜中所含的钙有 98% 在萝卜皮内，所以，萝卜最好带皮吃。

萝卜虽好，但味辛甘，性寒，所以脾胃虚寒，进食不化或体质虚弱者宜少食。

萝卜破气，服人参、生熟地、何首乌等补药后不要食用，否则会影响药效。

生萝卜产气较多，对溃疡病也不利，有此类疾病的患者要少吃。

生活小窍门

为什么萝卜烹制前要先烫一下？

萝卜内含有甲硫醇和黑芥子素，带有一般较强的辣味、涩味，萝卜切后，用开水烫一下，再正式烹调，其目的是使甲硫醇和黑芥子素转变成挥发性的芥子油，这样不仅能除去萝卜中的辣味、涩味；同时，还能使萝卜中的部分淀粉经水解后转化成葡萄糖，而产生甜味、鲜味，从而使成菜滋味更加鲜美，风味突出。

代表性食品的做法

萝卜干

原料：萝卜、盐、酱油、醋、味精、花椒粉、辣椒粉。

做法：1. 将萝卜切成手指头粗细的长条，按10:1比例洒上食盐拌匀，腌制6～7天，腌制过程中要经常搅拌，使萝卜腌匀、腌透。

2. 腌好的萝卜捞出后摊在薄板上晾晒5～6天，再重新放入原腌萝卜汁中，浸泡2～3天后再捞出晾晒。

3. 这个过程重复2～3遍，直到最初腌制出来的萝卜汁全部浸入到萝卜干中，最后晾晒2～3天。

4. 放入适量酱油，少量醋、味精、花椒粉、辣椒粉拌匀，即为风味独特的萝卜干。

蜜蒸萝卜

原料：鲜萝卜1个(约500克)，蜂蜜60克。

做法：将萝卜洗净削去皮，挖空萝卜中心，灌蜂蜜，把萝卜放入碗里，隔水蒸熟服食。

胡萝卜

胡萝卜：明目强心降糖脂

胡萝卜别名胡萝菔、金笋、甘笋、黄根等，原产亚洲西部，13世纪经伊朗传入中国。胡萝卜颜色靓丽，脆嫩多汁，芳香甘甜，对人体具有多方面的保健作用，深受人们的喜爱。

营养成分

人体必需营养素（每100克中）

热量:38.00千卡
蛋白质:0.90克
脂肪:0.30克
碳水化合物:7.90克
膳食纤维:1.20克

矿物质（每100克中）

钙:65.00毫克
铁:0.40毫克
磷:20.00毫克
钾:232.00毫克
钠:105.10毫克
铜:0.03毫克
镁:7.00毫克
锌:0.14毫克
硒:2.80微克

维生素（每100克中）

A:802.00微克
B_1:0.04毫克
B_2:0.04毫克
B_6:0.11毫克
C:12.00毫克
E:0.50毫克
K:3.00微克
泛酸:0.07毫克
烟酸:0.40毫克
叶酸:28.00微克
胡萝卜素:4.81毫克

养生功效

胡萝卜含有大量胡萝卜素，有补肝明目的作用，可治疗夜盲症。

含有植物纤维，吸水性强，在肠道中体积容易膨胀，是肠道中的“充盈物质”，可加速肠道的蠕动，从而利膈宽肠，通便防癌。

胡萝卜素转变成维生素A，有助于增强机体的免疫功能，在预防上皮细胞癌变的过程中具有重要作用；胡萝卜中的木质素也能提高机体免疫功能，间接消灭癌细胞；维生素A是骨骼正常生长发育的必需物质，有助于细胞增殖与生长，是机体生长的要素，对促进婴幼儿的生长发育具有重要意义。

含有降糖物质，是糖尿病人的良好食品，其所含的某些成分，如槲皮素、山标酚能增加冠状动脉血流量，降低血脂，促进肾上腺素的合成，还有降压、强心作用，是高血压、冠心病患者的食疗佳品。

所含维生素可刺激皮肤的新陈代谢，增进血液循环，从而使皮肤细嫩光滑，肤色红润。

选购

胡萝卜有红、黄两种颜色，黄的比红的胡萝卜营养价值高，一般在冬、春两季上市。

根粗大、心柱小、外形完整、形状整齐、表皮光滑、无裂口和病虫害的为佳。

表皮、肉质(韧皮部)和心柱均呈橘红色，颈部周围呈现青色是因为日晒的关系，倘若变黑或坚硬，就是老化的特征，应该避免食用。

储藏

胡萝卜买回后可用保鲜袋封好置于冰箱中，能保存1~2个月。如果在室温下放置，可用干净纸包好，放在阴凉处，尽量在1~2天内吃掉，否则胡萝卜会枯萎、松弛、软化和皱缩。

小贴士

酒与胡萝卜不宜同食，这会造成大量胡萝卜素与酒精一同进入人体，而在肝脏中产生毒素，导致肝病。

萝卜主泻、胡萝卜为补，所以二者最好不要同食。

烹调胡萝卜时，不要加醋，以免胡萝卜素损失。

大量摄入胡萝卜素会令皮肤变成橙黄色；还会造成血中胡萝卜素偏高，从而影响卵巢的黄体素合成，分泌量减少，造成经期紊乱，甚至出现不孕症、无月经、不排卵等异常现象。

长期吸烟的人，每天喝半杯胡萝卜汁，对肺部有很好的保护作用。

生活小窍门

胡萝卜应该怎样吃？

最好与油脂搭配烹熟后食用。因为胡萝卜虽是蔬菜，但所含的类胡萝卜素为脂溶性的，与脂类结合才可以酶解。生吃胡萝卜，类胡萝卜素因没有脂肪而很难吸收，从而造成浪费。另外，烹制胡萝卜时尽量减少与外界空气的接触，可以减少胡萝卜素的损失率。

代表性食品的做法

胡萝卜炖羊肉

原料：胡萝卜300克，羊肉180克，水1200毫升，色拉油、料酒、葱、姜、蒜、糖、盐、香油适量。

做法：1. 胡萝卜与羊肉洗净沥干，并将胡萝卜及羊肉切块备用。

2. 将羊肉放入开水汆烫，捞起沥干。

3. 起锅，倒入足量色拉油，将羊肉放入大火快炒至颜色转白。

4. 将胡萝卜、水及其他调味料(除香油外)，一起放入锅内用大火煮开。

5. 改小火炖1小时左右，最后淋上香油。

红薯

红薯：抗癌减肥护肤好

红薯在植物学上的正式名字叫甘薯，又称红苕、蕃薯、地瓜、山芋、白薯等，肉质颜色因品种不同而略有差异，通常有黄色（煮熟后为红色）、白色两种，故有红薯、白薯之分。红薯原产美洲，明朝万历年间由福建华侨陈振龙引入我国。红薯味道甜美，营养丰富，为全球公认的最佳健康保健食品之首，有“抗癌第一斗士”之称。

营养成分

人体必需营养素（每100克中）

热量:119.00千卡
蛋白质:0.90克
脂肪:0.50克
碳水化合物:27.70克
膳食纤维:1.10克

矿物质（每100克中）

钙:44.00毫克
铁:0.70毫克
磷:20.00毫克
钾:5.30毫克
钠:15.40毫克
铜:0.18毫克
镁:12.00毫克
锌:0.14毫克
硒:0.48微克

维生素（每100克中）

A:35.00微克
B_1:0.12毫克
B_2:0.04毫克
B_6:0.28毫克
C:30.00毫克
E:1.60毫克
泛酸:0.06毫克
烟酸:0.50毫克
叶酸:49.00微克
胡萝卜素:0.21毫克

养生功效

红薯脂肪含量特别低，还能有效地阻止糖类变为脂肪，有利于减肥、健美。

所含β－胡萝卜素（维生素A前体）、维生素C，叶酸和膳食纤维具有抗癌作用。

高含量的膳食纤维能有效刺激消化液分泌及肠胃蠕动，有预防便秘的作用。

所含维生素C对调节机体的生理功能有着重要作用，能够维持牙齿、骨骼、血管、肌肉的正常生理功能。

所含钾有助于人体细胞液体和电解质平衡，维持正常血压和心脏功能，有助于预防心血管疾病。

富含维生素A的红薯，可以预防肺气肿。

所含一种类似雌性激素的物质，对保护人体皮肤、延缓衰老有一定作用。

选购

红薯外皮有白、黄、粉、红、紫几种颜色，瓤的颜色一般也有白、黄、紫三种，但并不是对应的，红皮可能是白瓤，也可能是黄瓤。相比之下白心番薯含糖分最少，故有“白薯香，红薯甜”之说。

应选外表干净、外形粗圆饱满、形状好、坚硬和发亮、没有霉味和斑点的。

储藏

红薯保存较容易，一般将无伤残、霉烂的块茎堆放于暖和、潮湿、通风良好的阴僻处即可。坏红薯带有病菌，容易影响其他红薯。搬运要轻拿轻放，不要损坏红薯皮。

大量入窖贮藏红薯前要对旧窖严格消毒，并要给红薯均匀喷洒一些“红薯保鲜剂”。贮藏期间及时开窖检查，排出多余的二氧化碳。

不宜与土豆放在一起，不宜放在塑料袋中。

小贴士

红薯的糖含量较高，一次吃得太多，身体一时吸收不完，剩余部分停留在肠道里容易发酵，可刺激胃酸大量分泌，出现烧心、反酸或腹胀等腹部不适症状，胃溃疡、胃酸分泌过多、慢性肠炎患者应该少吃红薯。

红薯最好蒸熟煮透再吃，因为红薯中的淀粉颗粒不经高温破坏，难以消化。

红薯的热量较高，可在正餐中吃，也可作为零食加餐补充能量。

红薯不能与柿子同食，否则容易造成胃部出血。

带有黑斑的红薯和发芽的红薯都会使人中毒，不可食用。

红薯含有大量淀粉，可以加工成粉条食用，但制作过程中往往会加入明矾，若过多食用会导致铝在体内蓄积，不利于健康。

烤红薯在烘烤过程中容易受到污染，尽量少吃。

生活小窍门

久置的红薯为何比新鲜的红薯甜？

因为在放置的过程中，水参与了红薯内淀粉的水解反应，淀粉水解变成了糖，这样使红薯内糖分增多。另外水分蒸发减少，相对地增加了红薯中糖的浓度。因此，我们感到放置久的红薯比新挖出土的红薯要甜。

代表性食品的做法

红薯饭

原料：红薯、大米、豆油、白醋、盐。

做法：1. 把红薯洗净后去皮，切成大块备用。

2. 将米洗净后放入锅中，放入红薯块，加适量水，加入一勺白醋。

3. 用勺搅拌均匀，把饭焖熟即可。

莲藕

莲藕：清热安神健脾胃

莲藕是一种水生植物，又名莲菜、莲根，莲藕原产于印度，很早便传入我国，在我国有3000多年的栽培历史。莲藕肉质肥嫩、白净滚圆、口感甜脆，食药两用，生食堪与梨媲美。秋令时节，鲜藕营养丰富，具有养脾胃的功效，民间有“新采嫩藕胜太医”之说。

营养成分

人体必需营养素（每100克中）

热量：84.00千卡
蛋白质：1.90克
脂肪：0.10克
碳水化合物：15.20克
膳食纤维：1.20克

矿物质（每100克中）

钙：1.00毫克
铁：2.50毫克
磷：36.00毫克
钾：220.00毫克
钠：161.30毫克
铜：0.06毫克
镁：20.00毫克
锌：0.35毫克

硒:0.60 微克	C:25.00 毫克
维生素(每 100 克中)	E:0.73 毫克
A:3.00 微克	K:200.00 微克
B_1:0.11 毫克	烟酸:0.40 毫克
B_2:0.04 毫克	胡萝卜素:0.02 毫克

养生功效

莲藕味甘多液,生食有清热凉血作用,可用来治疗热性病症,对热病口渴、咯血者尤为有益,肺结核病人最宜食用。

含有黏液蛋白和膳食纤维,能与食物中的胆固醇及甘油三酯结合,从而减少脂类的吸收。

莲藕有独特清香,还含有鞣质,能增进食欲,促进消化,有健脾止泻的作用。

富含铁、钙等微量元素,有明显的补益气血、安神健脑、增强人体免疫力作用,具延年益寿之功。

含有大量的单宁酸,有收缩血管作用,可用来止血消炎,防治胃溃疡和痔疮。

选购

藕的品种按上市季节不同,有果藕、鲜藕和老藕之分。果藕 7 月上市,生食最好;鲜藕中秋前后登场,生熟皆宜;目前我们吃的大多是老藕,全年都能吃到,但最好熟吃,生吃营养和味道都不好。

如果是炒着吃,就要买中间节长的,脆嫩;如是煲汤,就要选两头节小的,粉糯。

选择圆身色淡、没伤、不带尾、藕节短、藕身粗的为好,太白的有可能是被漂白,不宜买。

如果是已经切开的莲藕,看看中间的通气孔,通气孔大的多汁,口感好。

储藏

莲藕贮藏应尽可能选阴凉的环境,避免阳光直射。

莲藕最佳贮藏温度为 5℃,在此温度下,莲藕不容易变色,经保鲜剂处理的莲藕可保鲜 3 ~4 个月。

不能低于 5℃,在 5℃以下长时间贮藏,会使莲藕组织发生软化,直至形成海绵状,无任何食用价值,所以不要放入冰箱的冷冻室内。

也可将买回的鲜藕洗干净泥土,竖直(根朝下)放入水缸或水桶内,用清水淹没,隔几天换一次水,冬天可存 2 个月,夏季勤换水能存放半个月。

小贴士

妇女产后忌食生冷,唯独不忌藕,因为它能消淤,但也不宜过早食用。

脾胃消化功能低下、大便溏泄者不宜生吃。

煮藕时忌用铁器,以免发黑。

发黑,有异味,不宜食用。

生活小窍门

新鲜莲藕巧去皮

新鲜莲藕用刀去皮,往往厚薄不均,而且容易发黑,不好看。可用清水把莲藕浸湿,再用金属丝的清洁球去摩擦,连凹处的皮都能去除,不但又快又薄,还能保持原来完整的形状,既白又圆。

代表性食品的做法

凉拌藕片

原料:莲藕 500 克,盐、味精、白糖、蒜泥、酱油、醋、香油适量。

做法：1. 将莲藕去皮去节洗净，切成薄片。

2. 放入沸水锅中稍焯一下，在冷水中浸凉，捞起待用。

3. 拌入盐、味精、白糖、蒜泥、酱油、醋、香油等调料。

山药

山药：益志养肺滋补佳

山药原名薯蓣，唐时避代宗讳李豫，改为薯药；北宋时又因避英宗赵曙讳而更名山药。自古以来，它就被誉为补虚佳品，备受称赞，有“神仙之食”的美名。因河南怀庆府（今温县）所产山药制药最佳，谓之“怀山药”。

营养成分

人体必需营养素

（每 100 克中）

热量：64.00 千卡

蛋白质：1.50 克

碳水化合物：14.40 克

膳食纤维：0.80 克

矿物质（每 100 克中）

钙：14.00 毫克

铁：0.30 毫克

磷：42.00 毫克

钾：452.00 毫克

钠：18.60 毫克

铜：0.24 毫克

镁：20.00 毫克

锌：0.27 毫克

硒：0.55 微克

维生素（每 100 克中）

A：3.00 微克

B_1：0.08 毫克

B_2：0.02 毫克

B_6：0.06 毫克

C：6.00 毫克

E：0.20 毫克

泛酸：0.40 毫克

烟酸：0.40 毫克

叶酸：8.00 微克

胡萝卜素：0.02 毫克

养生功效

山药含有大量黏液、蛋白质、维生素及微量元素，能有效阻止血脂在血管壁的沉淀，防止动脉过早发生硬化，预防心血管疾病，还有很好的减肥健美作用。

有强健机体，滋肾益精的作用，对肾亏遗精、妇女白带多、小便频数等症有效。

有利于脾胃消化吸收功能，常用以治疗脾胃虚弱、食少体倦、泄泻等病症。

有滋润的作用，可益肺气，养肺阴，治疗肺虚痰嗽久咳之症。

具有延年益寿的滋补作用，为病后康复食补之佳品。

具有益志安神、镇静作用，可用来抗肝昏迷。

有降低血糖的作用，可用于治疗糖尿病。

滋润皮肤，防止皮肤干燥，养颜美容。

选购

选新鲜的山药以茎干笔直、粗壮、表皮光洁、无异常斑点、有一定分量、切口处呈白色的为好。

冬季选购时，用手握住山药几分钟，如山药出汗，就是受冻了；如发热就是未受冻的。掰开山药，冻过的山药横断面黏液化成水；冻过回暖的有硬心且肉色发红。

市场上的干品山药常常出现以木薯来冒充的，也要注意辨别。

①山药片中间没有心线，而木薯片中间有心线，如果心线掉了，会留下一个

小洞。

②山药皮薄，会削得很干净；而木薯皮厚，剥皮困难，会存留着厚皮。

③用手摸山药时，感觉细腻，有较多的淀粉粘在手上；手摸木薯感觉粗糙，粘手上的淀粉也比较少。

④山药一般容易煮烂，有一种烂、粉的口感；而木薯很难煮烂，口感比较硬。

储藏

如果需长时间保存，应该把山药放入木屑中包埋。

短时间保存则只需用纸包好放在冷暗处即可。

如果是切开的山药，宜用塑料袋包好放入冰箱里冷藏。

小贴士

削皮后，将山药放入盐水或醋水中可以防止变色。

宜与肉一起食用，营养更为丰富，具有滋补作用。

山药生吃比煮着吃更容易发挥所含的酶的作用。

山药有收涩的作用，故大便干燥者不宜食用。

服用糖皮质激素要限制含糖量多的山药。

不可与碱性药物同服。

生活小窍门

怎样去山药皮手不痒？

刮削山药皮时，黏液容易粘到手上，使人感到发痒难受，是因山药中的植物碱在起作用。

解决办法：之前把手在稀释过的醋中浸泡一下，再去刮山药的皮不会手痒，之后浸泡可除痒。

把洗净的山药先煮或蒸 4 ~5 分钟，再刮皮不会痒。注意蒸煮不要过了头。

用清水冲洗，抹干水渍，用风油精轻轻擦拭可除痒。

用热水泡一会儿，再擦点皮炎平可除痒。

将双手放在炉火上方略烤一下，即可止痒。

热水泡后擦上牙膏，解痒、去红肿更快。

代表性食品的做法

青椒山药粒

原料：鲜山药一根，青红椒 5 个，糖、味精、盐、淀粉、鲜汤。

做法：1. 山药去皮洗净、青红椒洗净，各切成玉米粒大小的细丁。

2. 锅中加水，水开时将山药和青红椒焯水，沥干。

3. 锅中放少许油，下山药和青红椒，翻炒片刻后加少量鲜汤。

4. 加入糖、味精、盐调味，最后用水淀粉勾芡。

山药鱼片汤

原料：鱼肉 250 克，山药 20 克（干料），海带丝、豆腐、调料等适量。

做法：1. 将鱼肉切片，山药研成粉末。

2. 在锅中加水，放入海带丝和山药粉。

3. 煮开后放入豆腐块和鱼片及适量盐，起锅前加入葱花、胡椒粉等。

4. 花菜类

黄花菜

黄花菜：健脑抗菌润肌肤

黄花菜俗称“金针菜”，学名萱草，古名忘忧，属百合科，是一种多年生草本植物的“花蕾”。黄花菜是人们喜吃的一种传统蔬菜，因其花瓣肥厚，色泽金黄，香味浓郁，食之清香、鲜嫩，营养价值高，被视做“席上珍品”，在日本被称为“健脑菜”。

营养成分

人体必需营养素（每100克中）

热量:199.00千卡
蛋白质:19.40克
脂肪:1.40克
碳水化合物:27.20克
膳食纤维:7.70克

矿物质（每100克中）

钙:301.00毫克
铁:8.10毫克
磷:216.00毫克
钾:380.00毫克
钠:59.20毫克
铜:0.37毫克
镁:85.00毫克
锌:3.99毫克
硒:4.22微克

维生素（每100克中）

A:307.00微克
B_1:0.06毫克
B_2:0.21毫克
B_6:0.09毫克
C:10.00毫克
E:4.92毫克
K:35.00微克
泛酸:0.40毫克
烟酸:3.10毫克
叶酸:36.00微克
胡萝卜素:1.84毫克

养生功效

黄花菜所含胡萝卜素比胡萝卜和西红柿还要多，能滋润皮肤，增强皮肤的韧性和弹力，可使皮肤细嫩饱满、润滑柔软，皱褶减少、色斑消退。

所含卵磷脂具有较佳的健脑抗衰功能，有“健脑菜”之称，精神过度疲劳的现代人应经常食用。

含冬碱等成分，有抗菌免疫功能，具有中轻度的消炎解毒功效，并在防止传染方面有一定的作用。

选购

质优者色泽浅黄或金黄，条身紧长而粗壮；用手抓捏成团，手感柔软而有弹性，松手后又很快展开；掰看花蕾，花粉量多，花蕊新鲜，散发出特有的清香味。

劣质黄花菜色泽深黄略带微红，条身长短不一，粗细不均，混有杂物；甚至色泽带黑，霉烂变质；手感硬且易断，弹性差，含水量大；有烟味、硫磺味或霉味。

储藏

储藏时必须保持干燥，含水量不得超过16%，多雨季节要防霉变。

采收的黄花菜若以鲜品出售，储存期很短。最好立即将温度降至0～5℃，湿度在95%以上，约可存放1周。

小贴士

黄花菜是近于湿热的食物，溃疡损伤、

胃肠不和的人，以少吃为好，平素痰多，尤其是哮喘病者，不宜食用。

不宜单独炒食，宜与肉煮汤食用，或与粉条凉拌。

食用之前用冷水发制较好，凉拌前应焯熟。

生活小窍门

吃鲜黄花菜可能中毒

吃鲜黄花菜会引起中毒。这是因为鲜黄花菜中含有秋水仙碱，它本身虽无毒，但经过胃肠道的消化作用，在体内氧化为“二秋水仙碱”，则具有较大的毒性。

由于鲜黄花菜的有毒成分在高温60℃以上可减弱或消灭，因此食用时，应先将鲜黄花菜用开水焯过，再用清水浸泡2个小时以上，捞出用水洗净后再进行炒食，这样秋水仙碱就能破坏掉，食用更安全。但在食用鲜品时，每次不要多吃。

食用干品时，最好在食用前用清水或温水进行多次浸泡后再食用，这样可以去掉残留的有害物，如二氧化硫等。

代表性食品的做法

豆腐黄花汤

原料：豆腐250克，黄花50克，猪瘦肉50克，生姜、盐、味精、葱花适量。

做法：1. 先将黄花浸泡后洗净，猪瘦肉切片，豆腐切小块。

2. 黄花和豆腐放入锅内，加水适量煮20分钟。

3. 放入猪瘦肉片稍煮片刻，用生姜、盐、味精、葱花调味。

猪蹄黄花汤

原料：黄花50克，猪蹄1只，生姜、胡椒、盐各适量。

做法：1. 黄花浸泡后洗净，猪蹄洗净切成小块。

2. 猪蹄和黄花同放入锅内，加生姜、胡椒、盐，炖至猪蹄烂熟。

花菜

花菜：强肝防癌清血管

花菜有的地方叫做菜花，又名花椰菜，有白、绿两种，绿色的又叫西兰花、青花菜，都是由甘蓝演化而来。花菜平均营养价值及防病作用远远超出其他蔬菜，因此被称做“天赐的良药”和“穷人的医生”。

营养成分

人体必需营养素（每100克中）

热量：27.00千卡
蛋白质：2.10克
脂肪：0.40克
碳水化合物：3.80克
膳食纤维：1.10克

矿物质（每100克中）

钙：41.00毫克
铁：0.80毫克
磷：57.00毫克
钾：316.00毫克
钠：30.30毫克
铜：0.05毫克
镁：18.00毫克
锌：0.20毫克
硒：0.73微克

维生素（每100克中）

A：5.00微克
B_1：0.06毫克
B_2：0.08毫克
B_6：0.23毫克

C:88.00 毫克　　烟酸:0.70 毫克
E:0.20 毫克　　叶酸:94.00 微克
K:17.00 微克　　胡萝卜素:0.08 毫克
泛酸:1.30 毫克

养生功效

长期食用花菜可以减少乳腺癌、直肠癌及胃癌等癌症的发病几率,对杀死导致胃癌的幽门螺杆菌具有神奇功效。

花菜含有类黄酮,是最好的血管清理剂,能够阻止胆固醇氧化,防止血小板凝结成块,因而能减少心脏病与中风的危险。

花菜还含有丰富的维生素 C 和抗坏血酸,可增强肝脏解毒能力并能提高机体的免疫力,预防感冒和坏血病的发生。

含有二硫酚硫酮,可以降低形成黑色素的酶及阻止皮肤色素斑的形成,经常食用可滑润开胃,对肌肤有很好的美白效果。

高纤维能有效降低肠胃对葡萄糖的吸收,进而降低血糖,有效控制糖尿病。

花菜的含水量高达 90% 以上,而热量较低,既可以填饱肚子,又不会使人发胖。

选购

白、绿两种花菜营养、作用基本相同,绿色的较白色的胡萝卜素含量要高一些。

质量好的花菜呈白色或奶白色,要白中带青,很绿或很白的花菜不是太老就是太生。

菜株的颜色浓绿鲜亮者为佳,若有泛黄现象,则表示已过度成熟或储藏太久。

花球表面无凹凸、花蕾紧密结实的西兰花品质较好,花序松散、生长过于成熟的花菜不宜选。

手感较沉重的西兰花为良品,但是,如果花球过硬、花梗特别宽厚结实的,则表示植株过老。梗的切口如果过于干燥则表示采收已久,也不够新鲜。

储藏

花菜耐贮藏,一般可放置 3 ~ 5 天;用塑料袋包装,并置于 0 ~ 4℃,空气相对湿度 80% ~ 90% 的条件下,可保鲜 1 个月。

西兰花由于其食用部分是幼嫩的花梗与小花蕾,采后在室温下花蕾极易开放和黄化,比白花菜更难保鲜。

用纸张或透气膜包住花菜(纸张上可喷少量的水),然后直立放入冰箱的冷藏室内,大约可保鲜 1 周左右。

花菜适合脱水保存。可切小朵,稍微烫过,捞起,沥干放凉,放入保鲜袋冷冻保存。这是为了让花菜不会再开花变黄,但不能烫得太熟。

花菜在贮藏期间有一定的乙烯释出,应注意适时通风换气,或在包装顶层留出空间放置乙烯吸收剂。

小贴士

花菜烹饪时爆炒和加盐时间不能过长,以免丧失和破坏防癌抗癌的营养成分。

食用时多咀嚼,有利于营养的吸收。

制作凉菜不宜加酱油,可以加少量生抽。

常吃花菜且每次吃得太多,可能会使人患上皮炎。

花菜和黄瓜不宜同炒同炖,黄瓜中含有维生素 C 分解酶,容易损坏花菜里面的维生素 C。

花菜宜用手掰成小花瓣,用刀切会使花球散碎。

生活小窍门

怎样清洗花菜?

花菜虽然营养丰富,但常有残留的农药,还容易生菜虫,所以在烹制前,放在盐水里浸泡几分钟,有助于去除残留农药,菜虫也会跑出来,清洗更容易。将切好的花菜放入开水中焯至断生,也是清洗的过程。

代表性食品的做法

素炒西兰花

原料: 西兰花、胡萝卜、红辣椒、盐、鸡精、淀粉、色拉油

做法: 1. 西兰花切成小朵,胡萝卜去皮、切片,红辣椒去籽、切块,待用。

2. 将菜放入温油中焯一下。

3. 锅内放少许底油加热,下入全部原料翻炒,用盐、鸡精调味,再用淀粉勾芡即成。

5. 果菜类

番茄

番茄:养血防癌抗衰老

番茄又名西红柿、洋柿子,为一年生茄科蔬菜,原产于南美洲的安第斯山脉一带。番茄含有丰富的胡萝卜素、维生素 C 和 B 族维生素,尤其是维生素 P 的含量为蔬菜之冠,是餐桌上的健康保健美食之一。

营养成分

人体必需营养素(每 100 克中)

热量:15.00 千卡

蛋白质:0.90 克

脂肪:0.20 克

碳水化合物:3.54 克

膳食纤维:0.50 克

矿物质(每 100 克中)

钙:10.00 毫克

铁:0.80 毫克

磷:24.00 毫克

钾:101.00 毫克

钠:5.00 毫克

铜:0.06 毫克

镁:9.00 毫克

锌:0.13 毫克

硒:0.15 微克

维生素(每 100 克中)

A:92.00 微克

B_1:0.03 毫克

B_2:0.03 毫克

B_6:0.08 毫克

C:8.00 毫克

E:0.57 毫克

K:4.00 微克

P:700.00 微克

泛酸:0.17 毫克

烟酸:0.60 毫克

叶酸:22.00 微克

胡萝卜素:0.37 毫克

养生功效

番茄中的维生素 D,对心血管具有保护作用,并能减少心脏病的发生。

含有谷胱甘肽,能预防前列腺癌、胰腺癌、直肠癌、喉癌、肺癌、乳腺癌。

含有胡萝卜素,有抗衰老作用,可使沉着的色素减退消失,雀斑减少;能保护皮肤弹性,使皮肤保持白皙;有利尿、促进消化、预防便秘作用。

促进骨骼发育钙化,防治小儿佝偻病。

所含维生素 B_1,能缓解脑细胞疲劳,有

利于大脑发育。

改善牙龈出血或皮下出血的症状。

选购

一般选果形周正、无裂口、无虫咬，个头肥硕均匀、蒂小、颜色鲜红、硬度适宜的。

果蒂周围为青色的番茄尚未成熟，不仅营养差，而且青色部分含有番茄苷，有一定毒性。

将番茄掰开，无籽或籽呈绿色、果肉少汁，说明是催熟的。催熟的番茄食而无味，口感发涩。

如果番茄下部长得不是圆形，而是很尖，顶部凸出，是施放了植物激素的结果，不宜选购。

储藏

挑选果体完整、品质好、五六分熟的番茄，将其放入塑料食品袋内，扎紧口，置于阴凉处，每天打开袋口 1 次，通风换气 5 分钟左右。如塑料袋内附有水蒸汽，应用干净的毛巾擦干，然后再扎紧口。

小贴士

烧煮时稍加些醋，能破坏其中的有害物质番茄碱。

番茄常用于生食冷菜，用于热菜时可炒、炖和做汤，烹调时不要久煮。

番茄忌与石榴同食，不宜和黄瓜同食。

不宜空腹大量食用，空腹时胃酸分泌量增多，造成胃不适、胃胀痛。

急性肠炎、菌痢及溃疡活动期病人不宜食用。

不能食用腐烂变质的番茄，以防中毒。

番茄越红，番茄红素越多，营养越高，而番茄红素是一种脂溶性维生素，经过加热和油脂烹调后，才更有利于发挥它的功效；而生吃不利于番茄红素的吸收。

服用肝素、双香豆素等抗凝血药物时不宜食用。

生活小窍门

去除番茄皮的方法

将其放入盆中，淋浇开水，或放入开水里焯一下；然后倒去开水，再用冷水淋浇，则可轻而易举地撕去外皮。

代表性食品的做法

番茄炒鸡蛋

原料：番茄 2 个、鸡蛋 5 个、色拉油、葱。

做法：1. 将番茄洗净后用沸水烫一下，去皮、去蒂，切片待用。

2. 将鸡蛋打入碗中，加盐，用筷子充分搅打均匀待用。

3. 炒锅放油 3 汤匙烧热，将鸡蛋放入锅中炒熟盛出待用。

4. 放入油，下葱炝锅，放入番茄片煸炒，放盐、糖炒片刻，倒入鸡蛋翻炒几下出锅即成。

肉末番茄

原料：瘦猪肉 25 克，番茄 40 克，粉支 60 克，植物油 20 克，酱油、精盐各适量，葱、姜末各少许。

做法：1. 将猪肉洗净，剁成碎末；番茄洗净，用开水烫一下，去皮去籽切成小块；粉皮切成小片。

2. 锅置火上，放入油烧热，下入葱姜末炝锅，再将肉末放入炒散，加入酱油、精盐略炒。

3. 投入番茄炒几下，再投入粉皮，用旺火快炒几下即成。

茄子

茄子：护肤护胃护血管

茄子是为数不多的紫色蔬菜之一，在它的紫皮中含有丰富的维生素E和维生素P，这是其他蔬菜所不能比的。茄子起源于东南亚，古印度为最早种植地，至今印度仍有茄子的野生种和近缘种。中国各地均有栽培，按照形状的不同，可以分为圆茄、长茄和短茄三个品种，

营养成分

人体必需营养素（每100克中）

热量：23.00千卡

蛋白质：0.80克

脂肪：0.30克

碳水化合物：4.00克

膳食纤维：1.30克

矿物质（每100克中）

钙：32.00毫克

铁：0.40毫克

磷：19.00毫克

钾：152.00毫克

钠：11.30毫克

铜：0.10毫克

镁：13.00毫克

锌：0.23毫克

硒：0.48微克

维生素（每100克中）

A：63.00微克

B_1：0.03毫克

B_2：0.04毫克

B_6：0.06毫克

C：8.00毫克

E：1.13毫克

K：9.00微克

P：700.00微克

泛酸：0.60毫克

烟酸：0.50毫克

叶酸：19.00微克

胡萝卜素：0.04毫克

养生功效

茄子含维生素P，能增强人体细胞间的黏着力，还能改善毛细血管脆性，使人体血管变得柔软，防止小血管出血，散淤血，故可降低脑血管栓塞的几率，对高血压、动脉硬化、坏血病、咯血、紫癜等均有一定的防治作用，还有促进伤口愈合的功效。

含有龙葵素，能抑制消化道肿瘤细胞的增殖，特别对胃癌、直肠癌有抑制作用。

茄子纤维中所含的皂甙，具有降低胆固醇的功效，对延缓人体衰老具有积极的意义。

选购

茄子的老嫩对于品质影响极大。在茄子萼片与果实相连接的地方，有一圈浅色环带，这条带越宽、越明显，说明茄子正快速生长，没有老化。如果环带不明显，说明茄子采收时已停止生长，已经变老，影响食用。

买茄子时，以选择果形均匀周正，老嫩适度，无裂口、腐烂、锈皮、斑点，以皮薄、籽少、肉厚、细嫩为佳。

嫩茄子颜色乌黑，皮薄肉松，重量小，籽嫩味甜，籽肉不易分离。

老茄子颜色光亮光滑，皮厚而紧，肉籽容易分离，重量大。

储藏

保存茄子要防雨淋、防晒、防磕碰、防受热，应选择阴凉通风场所，倒筐或散堆存放，能保存较长时间。决不能用水洗后保存，也不能放入冰箱。

因为茄子的表皮外有一层很薄的蜡质层，具有阻断空气中的微生物侵蚀茄子肉质、保护茄子的特殊作用。洗后的茄子其

表皮的蜡质保护膜被破坏，在破坏的地方很快就会变色、腐烂，这就是空气中的大量微生物通过破损的缺口，在茄子肉质内不断侵蚀的结果。

小贴士

茄子中的酸性物质很容易氧化变黑，切开后的茄子可放入清水中浸泡，待下锅前再取出，这样可有效避免茄子变黑。

油炸茄子会造成维生素P大量损失，挂糊上浆后炸制能减少这种损失。

秋后的老茄子有较多茄碱，对人体有害，不宜多吃。

茄子与螃蟹同属寒性食物，如果一起吃，肠胃会不舒服，严重的可能导致腹泻，特别是体弱、哮喘、脾胃虚寒的人更应忌食。

茄子与苦瓜搭配食用，是心血管病人的理想菜。

手术前吃茄子，麻醉剂可能无法被正常地分解，会拖延病人苏醒时间，影响病人康复速度。

生活小窍门

炒茄子怎样省油？

炒茄子前，将切好的茄块撒上盐拌匀腌15分钟左右，挤去渗出的汁水，炒时不加汤，反复炒至全软。茄子喜油，炒茄子时尽量减低烹调温度，可以减少吸油量，有效保持茄子的营养价值。

代表性食品的做法

鱼香茄子

原料：茄子200克，植物油100克，酱油10毫升，辣酱20克，醋10毫升，糖20克，料酒5毫升，味精1克，葱花4克，姜末2克，蒜泥8克，淀粉10克。

做法：1. 茄子切条，剞上花刀，拍上干淀粉，下入八成热的油锅中炸透。

2. 油烧热，下入辣酱、葱花、姜末、蒜泥炒出红油，烹入料酒，加水、酱油、味精、糖，下茄子。

3. 用中火㸆入味，加醋调味，用水淀粉勾芡，起锅。

热拌茄条

原料：茄子一个，盐、醋、蒜泥、芝麻酱、香菜叶适量。

做法：1. 茄子切成条，盛放碗中，置蒸锅里蒸10分钟。

2. 取出控去水分，趁热加盐、醋、蒜泥、芝麻酱、香菜叶等拌好即可食用。

注意：不要等凉透了再拌，热着拌好就吃更好；渗出的汁液营养充分，不要浪费。

辣椒

辣椒：减肥美容除风湿

辣椒是一种一年生草本茄科植物，又名尖椒、海椒、辣子等，可以作为蔬菜食用，也是重要的调味品，在湖南、四川等地方，甚至没有它就吃不下饭，可见人们对它的钟爱。

营养成分

人体必需营养素（每100克中）

热量:32.00千卡
蛋白质:1.30克
脂肪:0.40克
碳水化合物:8.90克
膳食纤维:3.20克

矿物质（每100克中）

钙:37.00毫克
铁:1.40毫克
磷:95.00毫克
钾:222.00毫克
钠:2.60毫克
铜:0.11毫克
镁:16.00毫克
锌:0.30毫克
硒:1.90微克

维生素（每100克中）

A:232.00微克
B_1:0.04毫克
B_2:0.03毫克
B_6:0.19毫克
C:144.00毫克
E:0.44毫克
K:20.00微克
泛酸:0.30毫克
烟酸:0.80毫克
叶酸:0.26微克
胡萝卜素:1.39毫克

养生功效

辣椒的辣味素对口腔及胃肠有刺激作用,促进消化,改善食欲,增加饭量;可加速新陈代谢,燃烧体内脂肪,达到减肥、美容效果。可以促进血液循环,控制心脏病及冠状动脉硬化、降低血糖和胆固醇。具有发汗解热,抑制、缓解肌肉疼痛,对预防风湿病和冻伤有好处。能杀抑胃腹内的寄生虫。可预防癌症及其他慢性疾病。

含有丰富的维生素,尤其是维生素C,可使体内多余胆固醇转变为胆汁酸,从而预防或缓解结石。

选购

辣椒分为三种:一是辣味重的辣椒,二是甜味重、无辣味的甜椒,三是介于甜、辣之间的半辣味椒。如果比较营养及药用养生功效,越红越辣的越好。

尖辣椒果肉越薄、形状细长呈圆锥形或羊角形、色红或深绿的,辣味越重。柿子形的圆椒多为甜椒,果肉越厚越甜脆。

好的辣椒色泽鲜艳、光亮,且外形饱满、个大肉厚、无虫眼,椒体有一定的硬度,闻之辣味很重。色泽暗淡,并带有皱纹,用手轻捏有软绵之感的质量较差。

储藏

辣椒比较容易保存。用竹筐或其他透气的用具底部垫好牛皮纸,将辣椒放满后包严实,放在气温较低的屋子或阴凉通风处,隔10天翻动一次,可保鲜2个月不坏。

若喜欢吃干辣椒,可以把辣椒用绳串起来,挂在室外,自然风干。

不能直接放冰箱里冷藏,这会使辣椒慢慢软掉。

小贴士

辣椒适用于炒、拌、炝、做泡菜或做配料。

烹调青辣椒时要掌握火候。维生素C不耐热,易被破坏,在铜器中更是如此,所以避免使用铜质餐具。

因辣椒具有较强的刺激性,容易引起口干、咳嗽、咽痛、便秘等,所以不宜多食,阴虚有热者勿食;眼疾患者、食管炎、慢性胆囊炎、胃肠炎、胃溃疡、痔疮患者应少吃或忌食;高血压病、肺结核病患者及孕产妇应慎食。

辣椒忌与羊肝、南瓜同食。

生活小窍门

怎样切辣椒不辣手和眼?

切之前,先在刀口蘸点凉水,就可溶解和吸收“催泪”的硫酸物质,切时就不会再刺眼了。切时应以手指按住辣椒皮，不能用指甲嵌住辣椒，如果感到手有些疼痛时，则可用醋去洗手，可减少一些辣感。

代表性食品的做法

虎皮尖椒

原料：尖椒10个，醋、食用油、盐适量。

制法：1. 将尖椒去蒂洗净（也可用刀剖成两半去籽）。

2. 锅烧热下尖椒，用小火炒至椒外表皮出现糊点时（即呈虎皮状），加入食油，烹入醋和盐迅速翻炒几下即成（如果是整个辣椒，可以直接放入热油锅里炸熟后沥出，再加进调料入味）。

辣椒叶鸡蛋汤

原料：新鲜辣椒叶60～90克，鸡蛋2个。

做法：先将鸡蛋用花生油煎黄，再加入一碗半清水，放入辣椒叶同煮汤，将熟时用食盐少许调味。

6. 瓜菜类

黄瓜

黄瓜：润肤安神抗肿瘤

黄瓜最初叫胡瓜，因为它是西汉时从西域引进的。表皮颜色由乳白至深绿，果面光滑或有白、褐或黑色的瘤刺，表皮呈黄色。现在市场上出现的大部分黄瓜多属高产品种，表皮呈绿色，在南方称之为“青瓜”。

营养成分

人体必需营养素

（每100克中）

热量：7.00千卡

蛋白质：0.20克

脂肪：0.20克

碳水化合物：2.40克

膳食纤维：0.50克

矿物质（每100克中）

钙：24.00毫克

铁：0.50毫克

磷：24.00毫克

钾：102.00毫克

钠：4.90毫克

铜：0.05毫克

镁：15.00毫克

锌：0.18毫克

硒：0.38微克

维生素（每100克中）

A：15.00微克

B_1：0.04毫克

B_2：0.04毫克

B_6：0.05毫克

C：9.00毫克

E：0.46毫克

K：34.00微克

泛酸：0.20毫克

烟酸：0.20毫克

胡萝卜素：0.09毫克

叶酸：25.00微克

养生功效

黄瓜中的黄瓜酶，有很强的生物活性，经常食用或贴在皮肤上可有效抗皮肤老化、滋润肌肤，减少皱纹的产生，并可防止唇炎、口角炎。

含丰富维生素C，能有效促进机体的新陈代谢，有延年益寿、抗衰老作用。

所含的丙醇二酸可抑制糖类物质转变为脂肪，可作为减肥食品。

所含维生素B_1，有利于改善大脑和神经系统功能，能安神定志，辅助治疗失眠症。

所含葡萄糖甙、果糖等不参与通常的糖代谢，糖尿病人以黄瓜代淀粉类食物充饥，会降低血糖。

所含葫芦素C有提高人体免疫功能的作用，能抗肿瘤，对原发性肝癌患者有延长生存期作用。

所含丙氨酸、精氨酸和谷胺酰胺对肝脏病人，特别是对酒精性肝硬化患者有一定辅助治疗作用，还可防治酒精中毒。

选购

新鲜的黄瓜表面有许多细细的嫩刺，摸上去有扎手的感觉；带有黄色的小花，且颜色是鲜艳的；带有瓜蒂，可以看到明显的水分；形状大多都上下均匀，而且一般不会太粗，过粗的黄瓜瓜籽又大又老，影响营养物质的含量。

储藏

将苹果和黄瓜放入15%的盐水中浸泡片刻，然后取出装在聚乙稀薄膜袋内，密封袋口，放入地窖内，数月后仍能使苹果和黄瓜保持原有的色、香、味。

黄瓜贮存适宜温度为10℃～12℃，所以冬天放在室外阴凉处即可，不宜放入冰箱；夏天可用保鲜膜包好，放入冰箱，但温度不要太低，也不能久藏。黄瓜在冰箱中久存，会出现冻"伤"，使之变黑、变软、变味。

小贴士

黄瓜当水果生吃，不宜过多。因黄瓜性凉，胃寒患者食之易致腹痛泄泻；有肝病、心血管病、肠胃病以及高血压的人不要吃腌黄瓜。

黄瓜中维生素较少，因此常吃黄瓜时应同时吃些其他的蔬果。

黄瓜是很好的减肥品，但要吃新鲜的黄瓜而不要吃腌黄瓜，因为腌黄瓜含盐反而会引起发胖。

应季时的黄瓜可以不去皮吃，反季黄瓜就要去皮，因反季黄瓜大都用杀菌剂克霉灵处理过。

不要因为黄瓜尾苦就全部丢掉，它含的苦味素（葫芦素C）有抗癌作用。

黄瓜不宜与芹菜、菠菜等富含维生素C的食物同食。

黄瓜不宜与花生同食，否则易导致腹泻。

生活小窍门

为什么黄瓜不能与西红柿一起吃？

黄瓜中含有一种维生素C分解酶，食物中维生素C含量越多，被黄瓜中的分解酶破坏的程度就越严重。

西红柿就是典型的含维生素C丰富的蔬菜，如果二者一起食用，从西红柿中摄取的维生素C，再被黄瓜中的分解酶破坏，根本达不到补充营养的目的。

代表性食品的做法

凉拌黄瓜

原料：嫩黄瓜1条，盐、醋、香油、大蒜适量。

做法：1. 刀放平了，对准黄瓜一拍，再横竖加几刀，切成小块。

2. 把大蒜捣成蒜泥放入拍好的黄瓜中，再加入盐、香油搅拌均匀。

南瓜

南瓜：造血护胃养肝肾

南瓜又称番瓜、倭瓜、饭瓜，很早就传入我国。南瓜的果肉、种子和花均可食用，不但可以充饥，而且还有一定的食疗价值。

营养成分

人体必需营养素（每100克中）

热量:22.00千卡
蛋白质:0.70克
脂肪:0.10克
碳水化合物:4.50克
膳食纤维:0.80克

矿物质（每100克中）

钙:16.00毫克
铁:0.40毫克
磷:24.00毫克
钾:287.00毫克
钠:0.80毫克
铜:0.03毫克
镁:8.00毫克
锌:0.14毫克
硒:0.46微克

维生素（每100克中）

A:148.00微克
B_1:0.03毫克
B_2:0.04毫克
B_6:0.12毫克
C:8.00毫克
E:0.36毫克
K:26.00微克
泛酸:0.50毫克
烟酸:0.40毫克
叶酸:80.00微克
胡萝卜素:0.89毫克

养生功效

南瓜内含维生素和果胶，有吸附性，能起解毒作用；能促进胆汁分泌，加强胃肠蠕动，帮助食物消化；保护胃肠道黏膜，免受粗糙食品刺激，促进溃疡愈合，适宜于胃病患者。

南瓜含有丰富的钴，能活跃人体的新陈代谢，促进造血功能，参与体内维生素B_{12}的合成，对防治糖尿病、降低血糖有特殊的疗效。

南瓜能消除亚硝胺的突变作用，有防癌功效，并能帮助肝、肾功能的恢复，增强肝、肾细胞的再生能力。

含丰富的锌，参与人体内核酸、蛋白质的合成，促进生长发育。

可使大便通畅，肌肤丰美，可减淡面部色素沉着、防治青春痘。

选购

购买老南瓜，以外皮金黄、藤茎枯干、脐眼附近有皱纹的比较好。

切开的南瓜要挑果肉的橘黄颜色深的，表明其胡萝卜素含量多。

最好挑选瓜梗仍在的南瓜，保存期限较长。

如果表面出现黑点，代表内部品质有问题，就不宜购买。

选鲜嫩南瓜时，以水分较多，用指甲能轻易掐入南瓜肉为佳。

储藏

因为南瓜含有不饱和脂肪酸占脂肪酸总量的70%以上，其中主要为亚油酸，所以非常容易保存。完整的南瓜在0～15℃、阴凉干燥环境中可长时间保存不坏。在过去蔬菜紧缺的冬天，人们习惯把南瓜作为重要的维生素来源储藏起来。

南瓜整个放入冰箱里一般也可以存放

一两个月；切开后容易从心部变质，最好用汤匙把内部掏空再用保鲜膜包好，这样放入冰箱冷藏可以存放5～6天。

小贴士

老南瓜含糖量高，存放久了，瓜瓤里易发酵，产生酒精味，吃后会引发头晕、嗜睡、全身乏力，严重时上吐下泻，会危及生命。

南瓜心含有相当于果肉5倍的胡萝卜素，所以尽量要全部加以利用。

南瓜的皮含有丰富的胡萝卜素和维生素，宜连皮一起食用。

南瓜尤其适合肥胖者、糖尿病患者、中老年人食用。

糖尿病患者可把南瓜制成南瓜粉，以便长期少量食用。

患有脚气、黄疸者少食或忌食。

南瓜不宜与富含维C的食物同食。最好不与羊肉、虾同食，与螃蟹、鳝鱼、带鱼同食易中毒；与鹿肉同食可导致死亡。

生活小窍门

南瓜泥敷脚防干裂

南瓜200克放到玻璃碟里用微波炉煮熟，放凉后加入一大勺橄榄油一起捣成泥状。

将南瓜泥均匀搽在脚部，用热毛巾包裹搽了南瓜泥的脚，等热力散发差不多后用热水把脚冲净。这样经常热敷能让脚吸收南瓜的维生素A和C，防治干裂。

代表性食品的做法

南瓜羹

原料：南瓜1个，淡奶、太白粉、枸杞子、盐各适量。

制法：1. 南瓜去皮，蒸熟，将熟南瓜用加工机搅匀。

2. 在搅匀的南瓜里加水、淡奶、盐、糖，下锅烧沸，勾芡，使其成羹状，然后再撒上适量用清水浸泡过的枸杞子。

丝瓜

丝瓜：健脑调经美肌肤

丝瓜又称吊瓜、天罗、绵瓜、蛮瓜、布瓜、天络瓜，原产于南洋，明代引种到我国，成为人们常吃的蔬菜。丝瓜所含各类营养在蔬菜类食物中较高，其药用价值也很高，全面都可入药。

营养成分

人体必需营养素（每100克中）

热量：20.00千卡
蛋白质：1.00克
脂肪：0.20克
碳水化合物：3.60克
膳食纤维：0.60克

矿物质（每100克中）

钙：14.00毫克
铁：0.40毫克
磷：29.00毫克
钾：115.00毫克
钠：2.60毫克
铜：0.06毫克
镁：11.00毫克
锌：0.21毫克
硒：0.86微克

维生素（每100克中）

A：15.00微克
B_1：0.02毫克
B_2：0.04毫克
B_6：0.07毫克
C：5.00毫克
E：0.22毫克
K：12.00微克
泛酸：0.20毫克
烟酸：0.40毫克
叶酸：92.00微克

胡萝卜素:90.00 毫克

养生功效

丝瓜汁具有保持皮肤弹性的特殊功能,能美容去皱、消除斑块,使皮肤洁白、细嫩,是不可多得的美容佳品。

维生素 C 含量较高,可用于抗坏血病及预防各种维生素 C 缺乏症。

维生素 B 含量高,有利于小儿大脑发育及中老年人大脑健康。

含有皂甙类物质,具有一定的强心作用。

丝瓜独有的干扰素诱生剂,可刺激机体产生干扰素,能调理月经不畅,能抗病毒、防癌抗癌。

选购

买丝瓜要选瓜条匀称、瓜身有白色茸毛,顶端带有小黄花的,表示瓜嫩而新鲜。

瓜皮的颜色发暗青、表皮有黑色条纹则为老丝瓜或不新鲜。

新鲜的丝瓜用手捏瓜柄较硬,不新鲜的丝瓜软绵绵的,已经熟过头了。

嫩丝瓜水分比较充足,比个头一样的老丝瓜要重些。

瓜肚大的籽多,钩状瓜难削皮。

储藏

鲜嫩丝瓜不耐储藏,在 8℃ ~10℃ 时,可储藏 9 ~14 天,温度低于 6℃ ~7℃ 会发生冻害;储藏时环境相对湿度应在 95% 以上;为减少水分损失,储藏时可采用保鲜膜或纸类等包装,还会保护丝瓜。

小贴士

体虚内寒、腹泻者不宜多食。

丝瓜不宜生吃,可炒食或煎汤服。

丝瓜汁水丰富,宜现切现做,以免营养成分随汁水流走。

烹煮时尽量保持清淡,油要少用,不宜加酱油和豆瓣酱等口味较重的酱料,以免抢味;用味精或胡椒粉提味,才能显示丝瓜香嫩爽口的特点。

生活小窍门

怎样炒丝瓜不变黑?

在炒丝瓜时,往锅里加点水,炒出来的丝瓜颜色翠绿非常好看。

或在炒之前先用盐腌制片刻,最后出锅时再放盐和鸡精,这样就不会变黑了。

代表性食品的做法

丝瓜木耳汤

原料:丝瓜 30 克,水发木耳 50 克,盐、味精、胡椒粉适量。

做法:1. 将丝瓜刮洗干净,对剖两半切片。

2. 将木耳去蒂,淘洗干净,撕成片状。

3. 锅中加入清水,烧开后,放入丝瓜、盐、胡椒粉。

4. 煮至丝瓜断生时,下木耳略煮片刻,放味精搅匀。

炒丝瓜

原料:嫩丝瓜 300 克,盐、酱油、葱、蒜、虾皮、花生油各适量。

制法:1. 将嫩丝瓜刮去皮,洗净,斜切成片,放入盘中备用;葱、姜切丝,蒜拍碎备用。

2. 炒锅里,倒上油,油热后投入葱、姜、蒜,下入虾皮煸出香味,把丝瓜倒入煸炒。

3. 加盐、酱油煸炒片刻,加入1汤勺开水,翻炒至菜汁干时即可。

冬瓜

冬瓜:生津消肿健身形

冬瓜别名水芝、地芝、濮瓜、东瓜等,一般成熟于夏季,因为瓜熟之际,表面上有一层白粉状的东西,就好像是冬天所结的白霜,故称冬瓜和白瓜;又因形状如枕,又叫枕瓜。

营养成分

人体必需营养素（每100克中）

热量:7.00千卡
蛋白质:0.20克
碳水化合物:1.50克
膳食纤维:0.50克

矿物质（每100克中）

钙:23.00毫克
铁:0.10毫克
磷:7.00毫克
钾:136.00毫克
钠:3.60毫克
铜:0.07毫克
镁:8.00毫克
锌:0.20毫克
硒:0.22微克

维生素（每100克中）

A:13.00微克
B_1:0.01毫克
B_2:0.02毫克
B_6:0.03毫克
C:16.00毫克
E:0.08毫克
K:1.00微克
泛酸:0.21毫克
烟酸:0.30毫克
叶酸:26.00微克
生物素:0.01微克

养生功效

冬瓜性寒味甘,清热生津,避暑除烦,还可使人免生疔疮。

冬瓜含维生素C较多,且钾盐含量高,钠盐含量较低,高血压、肾脏病、浮肿病、孕妇水肿等患者食之,可达到消肿而不伤正气的作用。

冬瓜中所含的丙醇二酸,能有效地抑制糖类转化为脂肪,加之冬瓜本身不含脂肪,热量不高,可以防止人体发胖,且有助于体形健美。

选购

冬瓜呈圆、扁圆或长圆形,大小因品种而不同。冬瓜的品质,除早采的瓜要求鲜嫩以外,一般晚采的瓜则要求发育充分,肉质结实、肉厚、心小。

凡形状端正,表皮绿色、有一层白霜、无斑点和外伤,掐一下皮不软、不腐烂,肉质结实细嫩的冬瓜均为质量好的冬瓜,反之,其质量就差。

如冬瓜肉带纹络,瓜身较轻,是因为水分流失、瓜肉松散,这样的瓜味道很苦,不宜购买。

储藏

冬瓜贮存应放在阴凉、干燥的地方,着地的一面最好用干草铺垫,不要碰掉冬瓜皮上的白霜。这层白霜不但能防止外界微生物的侵害,而且还能减少冬瓜水分的蒸发。

已切开的冬瓜略等片刻,切面上会出现星星点点的黏液,用无毒的保鲜膜贴上,会保存较长时间。

小贴士

冬瓜可煎汤、煨食、做药膳、捣汁饮,或

用生冬瓜外敷。

冬瓜连皮一起煮汤，解热利尿效果更明显。

生活小窍门

巧用冬瓜治病

把鲜冬瓜捣烂绞汁大量饮用，或用鲜冬瓜皮300克加少许食盐，水煎当茶饮，可预防中暑。

把鲜冬瓜捣烂绞汁大量饮服可治因食鱼蟹导致的中毒。

用冬瓜皮250克熬水清洗，可治冻疮。

鲜冬瓜瓤捣烂取汁涂擦，可治酒糟鼻。

代表性食品的做法

冬瓜排骨汤

原料：排骨500克，冬瓜500克，姜片、调味料适量。

做法：1. 排骨洗净，再以开水焯过，去浮沫，洗净备用。

2. 冬瓜去皮，切块。

3. 排骨、冬瓜、姜同时下锅，加清水煮30～40分钟。

4. 加调味料，再焖数分钟即可。

苦瓜

苦瓜：消热降糖抗肿瘤

苦瓜又叫癞瓜、凉瓜、锦荔枝，有特殊的苦味，但它的苦味绝不会传给其他食物，所以又有“君子菜”的雅称。苦瓜的嫩瓜显苦，但老瓜味甜，药、食两用，备受大众的喜爱。

营养成分

人体必需营养素（每100克中）

热量：18.00千卡
蛋白质：1.20克
脂肪：0.10克
碳水化合物：3.00克
膳食纤维：1.50克

矿物质（每100克中）

钙：34.00毫克
铁：0.60毫克
磷：36.00毫克
钾：200.00毫克
钠：1.80毫克
铜：0.06毫克
镁：18.00毫克
锌：0.29毫克
硒：0.36微克

维生素（每100克中）

A：10.00微克
B_1：0.07毫克
B_2：0.04毫克
B_6：0.06毫克
C：125.00毫克
E：0.85毫克
K：341.00微克
泛酸：0.37毫克
烟酸：0.30毫克
叶酸：72.00微克
胡萝卜素：0.06毫克

养生功效

苦瓜甙和苦味素具有良好的降血糖作用，是糖尿病患者的理想食品；它还能增进食欲，健脾开胃，能抑制过度兴奋的体温中枢，起到消暑解热作用；苦瓜还能降脂减肥。

苦瓜含生物碱类物质奎宁，有利尿活血、消炎退热、清心明目、益气壮阳的功效，还有利于人体皮肤新生和伤口愈合，使皮肤变得细嫩健美。

苦瓜含大量维生素C，能提高机体的免疫功能，使免疫细胞具有杀灭癌细胞的作用。

苦瓜汁含有某种蛋白成分，能加强巨

噬细胞的吞噬能力，对淋巴肉瘤和白血病有效。

胰蛋白酶可以抑制癌细胞所分泌的蛋白酶，阻止恶性肿瘤生长。

选购

市场上的苦瓜有大棚种植和农田自然生长的。大棚苦瓜个大，纹理粗，颗粒大，苦味较自然生长的苦瓜稍淡。颗粒愈大愈饱满，表示瓜肉愈厚；颗粒愈小，瓜肉相对较薄。

如果苦瓜出现黄化，就代表已经过熟，果肉柔软不够脆，失去苦瓜的口感。

新苦瓜外形饱满，用手一捏硬实，反之则是陈苦瓜。

储藏

苦瓜最不易保鲜，适宜在10℃～13℃的温度下储藏，常温下只能储存1天，低温会发生冻害，不太适合放入冰箱。

若要放冰箱，最好用纸或保鲜膜包好才可避免伤害，否则会降低保存时限。

成熟度不同的瓜不要放在一起，会互相影响，对保鲜不利。

苦瓜对乙烯相当敏感，避免与容易产生乙烯的果蔬混放。

小贴士

苦瓜性凉，脾胃虚寒者及孕妇不宜食用。

不要一次吃得过多。

在炎热夏季，小儿常会生出痱子，用苦瓜煮水擦洗，有清热止痒祛痱的功效。

苦瓜、鸡蛋同食能保护骨骼、牙齿及血管，使铁质吸收得更好，能治疗胃气痛、眼痛、感冒、伤寒和小儿腹泻呕吐等。

生吃苦瓜能达到瘦身的效果，因为苦瓜里含大量的清脂素。

生活小窍门

怎么做苦瓜不苦？

水焯：苦瓜切块用水煮熟，然后放进冷水中浸泡，这样苦味虽能除尽，却丧失了苦瓜的风味。

水漂：将苦瓜剖开、去籽，切成条，然后再用凉水漂洗，边洗边用手轻轻捏，洗一会儿后换水再洗，如此反复漂洗三四次，苦汁就随水流失，这样处理好的苦瓜炒熟后，味道鲜美，微带苦味。

盐渍：将切好的瓜片撒上盐腌渍一会儿，然后炒食，既可减轻苦味，而且苦瓜的风味犹存。

酸泡：在苦瓜下面铺上一层冰块，然后倒上柠檬味碳酸饮料浸泡一段时间，也可以减轻苦味。

混炒：把苦瓜和辣椒炒在一起，可减轻苦味。

代表性食品的做法

清炒苦瓜

材料：苦瓜1根，小葱、盐、味精、香油适量。

做法：1. 将苦瓜洗净，斜切成片。

2. 小葱切成段，入锅内爆香，下入苦瓜，迅速翻炒。

3. 加入盐、味精翻炒苦瓜至熟，淋上少量香油。

7. 食用菌

香菇

香菇：降压防癌防佝偻

香菇又称香菌、香蕈、冬菰、厚菇、花菇、冬菇等，由于它含有一种特有的香味，味道鲜美，营养丰富，位列草菇、平菇之上，被视为“菇中之王”，而且素有“植物皇后”之誉，为“山珍”之一。

营养成分

人体必需营养素（每100克中）

热量:211.00千卡

蛋白质:20.00克

脂肪:1.20克

碳水化合物:30.10克

膳食纤维:31.60克

矿物质（每100克中）

钙:83.00毫克

铁:10.50毫克

磷:258.00毫克

钾:1960.00毫克

钠:11.20毫克

铜:0.45毫克

镁:104.00毫克

锌:8.57毫克

硒:6.42微克

维生素（每100克中）

A:3.00微克

B_1:0.19毫克

B_2:0.26毫克

B_6:0.45毫克

B_{12}:1.70微克

C:5.00毫克

D:17.00微克

E:0.66毫克

泛酸:16.80毫克

烟酸:7.93毫克

叶酸:240.00微克

胡萝卜素:20.00毫克

养生功效

香菇中含有嘌呤、胆碱、酪氨酸、氧化酶以及某些核酸物质，能起到降血压、降胆固醇、降血脂的作用，可预防动脉硬化、肝硬化等疾病。香菇汁完全可以代替降压剂，而且没有副作用。

香菇中所含的核糖核酸进入人体后，会产生具有抗癌作用的干扰素，抑制肿瘤细胞的生长。

香菇含大量可转变为维生素D的麦角甾醇和菌甾醇，能促进体内钙的吸收，可预防人体各种黏膜及皮肤炎症，预防婴儿佝偻病。还能补脾益气，提高机体免疫功能，增强抗病能力，延缓衰老，预防感冒等疾病。

选购

市场上香菇多以干品为主，鲜香菇较少。

鲜香菇的品质主要从大小、形状、菌帽的厚度、色泽、香气、有无虫害等方面鉴别。用水润湿伞盖，发黑的或过干的、用手一捣就破碎的，品质不好。长得特别大的鲜香菇不要选，因为它们多是用激素催肥的，大量食用会对人体造成不良影响。

干香菇从以下几方面鉴别。

1. 当年的叫新菇，隔年的叫陈货，新菇有香味，陈货没有。

2. 菌褶、菌帽形状整齐，肉厚，没有缺陷。

3. 在香菇背面条纹颜色为黄白的是新菇，颜色紫红的是陈货。

储藏

新鲜香菇保存方法其实也很简单。将新鲜的香菇放入保鲜袋，挤去空气，放进冷冻室冷冻一夜。第二天，把香菇拿出来，用纸片吸掉香菇表面的水分之后，装进另一个干净的保鲜袋，重新放入冰箱保存。这样处理之后，新鲜香菇就变成可以直接烹饪的冻干香菇了。或将鲜蘑菇根部的杂物除净，放入盐水中浸泡10～15分钟，捞出后沥干水分，装入塑料袋中，可保鲜3～5天。

干香菇需在干燥、低温、密封、避光环境下单独保存，贮存容器内放入适量的块状石灰或干木炭等吸湿剂，以防反潮。

用水泡发过的香菇要放在冰箱里冷藏才不会损失营养。

小贴士

干香菇忌用热水浸泡和久泡。

泡发香菇的水溶入了很多营养物质，最好不要倒掉。

如果香菇比较干净，只要用清水冲净即可，不要过度清洗，这样可以保存香菇的鲜味。

如果在浸泡香菇的温水中加入少许白糖，香菇烹调后的味道更鲜美。

脾胃寒湿气滞、皮肤瘙痒病患者、麻疹牛痘恢复期忌食。

生活小窍门

怎样洗净香菇上的泥沙？

香菇放入盆中，加入适量清水。用手在水中朝一个方向旋搅，这时香菇表面及菌褶部的泥沙会随着旋搅而落下来，反复旋搅几次，就能彻底把泥沙洗净，还能保持完好的外观。

不能用手抓洗，也不能朝相反的方向来回旋搅，否则，沙粒不仅落不下来，反而被粘到肉质中或卷到菌褶中。

代表性食品的做法

香菇麦米粥

原料：香菇60克，猪瘦肉50克，小麦、香油、味精、精盐、葱末各适量。

做法：将香菇、猪瘦肉洗净，切块，放入小麦粥中煮熟，加精盐、味精、香油、葱末调味。

香菇鲜汤

原料：水发香菇250克，鲜汤、酱油、精盐、味精、香油各适量。

做法：1. 将水发香菇洗净，去蒂，挤干水，放入碗中，加鲜汤。

2. 上笼蒸透后取出。

3. 锅里放入蒸透的香菇和汤汁，加酱油、精盐、味精，待汤汁浓稠时，淋入香油。

金针菇

金针菇：健脑益智抗肿瘤

金针菇又名金菇、毛柄金钱菌。其菌盖小巧细腻，形似金针，呈黄褐色或淡黄色，故名金针菇；还有一种色泽白嫩的，叫银针菇。金针菇以其菌盖滑嫩、柄脆、营养丰富、味美适口而著称，是拌凉菜和火锅食品的原料之一。金针菇含有人体必需氨基酸成分较全，尤其是赖氨酸和精氨酸的含量特别高，有益于儿童脑细胞的发育，因此国外称其为"增智菇"。

营养成分

人体必需营养素（每100克中）

热量:22.00千卡
蛋白质:17.80克
脂肪:1.30克
碳水化合物:32.30克
膳食纤维:2.70克

矿物质（每100克中）

钙:12.00毫克
铁:1.40毫克
磷:97.00毫克
钾:360.00毫克
钠:4.30毫克
铜:0.14毫克
镁:17.00毫克
锌:0.39毫克
硒:0.28微克

维生素（每100克中）

A:5.00微克
B_1:0.24毫克
B_2:0.17毫克
B_6:0.12毫克
C:2.00毫克
D:1.00微克
E:1.14毫克
泛酸:75.00毫克
烟酸:4.10毫克
叶酸:1.40微克
胡萝卜素:0.03毫克

养生功效

金针菇含有人体必需氨基酸成分较全，且含锌量比较高，对增强智力尤其是对儿童的身高和智力发育有良好的作用。

能有效地促进体内新陈代谢，有利于食物中各种营养素的吸收和利用。

金针菇还含有一种朴针菇素的物质，有增强机体对癌细胞的抗御能力。

选购

市场上的金针菇有黄白两个品种，白色体形较小，更加脆嫩。

以未开伞、鲜嫩，菌柄为15厘米左右，均匀整齐，破损较少，无霉烂，无虫蛀，茎部少黏质为佳。

好的金针菇颜色应该是淡黄至黄褐色，菌盖中央较边缘稍深，菌柄上浅下深；色泽白嫩的应该是乳白色。颜色特别均匀、鲜亮，没有清香而有异味的，可能是经过熏、漂、染或用添加剂处理过，不可选购。

含水量适中，没有人为地加水或是在水中浸泡过，表现在菇体弹性好，手感不黏、不湿，菇体洁净，不带泥沙杂质等。

储藏

金针菇直接放进冰箱里会继续生长，然后变老，像草一样难吃。

将鲜蘑菇根部的杂物除净，放入1%左右的盐水中浸泡10～15分钟，捞出后沥干水分，装入塑料袋中，可保鲜3～5天。或用开水焯一下，然后分成每次的用量用保鲜膜包好，放到冰箱里。

小贴士

金针菇性寒，脾胃虚寒者不宜吃得太多，患有关节炎、红斑狼疮的患者也要慎食，以免加重病情。

金针菇宜熟食，不宜生吃。

生活小窍门

避免新鲜金针菇中毒

新鲜的金针菇中含有秋水仙碱，人食用后，容易因氧化而产生有毒的二秋水仙碱，它对胃肠黏膜和呼吸道黏膜有强烈的刺激作用，大量食用会出现中毒症状。

秋水仙碱很怕热，大火煮10分钟左右就能被破坏。在食用前最好在冷水中泡1～2小时，也能让一部分秋水仙碱溶解在水里。从超市买回来的干金针菇或金针菇罐头，其中的秋水仙碱已被破坏，可以放心食用。

代表性食品的做法

珍珠白玉汤

原料：鲜白、黄金针菇各100克，豆腐150克，白菜嫩帮120克，鸡汤150克，盐、料酒、姜、葱、香油、味精各适量。

做法：1. 将菇洗净，菇盖与柄切开；豆腐切成小块；白菜帮洗净，切成小块备用。

2. 锅里加入鸡汤，放入豆腐、盐、料酒、姜、葱。汤烧沸至豆腐入味，加入白菜嫩帮、切好的菇、胡椒粉，汤再沸，淋香油，放味精。

银耳

银耳：美容润肤抗肿瘤

银耳，又称白木耳、白耳子、雪耳等，是珍贵的食用真菌。因其有一定的药用价值，是名贵的营养滋补佳品，与人参、鹿茸同誉，被人们称为“菌中明珠”“延年益寿之品”。

营养成分

人体必需营养素（每100克中）

热量：200.00千卡
蛋白质：10.00克
脂肪：1.70克
碳水化合物：36.20克
膳食纤维：33.70克

矿物质（每100克中）

钙：62.00毫克
铁：2.60毫克
磷：369.00毫克
钾：987.00毫克
钠：78.60毫克
铜：0.06毫克
镁：54.00毫克
锌：4.11毫克
硒：2.95微克

维生素（每100克中）

A：18.00微克
B_1：0.05毫克
B_2：0.25毫克
B_6：0.10毫克
D：2.00微克
E：1.26毫克
泛酸：1.37毫克
烟酸：5.30毫克
叶酸：76.00微克
胡萝卜素：0.11毫克

养生功效

银耳富含天然植物性胶质，可以润肤，并有祛除脸部黄褐斑、雀斑的功效。

富含维生素D，能防止钙的流失，对生长发育十分有益。

因其膳食纤维可助胃肠蠕动，减少脂肪吸收，也可当做减肥食品。

富含硒等微量元素，能增强机体抗肿瘤的能力，增强肿瘤患者对放疗、化疗的耐受力。

选购

干银耳呈不规则的块片状，由众多细小屈曲的条片组成，外表黄白色或黄褐色，微有光泽，质硬而脆，有特殊香味。

质量好的银耳应干燥，无潮湿感。

银耳受潮会发霉变质，如能闻出酸味或其他气味，则为劣质银耳。

质量好的银耳，耳花大而松散，耳肉肥厚，蒂头无黑斑或杂质，朵形较圆整。

如尝有辣味，则为劣质银耳。

袋装的银耳，大都比较白，而且一个袋子里的银耳几乎都是一个颜色，没什么色差。而特级的银耳，因为没有经过人工处理，所以颜色很不均匀，有米黄色，有白色，有黄棕色。

银耳花朵黄色过深，可能是下雨时或受潮后烘干的，而特别白的银耳可能是使用硫磺熏白的，要注意选择。

储藏

要放在通风、透气、干燥、凉爽的地方，避免阳光长时间的照射。

同一些气味较重的原料分开保存，避免相互串味。

由于银耳和黑木耳质地较脆，应减少翻动，轻拿轻放，不要压重物。

小贴士

宜用开水泡发，泡发后应去掉未发开的部分，特别是那些呈淡黄色的东西。

冰糖银耳含糖量高，睡前不宜食用，以免血黏度增高。

能清肺热，故外感风寒者忌用。

食用变质银耳会发生中毒反应，严重者会有生命危险。

生活小窍门

银耳制作去皱眼霜

1. 把用热水泡好的银耳用手撕碎，放入锅中，加适量清水。

2. 开小火煮到水基本干时为止。边煮边把银耳捣烂成羹状。

3. 关火，自然凉透。

4. 倒入蜂蜜一同搅拌均匀。

将做好的银耳眼霜涂抹于眼部，可以去除眼部的皱纹或黑眼圈。

代表性食品的做法

银耳冬瓜汤

原料：银耳30克，冬瓜250克，细盐2克，味精1克，鲜汤500克，黄酒5克，花生油5克。

做法：1. 将银耳洗净，泡发待用。

2. 冬瓜去皮、子，切成宽2.5厘米、厚1厘米的瓜片，洗净待用。

3. 将锅烧热，放生油10克，将冬瓜倒入煸炒变色后，加汤、盐，烧至冬瓜快烂时，加银耳、味精，略煮后即可起锅，加黄酒，装碗即成。

黑木耳

黑木耳：养颜清胃防贫血

黑木耳因其形似人的耳朵，故名木耳，又叫云耳、桑耳、树鸡、木蛾、耳子。黑木耳味道鲜美，营养丰富，其营养价值可与动物性食物相媲美，有“素中之荤”的美称。干燥的黑木耳，是中药材之一，从降低外伤引起的疼痛到内部的心血管疾病预防，都可利用到它，人称“养生万灵丹”。

营养成分

人体必需营养素（每100克中）

热量:205.00千卡
蛋白质:12.40克
脂肪:1.20克
碳水化合物:36.20克
膳食纤维:33.40克

矿物质（每100克中）

钙:295.00毫克
铁:11.90毫克
磷:292.00毫克
钾:773.00毫克
钠:7.10毫克
铜:0.32毫克
镁:152.00毫克
锌:1.66毫克
硒:3.72微克

维生素（每100克中）

A:17.00微克
B_1:0.17毫克
B_2:0.44毫克
B_6:0.10毫克
B_{12}:4.00微克
C:5.00毫克
D:440.00微克
E:11.34毫克
K:320.00微克
泛酸:1.14毫克
烟酸:2.50毫克
叶酸:87.00微克

养生功效

黑木耳含铁丰富，能养血驻颜，令人肌肤红润，容光焕发，并可防治缺铁性贫血。

所含维生素能减少血液凝块，有防治动脉粥样硬化和冠心病的作用。

木耳中胶质有清胃涤肠的作用，是矿山工人、纺织工人的重要保健食品。对胆结石、肾结石等内源性异物也有比较显著的化解功能。

含有抗肿瘤活性的多糖物质，能增强机体免疫力，可防癌抗癌。

选购

一般市场上出售的黑木耳都是干木耳，质量差别较大，购买时要认真挑选。

1. 凡朵大适度，耳瓣略展，朵面乌黑但无光泽，朵背略呈灰白色的为上品；朵稍小或大小适度，耳瓣略卷，朵面黑但无光泽的属中等；朵形小而碎，耳瓣卷而粗厚或有僵块，朵灰色或褐色的最次。

2. 取小量样品，手捏易碎，说明含水量少。放开后朵片能很好伸展，有弹性，说明含水量多。

3. 纯净的黑木耳口感纯正无异味，有清香气，反之多为变质或掺假品。常见掺假品用明矾水、碱水浸泡或用食糖水拌匀，可用口尝有无涩味、碱味、甜味加以鉴别。

4. 水泡前质轻，水泡后涨发性大的属优质；体稍重，涨发性一般的为中等；体重，水泡涨发性差的为劣质。

储藏

首先要放在通风、透气、干燥、凉爽的地方，避免阳光长时间照晒。

同一些气味较重的原料分开保存，避免相互串味。

由于黑木耳质地较脆，应减少翻动，轻拿轻放，不要压重物。

鲜黑木耳易腐烂，应该装入密封袋，放入冰箱冷冻室保存。

小贴士

干木耳烹调前宜用温水泡发，泡发后仍然紧缩在一起的部分不宜食用。

鲜木耳含有毒素较多，最好不要食用。

黑木耳较难消化，有一定的滑肠作用，故脾虚消化不良或大便稀者忌用。

黑木耳会损害肾精，不可多食，特别是孕妇、儿童应控制数量。

黑木耳具有可抑制血小板聚集的作用，因此在手术前后、有出血性疾病的人、孕妇、女性月经期间应忌食或少食。

对真菌过敏反应者忌食。

忌与马肉、田螺、野鸡、野鸭、麦冬同食。

黑木耳焙干研末与白砂糖和匀外敷，治诸疮溃烂，不结痂。

生活小窍门

怎样清洗泡发黑木耳？

木耳营养丰富，但如泡发不当，则会又硬又小，既不出数，又不可口。

如果用烧开的米汤浸泡，泡发的木耳肥大，松软，味道鲜美。

在温水中放入木耳，然后再放入盐，浸泡半小时可以让木耳快速变软。

温水中放入木耳，然后再加入2勺淀粉，朝同一方向进行搅拌，可以去除木耳细小的杂质和残留的沙粒。

代表性食品的做法

木耳粥

原料：黑木耳5克，大枣5枚，粳米100克，冰糖适量。

做法：1. 将粳米淘洗干净，大枣洗净，一同放入锅内，加水适量同煮。

2. 黑木耳放温水中泡发，去蒂，除去杂质，撕成瓣状。

3. 锅烧开后加入黑木耳，移至文火上熬至黏稠。

4. 加入冰糖煮开即成。

红枣木耳汤

原料：红枣15枚，木耳10克，白糖。

做法：1. 将木耳用水发好，撕成小块，红枣洗净，去核。

2. 将红枣、木耳、白糖同放沙锅中，注入适量清水，煮至红枣、木耳熟。

8. 豆荚类

四季豆

四季豆：健胃化湿抗肿瘤

四季豆又叫菜豆、芸豆、玉豆、豆角等，原产美洲的墨西哥和阿根廷，无论单独清炒还是和肉类同炖，或是凉拌，都很好吃。

营养成分

人体必需营养素（每100克中）

热量:28.00千卡

蛋白质:2.00克

脂肪:0.40克

碳水化合物:5.70克

膳食纤维:1.50克

矿物质（每100克中）

钙:42.00毫克

铁:1.50毫克

磷:51.00毫克

钾:123.00毫克

钠:8.60毫克

铜:0.11毫克

镁:27.00毫克

锌:0.23毫克

锰:0.18毫克

硒:0.43微克

维生素（每100克中）

A:35.00微克

B_1:0.04毫克

B_2:0.07毫克

E:1.24毫克

烟酸:0.40毫克

胡萝卜素:210.00毫克

养生功效

富含蛋白质和多种氨基酸，常食可健脾胃，增进食欲。有调和脏腑、安养精神、消暑化湿和利水消肿的功效。可防治急性肠胃炎、呕吐腹泻。

多种有效成分可激活肿瘤病人淋巴细胞，产生免疫抗体，对癌细胞有非常特异的伤害与抑制作用。

选购

四季豆以颜色青绿，豆荚均匀饱满，表皮光洁、无锈斑、虫眼，折之易断，无老筋，鲜嫩清香者为佳。

有裂口、皮皱的、表皮有虫眼的豆角则不宜购买。

储藏

四季豆因其呼吸作用较强，容易变老，不可久放。

尽量小心，减少豆荚损伤，否则容易发霉。

直接放在保鲜袋中冷藏就能保存5～7天。

将四季豆洗净，用盐水焯烫后沥干，再放入冰箱中冷冻，保存时间更长。

小贴士

适宜癌症、急性肠胃炎、食欲不振者食用，特别适于妇女白带多、皮肤瘙痒、急性肠炎者食用。

腹胀者不宜食用。

烹调前应将豆筋择去，否则既影响口感，也不易消化。

烹煮时间宜长不宜短，要保证熟透，切不可一味追求菜豆的脆、绿而不烧熟煮透。四季豆含有大量的皂甙和血球凝集素，若没有熟透，则会发生中毒。判断方法是豆角由支挺变为蔫弱，颜色由鲜绿色变为暗绿色，吃起来没有豆腥味。

生活小窍门

热水法减少农药残留

将四季豆表面污物洗净，然后放入沸水中，两三分钟后捞出，再用清水洗一两遍，即可去除大部分农药残留。这种清洗法也适用于芹菜、菠菜、菜花等蔬菜。

代表性食品的做法

干煸四季豆

原料：四季豆300克，虾皮25克，姜10克，榨菜15克，盐、糖、麻油、味精、黄酒、油适量。

做法：1. 四季豆择洗净，沥干水分；虾皮用水泡软，切末；姜、榨菜剁成末。

2. 锅中油烧热，用大火炸四季豆，炸至外皮微皱即捞出。

3. 留少量油，放入虾皮、榨菜末、姜末，炒干。

4. 加入四季豆与其他调味料，待炒拌入味后即可。

四季豆炖土豆

原料：四季豆300克，土豆500克，五花肉200克，花椒、姜、葱、蒜、酱油、油、盐、鸡精适量。

做法：1. 四季豆择好洗净，放入锅中，加入少量水，盖上盖子大火焖5分钟，然后倒出备用。

2. 土豆切成滚刀块，五花肉切片，姜、葱、蒜切末备用。

3. 锅中倒油烧热，放入姜、花椒、葱、蒜爆香，然后放入五花肉片，翻炒均匀。

4. 加入四季豆、土豆、适量酱油翻炒，再加适量水，开锅后小火慢炖。

5. 土豆和四季豆彻底炖熟以后，加入盐、鸡精调味。

豇豆

豇豆：补肾健胃抗衰老

豇豆又名饭豆、长豆、角豆、带豆、豆角、裙带豆，起源于非洲，传到印度后形成了短荚豇豆种，在东南亚或中国形成了长豇豆亚种。豇豆营养丰富，以嫩荚炒食为主，也可凉拌、腌泡、速冻等，李时珍称“此豆可菜、可果、可谷，备用最好，乃豆中之上品”。

营养成分

人体必需营养素（每100克中）

热量:29.00千卡

蛋白质:2.90克

脂肪:0.30克

碳水化合物:3.60克

膳食纤维:2.30克

矿物质（每100克中）

钙:27.00毫克

铁:0.50毫克

磷:63.00毫克

钾:200.00毫克

钠:2.20毫克

铜:0.14毫克

镁:31.00毫克

锌:0.54毫克

锰:0.37毫克

硒:0.74微克

维生素（每 100 克中）

A:42.00 微克

B_1:0.07 毫克

B_2:0.09 毫克

B_6:0.24 毫克

C:9.00 毫克

E:4.39 毫克

K:14.00 微克

泛酸:1.30 毫克

烟酸:1.40 毫克

叶酸:20.80 微克

胡萝卜素:0.25 毫克

养生功效

豇豆中含胱氨酸较多，能抗衰老，保护人体免受有害重金属的影响，免受烟酒所产生的有害自由基的不良影响，常用于保护人体免受 X 光和核辐射的伤害。对于身处高污染，经常抽烟喝酒，从事照相、放射线、CT 和核磁操作的工作人员，近期要做放射线、CT 和核磁检查的病人，膳食中一定要多吃一些豇豆，来增强防护。

含丰富的维生素 C 和叶酸，能促进抗体的合成，提高机体抗病毒的能力，对于怀孕初期的孕妇，风寒感冒，治疗效果胜过药物；还可防止胎儿发育缺陷、畸形。

含有抗氧化元素，不但能预防癌症和心脏病，还可以防止更年期前后钙质的流失，预防骨质疏松症。

所含磷脂、烟酸有促进胰岛素分泌、增加糖代谢的作用，降低胆固醇，可以防治糖尿病和心血管疾病。

膳食纤维可促进肠蠕动，有通便、排毒，防止便秘的功效，可降低结肠癌、直肠癌的发病率。

含铁和锌元素较多，对于缺铁性贫血、经期和怀孕妇女、锌缺乏症是良好的食补来源。

选购

豇豆选购以豆荚鲜嫩、肉厚、质地硬，表皮有光泽，饱满，不显籽粒，无虫蛀的为好；若荚、籽分离，壳松软，则表示豇豆已老化。

储藏

把新鲜的豇豆角洗净，放入含有 2% ~ 4% 的食盐、0.05% ~ 0.1% 的食用碱的热开水中浸烫，然后捞出在通风背阴处晾干或烘干，拌入食用防腐剂，装入小食品袋并密封，在 0℃ 以下进行 3 天以上的低温处理，即可在常温下的阴凉干燥环境中存放 3 ~ 5 个月。

若低温处理的时间能跨过夏季高温季节，则袋装豇豆角可存放到第二年新鲜豇豆角上市。

小贴士

饭豇豆作为粮食，与粳米一起煮粥最适宜。

豇豆多食则性滞，故气滞者应慎食豇豆。

长豇豆不宜烹调时间过长，以免造成营养损失。

生活小窍门

怎么烹制豇豆能保持爽脆？

豇豆洗净，在开水中焯一下后立即泡入冰水中，捞起后撕除老茎再存入冰箱 1 - 2 小时，最后拿出来再切段烹饪，口感会特别爽脆。

代表性食品的做法

炒豇豆

原料：嫩豇豆 200 克，红辣椒 2 个，猪肉 200 克，盐、料酒、鸡精、生抽、高汤、淀粉、葱、姜、蒜、食用油适量。

做法:1. 猪肉切成细末;将豇豆择洗净切成段;红辣椒去蒂去籽洗净切成丁;葱、姜、蒜洗净切成末。

2. 锅内放油烧热后倒入葱姜蒜末煸炒,炒出香味时,倒入猪肉末、料酒炒匀,加入豇豆、红辣椒、生抽、鸡精、高汤、淀粉勾薄芡即可。

凉拌豇豆

原料:嫩豇豆500克,胡萝卜、红椒各20克,料酒、味精、精盐、花椒油、姜汁各适量。

做法:1. 将豇豆去蒂、筋后洗净沥干,切成段。

2. 胡萝卜、红椒洗净后切丝备用。

3. 汤锅放入清水,烧开后放入豇豆,焯透后捞出沥去水分。

4. 趁热放入姜汁、料酒、味精、精盐、花椒油等调味料,再将红椒、胡萝卜丝放入拌匀后晾凉。

豌豆

豌豆:抗菌防癌养容颜

豌豆别名回回豆、雪豆、寒豆、麦豆、毕豆、留豆。由于其营养价值高,风味鲜美,并具有延缓衰老、美容保健功能,很受欢迎。

营养成分

人体必需营养素

(每100克中)

热量:27.00千卡

蛋白质:2.50克

脂肪:0.30克

碳水化合物:4.90克

膳食纤维:1.40克

矿物质(每100克中)

钙:51.00毫克

铁:0.90毫克

磷:19.00毫克

钾:116.00毫克

钠:8.80毫克

铜:0.06毫克

镁:16.00毫克

锌:0.50毫克

硒:0.42微克

维生素(每100克中)

A:80.00微克

B_1:0.09毫克

B_2:0.04毫克

C:16.00毫克

E:0.30毫克

叶酸:0.70微克

胡萝卜素:0.48毫克

养生功效

富含维生素C和能分解体内亚硝胺的酶,具有抗癌防癌的作用。

所含的赤霉素和植物凝素等物质,具有抗菌消炎、增强新陈代谢的功能。

富含人体所需的各种营养物质,可以提高机体的抗病能力和康复能力。

含有较为丰富的膳食纤维,可以防止便秘,有清肠、排毒、养颜作用。

选购

豌豆可食茎叶,俗称豌豆苗(尖);可食嫩荚,也可食用籽实。

选豆荚青绿鲜嫩,不萎缩,没斑点,手抓会有响声的为好。豆粒越饱满的越甜。

储藏

豌豆苗茎叶柔嫩,水分含量高,需密封保存。

小贴士

豌豆适合与富含氨基酸的食物一起烹调,可以明显提高豌豆的营养价值。

豌豆苗颜色嫩绿,具有豌豆的清香味,最宜用于汤肴。

豌豆必须完全煮熟后才可以食用,否则可能发生中毒。

豌豆磨成豌豆粉是制作糕点、豆馅、粉丝、凉粉、面条等风味小吃的原料。许多优质粉丝是用豌豆淀粉制成的,在加工时往往会加入明矾,经常大量食用会使体内的铝增加,影响健康。

豌豆粒多食会发生腹胀,故不宜长期大量食用。

豌豆苗和猪肉同食,对预防糖尿病有较好的作用。

生活小窍门

豌豆荚保持脆、绿的处理

将摘除蒂和筋的豌豆荚放入滚水中焯至变色,捞出后立即放入加冰冷水中浸泡,便可保持色泽翠绿,味道脆嫩。

代表性食品的做法

清炒豌豆荚

原料:豌豆荚,味精、盐、葱、姜、蒜、色拉油适量。

做法:1. 葱、姜、蒜切末。

2. 豌豆荚去蒂和筋,洗净。

3. 炒锅内放油加热,下姜、葱、蒜,炒出香味。

4. 下豌豆荚,烹调料,炒匀至熟。

刀豆

刀豆:镇静活血抗癌变

刀豆又名大刀豆、关刀豆、挟剑豆、刀巴豆、刀培豆、洋刀豆,嫩荚似刀,可供食用,成熟种子或壳可入药。刀豆嫩荚可炒食或腌渍,干豆粒可煮食,有活血、补肾、散淤的功效。

营养成分

人体必需营养素(每100克中)

热量:36千卡

蛋白质:3.1克

脂肪:3克

碳水化合物:7克

膳食纤维:1.8克

矿物质(每100克中)

钙:49毫克

磷:57毫克

钾:209毫克

钠:8.5毫克

镁:29毫克

铁:4.6毫克

锌:0.84毫克

硒:0.88微克

铜:0.09毫克

锰:0.45毫克

维生素(每100克中)

A:37微克

C:15毫克

E:0.4毫克

胡萝卜素:220微克

硫胺素:0.05毫克

核黄素:0.07毫克

烟酸:1毫克

养生功效

所含微量元素钼、锌等,具有维持人体正常代谢的作用,可促进人体内多种酶的活性,从而增强免疫力,提高人的抗病能力。

含有刀豆赤霉素、刀豆氨酸、刀豆血球

凝集素等，能刺激淋巴细胞转变成淋巴母细胞，不仅可解除或缓解肝昏迷病人的症状，还具有抗癌功能。

刀豆对人体镇静也有很好的作用，可以增强大脑皮质的抑制过程，使神志清醒，精力充沛。

还具有活血、补肾、散淤、利肠胃、止呃逆的功效，对风湿腰痛、小儿疝气有一定疗效。

选购

刀豆荚长至 15～40 厘米，宽 2～5 厘米，分为洋刀豆和大刀豆两种。色正，有光泽，无茸毛，鲜嫩饱满，肉质肥厚，粒不显露、不老化者为优。

选购时注意选荚皮尚未纤维化，未变硬，无腐烂，无冻害，无虫蛀和机械伤的。

储藏

刀豆喜温暖，不耐寒，怕冷畏霜，对土壤适应性强，北方生长期短，不能形成种子。

刀豆不耐贮藏，适宜在 10℃左右、相对湿度 85%～90% 条件下短贮，温度低于 5℃～7℃易受冻害。应放在通风阴凉处，防蛀、防晒、防潮。

小贴士

刀豆嫩荚质地脆嫩，肉厚鲜美可口，清香淡雅，可单做鲜菜炒食，也可腌制酱菜或泡菜，与猪肉、鸡肉煮食尤其美味。

食用刀豆时，必须注意火候，如火候不够，吃了有豆腥味和生硬感，会引起食物中毒，故一定要炒熟煮透，但要保持碧绿，不能煮成黄色。

不适宜胃热患者。

生活小窍门

巧用刀豆治病

用鲜刀豆荚 20 克，鸡蛋 1 只，黄酒适量，加水煎服，可治颈部淋巴结核初起。

将刀豆子研末，每服 5 克，开水送服，可治小儿疝气。

鲜刀豆荚，放饭上蒸熟后蘸食白糖，治久痢。

代表性食品的做法

刀豆炖猪腰

原料：猪腰子 90 克，刀豆（干籽）20 克，黄酒、盐、姜、胡椒粉、猪油各适量。

做法：1. 猪腰子剖开洗净，切去白色肾盂，用清水洗净，下沸水锅中焯一下，切片。

2. 将刀豆洗净，姜洗净切片。

3. 锅烧热，加入猪油烧热，加入姜片、猪腰片煸炒片刻，再加盐、料酒、胡椒、肉汤、刀豆，文火炖至刀豆熟透。

姜汁刀豆

原料：刀豆 500 克，姜、盐、麻油、生抽和醋。

做法：1. 刀豆洗净，去筋，切成细丝；姜去皮洗净、切碎。

2. 刀豆用开水烫熟，捞起沥干水。

3. 姜末倒入热油锅，再加入少许盐、麻油、生抽和醋一起煸炒爆香。

4. 把焯过的刀豆倒入，一起炒匀，加入适量水，焖几分钟即可。

三 肉类

肉类是指陆生动物性食品，是动物性蛋白质的主要来源，蛋白质中氨基酸充足且比例合理，易为人体利用，与豆类、谷类等植物性蛋白质混合食用，可互相补充，提高营养价值。肉类蛋白质是青少年生长发育不可缺少的物质，可增强记忆，补充体力消耗，优质蛋白还可延缓衰老。

猪肉

猪肉：强身健体防贫血

猪又名豕、豚。因饲养简易，又具有骨细筋少肉多的特点，为日常食用肉。猪肉含有较多的肌间脂肪，经过烹调加工后肉味特别鲜美。

营养成分

人体必需营养素（每100克中）

热量:331.00千卡

蛋白质:14.60克

脂肪:30.80克

碳水化合物:1.10克

矿物质（每100克中）

钙:11.00毫克

铁:2.40毫克

磷:130.00毫克

钾:162.00毫克

钠:57.50毫克

铜:0.13毫克

镁:12.00毫克

锌:0.84毫克

硒:2.94微克

维生素（每100克中）

A:16.00微克

B_1:0.26毫克

B_2:0.11毫克

B_6:0.37毫克

B_{12}:0.30微克

C:1.00毫克

D:230.00微克

E:0.95毫克

烟酸:6.90毫克

叶酸:1.00微克

生物素:8.00微克

养生功效

有补中益气、生津液、润肠胃、强身健体的功效，适宜阴虚不足和营养不良的人食用。

可以促进维生素的吸收和利用，获得丰富的卵磷脂和胆固醇，促进青少年的发育，使人精力充沛，不易疲劳，增强抵抗疾病的能力。

可提供血红素铁（有机铁）和促进铁吸收的半胱氨酸，能改善缺铁性贫血。有滋阴润燥、丰肌泽肤的作用。

选购

新鲜猪肉有光泽，呈淡红色，稍湿润，肉汁透明，肉质紧密，富有弹性，还有一种特殊的鲜味，没有酸气和腐臭气。

注水猪肉弹性差，用手指一压，指印很难或缓慢地消掉，且指间无黏性感，其肉色呈白色。

瘟猪肉的瘦肉中有黄豆大小、半透明状的小水泡，泡内有米粒样疙瘩，肌肉无弹性，肤上有出血斑点，肉色暗红无光泽，脂肪呈粉色或黄色。

毒死或死因不明的猪肉一般放血不彻底，外观呈暗红色，肌肉间毛细血管中有紫色淤血，食用后可能引起食物中毒，或引起人畜共患疾病。

老母猪肉用手捏时，像带有砂粒；毛孔深而大；皮厚呈黄色、脂肪组织干涩且黄，并与肌肉分离；瘦肉呈污红色，条纹粗糙；排骨骨头粗，弯曲较大。

喂过“瘦肉精”的猪肉皮薄，在皮下就是瘦肉或仅有少量脂肪，瘦肉外观鲜红，纤维疏松，时有少量水分渗出，而正常的瘦猪肉是淡红色，肉质弹性好，没有“出汗”现象。

储藏

猪肉变质速度比牛肉快3倍，在常温下存放过久，会受到微生物的污染而产生各种变化，以致腐败，保存时应特别注意。

将肉切成片，置冷冻室冻硬，再用塑料薄膜将肉片逐层包裹起来，置冷冻室贮存，可1个月不变质。

将肉切成肉片，在锅内加油煸炒至肉片转色，盛出，凉后放进冰箱冷藏。

将肉切块，挂在通风处，自然风干（只适于冬季）。

利用烘烤方法，除去肉中水分，使含水量降到20%以下，可以较长时间贮存。

在肉品中加入食盐进行腌制，可以降低肉中的水分活性，从而抑制微生物生长。

用放射线照射，可以杀死表面和内部的细菌，达到长期保存的目的。

小贴士

猪肉应煮熟，因为猪肉中有时会有寄生虫，如果生吃或调理不完全时，可能会在肝脏或脑部寄生有钩绦虫。

猪肉经长时间炖煮后，脂肪会减少30%～50%，不饱和脂肪酸增加，而胆固醇含量大大降低。

高温烹炒猪肉时所散发出的化学物质，会与香烟里致癌的化学物质结合起来提高致癌几率。由于女性吸烟者做饭时经常烹炒猪肉，患上肺癌的可能性是一般吸烟者的2.5倍。

多食令人虚肥，大动风痰，多食或冷食易引起胃肠饱胀或腹胀腹泻。患高血压、偏瘫（中风）、糖尿病及肠胃虚寒、虚肥身体、痰湿盛、宿食不化者应慎食或少食。

食用猪肉后不宜大量饮茶。因为茶叶中的鞣酸会与蛋白质合成具有收敛性的鞣酸蛋白质，使肠蠕动减慢，延长粪便在肠道中的滞留时间，不但易造成便秘，而且还增加了有毒物质和致癌物质的吸收，影响健康。

猪肉的肉质比较细、筋少，如横切，炒熟后变得凌乱散碎；如斜切，即可使其不破碎，吃起来又不塞牙。

猪肉烹调前最好不用热水清洗，也不宜长时间泡水。因猪肉中含有一种肌溶蛋白的物质，在15℃以上的水中易溶解，会散失很多营养，同时口味也欠佳。

生活小窍门

怎样去猪肉上的脏物？

生猪肉一旦粘上了脏东西，用水冲洗时油腻腻的，反而会越洗越脏。如果用温淘米水洗两遍，再用清水冲洗一下，脏东西就容易除去了；另外，也可拿来一团和好的面粉，在脏肉上来回滚动，很快就能将脏东西粘走。

代表性食品的做法

红烧五花肉

原料：五花肉 500 克，葱、姜、蒜、酱油、盐、糖、料酒、食用油适量。

做法：1. 将五花肉皮刮洗净，下入汤锅煮至五六成熟，捞起沥干，切成小方块。

2. 葱、姜、蒜洗净切碎。

3. 将肉放入红卤锅，加糖色少许煮至金黄色。

4. 加入葱、姜、蒜、酱油、盐、料酒等旺火爆炒入味。

莲子百合瘦肉汤

原料：莲子 50 克，百合 50 克，猪瘦肉 250 克，食盐适量。

做法：将莲子肉、百合、猪瘦肉共煮汤，加适量食盐调味。

牛肉

牛肉：补养益气强筋骨

牛肉是中国人的第二大肉类食品，仅次于猪肉，牛肉蛋白质含量高，而脂肪含量低，所以味道鲜美，受人喜爱，享有“肉中骄子”的美称，古有“牛肉补气，功同黄芪”之说。

营养成分

人体必需营养素

（每 100 克中）

热量:126.00 千卡

蛋白质:17.80 克

脂肪:2.00 克

碳水化合物:0.20 克

矿物质（每 100 克中）

钙:6.00 毫克

铁:2.20 毫克

磷:150.00 毫克

钾:270.00 毫克

钠:48.60 毫克

铜:0.10 毫克

镁:17.00 毫克

锌:1.77 毫克

硒:6.26 微克

维生素（每 100 克中）

A:3.00 微克

B_1:0.02 毫克

B_2:0.38 毫克

B_6:0.38 毫克

B_{12}:0.80 微克

D:243.00 微克

E:0.42 毫克

K:7.00 微克

泛酸:0.66 毫克

烟酸:4.10 毫克

叶酸:6.00 微克

生物素:10.10 微克

养生功效

含有丰富的蛋白质，氨基酸组成比猪肉更接近人体需要，能提高机体抗病能力，对生长发育及手术后、病后调养的人在补充失血、修复组织等方面特别适宜。

富含结合亚油酸抗氧化剂，可有效对抗举重等运动中造成的组织损伤。

含维生素 B_6，可增强免疫力，促进蛋白质的新陈代谢和合成，从而有助于紧张训练后身体的恢复。

富含丙氨酸，对增长肌肉、增强力量特别有效。

含肉毒碱，有利于脂肪的新陈代谢。

选购

牛肉有黄牛肉、水牛肉之分，以黄牛肉为佳。

新鲜牛肉色泽鲜红而有光泽，红色均匀，脂肪洁白或淡黄色；肉纹细，肉质与脂肪坚实；外表微干或有风干膜，不粘手；弹性好，无松弛之状，用尖刀插进肉内拔出时刀口随之紧缩；无异味。

变质牛肉的肌肉色暗，呈现紫红色，无光泽，脂肪黄绿色；外表粘手或极度干燥，新切面发黏，指压后凹陷不能恢复，留有明显压痕；有异味甚至臭味。

老牛肉肉色深红、肉质较粗；嫩牛肉肉色浅红，肉质坚而细，富有弹性。

储藏

将牛肉放于有滤网的不锈钢或塑胶器皿中，不要将牛肉泡在它自己本身所渗出的肉汁里，并最好以铝箔纸封住容器开口，切勿使用塑胶保鲜膜，然后放于冰箱中最冷的地方。

小贴士

牛肉不宜常吃，一周一次为宜。

清炖牛肉保存营养成分比较好。

牛肉的肌肉纤维较粗糙不易消化，有很高的胆固醇和脂肪，老人、幼儿及消化力弱的人不宜多吃。

牛肉含有一种恶臭乙醛，过多摄入不利健康，患皮肤病、肝病、肾病的人应慎食。

生活小窍门

使牛肉鲜嫩的方法

1. 牛肉纤维粗老，结缔组织较多，应横切，将长纤维切断；不能顺着纤维组织切，否则不仅没法入味，还嚼不烂。

2. 炖牛肉要使用热水，不要加冷水。热水可以使牛肉表面蛋白质迅速凝固，防止肉中氨基酸外浸，保持肉味鲜美。

3. 烧煮过程中，盐要迟放。

4. 炖肉前一天，用芥末在肉面上抹一下，炖肉前，用冷水洗掉，这样不仅熟得快，而且肉质鲜嫩。

5. 牛肉不易熟烂，烹饪时放一个山楂、一块橘皮或一点茶叶，或加酒、醋可以使其易烂，味道清香。

6. 可在拌肉时加些油，腌 1 ~ 2 小时，这样，油渗入肉中，当入油锅炒时，肉中的油会因膨胀将肉的粗纤维破坏，这样肉就鲜嫩了。

代表性食品的做法

蕃茄牛肉

原料：牛腿肉 500 克，熟菜油 500 克，番茄 1 个，干辣椒、花椒、姜、白糖、酱油、盐、料酒、鲜汤、葱段、麻油适量。

做法：1. 牛肉切成片，加精盐、绍酒、姜片、葱拌匀，腌渍约半小时，拣去葱、姜。

2. 干辣椒切碎，番茄切小片。

3. 炒锅上火，油烧至七成熟，放入牛肉片炸至棕褐色，捞出沥油。

4. 锅内留油，下干辣椒、花椒炸香，下番茄炒出香味，加入鲜汤，放入牛肉、精盐、酱油烧沸，用旺火收稠卤汁，加入料酒、白糖、味精、麻油调味。

羊肉

羊肉：壮阳补虚助消化

羊肉有山羊肉、绵羊肉、野羊肉之分，古时称为羖肉、羝肉、羯肉，是主要食用肉类之一。羊肉较猪肉的肉质要细嫩，较猪肉和牛肉的脂肪、胆固醇含量都要少，冬季食用，可收到进补和防寒的双重效果，深受人们欢迎。

营养成分

人体必需营养素（每100克中）

热量:118.00 千卡
蛋白质:20.50 克
脂肪:3.90 克
碳水化合物:0.20 克

矿物质（每100克中）

钙:9.00 毫克
铁:3.90 毫克
磷:196.00 毫克
钾:403.00 毫克
钠:69.40 毫克
铜:0.11 毫克
镁:17.00 毫克
锌:6.06 毫克
硒:7.18 微克

维生素（每100克中）

A:11.00 微克
B_1:0.15 毫克
B_2:0.16 毫克
B_6:0.30 毫克
B_{12}:2.00 微克
C:1.00 毫克
D:320.00 微克
E:0.31 毫克
K:6.00 微克
泛酸:0.72 毫克
烟酸:5.20 毫克
叶酸:1.00 微克
生物素:12.00 微克

养生功效

羊肉含丰富的蛋白质、磷、维生素 B_2 和烟酸、脂甾醇等有效成分。可益气补虚，促进血液循环，增强御寒能力，对一般风寒咳嗽、慢性气管炎、哮喘、腹部冷痛、怕冷、腰膝酸软、面黄肌瘦、病后或产后身体虚亏等均有治疗和补益效果。可增加消化酶，保护胃壁，帮助消化。有补肾壮阳的作用，男士应经常食用。

选购

绵羊肉呈暗红色，肉纤维细而软肌肉间夹有白色脂肪，脂肪较硬且脆，肋骨窄而短。山羊肉色较绵羊肉淡，只在腹部有较多的脂肪，其肉有膻味，肋骨宽而长。

新鲜羊肉肉色鲜红而且均匀，有光泽，肉细而紧密，有弹性，外表略干，不粘手，气味新鲜，无其他异味。不新鲜的羊肉肉色深暗，外表粘手，肉质松弛无弹性，略有氨味或酸味。

变质羊肉肉色暗，外表无光泽且粘手，有黏液，脂肪呈黄绿色，有异味，甚至有臭味。

老羊肉肉色深红，肉质略粗，不易煮熟。

小羊肉肉色浅红，肉质坚而细，富有弹性。

储藏

新鲜羊肉，特别是刚刚屠宰的，因其营养丰富，最适合细菌的繁殖生长，炎热天气下几个小时就会腐败变质。必须及时进行冷却或冷藏，使肉温及时降到5℃以下，以便减少细菌污染并延长保鲜期。

将买来的新鲜羊肉切成小块，然后把

盐均匀地抹在上面(不要抹太多,将羊肉的每个切面都抹上),然后用保鲜袋包好,放置在冰箱里,可以在两三月内保持新鲜。

小贴士

发热、牙痛、口舌生疮、咳吐黄痰等有上火症状者不宜食用。

肝病、高血压、急性肠炎或其他感染性疾病及发热期间不宜食用。

夏秋季节气候燥热,不宜吃羊肉。

吃涮肉时务必涮透,因为羊肉中有时会有一种叫旋毛虫的寄生虫,涮食时如不能将它杀死,吃了会影响健康。

羊肉中有很多膜,切丝之前应先将其剔除,否则炒熟后肉膜硬,吃起来难以下咽。

生活小窍门

羊肉除膻法

煮时放山楂、橘皮、核桃、萝卜、绿豆、甘蔗、米醋、料酒、小苏打等,炒时放些葱、姜、孜然等作料可去膻味。

将羊肉用冷水浸泡2~3天,每天换水2次,使羊肉肌浆蛋白中的氨类物质浸出,也可减少羊肉膻味。

代表性食品的做法

羊肉汤

原料:羊肉500克,芝麻油25克,姜、葱、盐、花椒、桂皮、陈皮、草果、白芷、丁香面、桂子面、酱油各适量。

做法:1. 将羊肉洗净切块,放入锅内,加水至没过肉,旺火烧沸,撇净血沫,将汤滗出不用。

2. 另加清水,用旺火烧沸,撇去浮沫,水少时加水。

3. 将花椒、桂皮、陈皮、草果、白芷等用纱布包起,与姜片、葱段、盐等一同放入锅内,继续用旺火煮至羊肉八成熟时,加入芝麻油,煮约2小时左右即可。

羊肉萝卜汤

原料:羊腩肉750克,白萝卜1个,食用油、香菜、葱、姜、盐、鸡精、料酒、胡椒粉适量。

做法:1. 将羊腩肉洗净,切成粗丝;白萝卜洗净切成丝。

2. 油锅加油烧热,放入姜片煸炒出香味后倒入开水,加盐、鸡精、料酒、胡椒粉调味,水烧开后先放入羊肉煮熟。

3. 放入白萝卜,转小火煮至萝卜断生后,撒上葱丝和香菜叶出锅。

兔肉

兔肉:益智美容防衰老

“飞禽莫如鸪,走兽莫如兔”,兔肉为“荤中之素”,营养极其丰富,具有“四高四低(即高蛋白质、高赖氨酸、高磷脂、高消化率,低脂肪、低胆固醇、低热量、低污染)”的优势,为“食之上品”,被称为健康肉、美容肉、益智肉、长寿肉,四川有“无兔不成席”之说。另外,迄今为止,还未见因为食兔肉给人类带来疾患的报道。营养学专家预言:“21世纪,兔肉将是人类获取蛋白质的主要来源之一。”

营养成分

人体必需营养素

（每100克中）

热量：102.00千卡

蛋白质：19.70克

脂肪：2.20克

碳水化合物：0.90克

矿物质（每100克中）

钙：12.00毫克

铁：2.00毫克

磷：165.00毫克

钾：284.00毫克

钠：45.10毫克

铜：0.12毫克

镁：15.00毫克

锌：1.30毫克

硒：10.90微克

维生素（每100克中）

A：212.00微克

B_1：0.11毫克

B_2：0.10毫克

B_{12}：2.68微克

D：188.00微克

E：0.42毫克

烟酸：4.10毫克

生物素：6.00微克

养生功效

兔肉质地细嫩，结缔组织和纤维少，比猪肉、牛肉、羊肉等肉类容易消化吸收，特别适合老年人食用。

含有丰富的卵磷脂，是大脑和其他器官发育不可缺少的物质，有保健益智的功效。

所含的脂肪和胆固醇，低于所有其他肉类，而且脂肪又多为不饱和脂肪酸，兼有动物性食物和植物性食物的优点。可以阻止血栓的形成，并且对血管壁有明显的保护作用，对高血压、冠心病、糖尿病患者有益处。常吃可强身健体，使肌肉丰满健壮，保护皮肤细胞活性，维护皮肤弹性，抗松弛衰老，又不至于使身体发胖，深受女性青睐。

还有滋阴凉血、解毒祛热的功效，可用于病后体虚、消渴、小儿痘疹不出、便血、便秘等。

选购

鲜兔肉肌肉呈暗红色并略带灰色，肉质柔软。

超市经营的兔肉一般为冷冻品，色红均匀，有光泽，脂肪洁白或淡黄色；结构紧密坚实，肌肉纤维韧性强；外表风干，有风干膜，或外表湿润，不粘手，有兔肉的正常气味。

储藏

可放入冰箱冷冻保存，或腌制风干保存。

小贴士

由于兔肉性凉，吃兔肉的最好季节是夏季，寒冬及初春季节一般不宜吃兔肉。

兔肉和其他食物一起烹调会附和其他食物的滋味，所以有“百味肉”之说。

兔肉不能与鸭血同食，否则易致腹泻。

兔肉加鲤鱼等份炖食可治疗慢性气管炎；兔肉加蛇肉等份炖食可治瘫痪；兔肉加红枣适量同炖可治疗虚弱，兔肉加胡椒可治胃寒，并具有一定抗癌防癌作用。

四肢怕冷等明显阳虚症状的女子不宜吃兔肉。

在民间流传着“孕妇不能吃兔肉，吃了兔肉生出的孩子是三瓣嘴”的说法没有科学依据。但兔肉性凉，多食容易损伤胎元之气，导致胎动不安或妊娠出血，因此，有先兆流产的孕妇不宜食用兔肉。血遇寒则凝，为了避免寒凝血淤诱发痛经，女性经期也最好不要食兔肉。

生活小窍门

兔肉去除腥味

首先将公兔尾部的生殖器官、排泄器官及各种腺体割净，可免腥骚味漫延。烹调前必须用凉水将兔肉冲洗干净，不能长时间水泡。制作时用料酒、香叶、花椒、大料、桂皮、草果、葱、姜、蒜掩盖其腥味。

代表性食品的做法

春笋兔肉

原料：鲜兔肉500克，净春笋500克，葱段、姜、酱油、豆瓣酱、水豆粉、味精、盐、花生油适量。

做法：1. 将兔肉洗净切成块，春笋切滚刀块。

2. 旺火烧锅，放花生油烧至六成熟，下兔肉块炒干水分，再下豆瓣酱同炒，至油呈红色时下酱油、盐、葱、姜炒匀，加适量清水炖焖。

3. 约30分钟后加入春笋，待兔肉熟透时放味精，浇水豆粉，收浓汁起锅。

红枣炖兔肉

原料：红枣60克，兔肉250克，料酒、葱花、姜末、盐、味精、五香粉适量。

做法：1. 将兔肉洗净，入沸水锅中焯透，捞出，清水过凉后，切成小方块。

2. 与洗净的红枣同放入沙锅，加水适量，大火煮沸，烹入料酒，改用小火煨炖40分钟。

3. 兔肉熟烂后加入葱花、姜末、盐、味精、五香粉搅匀，淋入香油即成。

鸡肉

鸡肉：强身健体滋补好

鸡是人类饲养最普遍的家禽，其驯化历史至少有4000年。我国古代特别重视鸡，称它为“五德之禽”：头上有冠，是文德；足后有距能斗，是武德；敌在前敢拼，是勇德；有食物招呼同类，是仁德；守夜不失时，天时报晓，是信德。并把新年首日定为鸡日。鸡肉肉质细嫩，滋味鲜美，富有营养，有滋补养身作用，适合多种烹调方法。

营养成分

人体必需营养素（每100克中）

热量：166.00千卡

蛋白质：18.50克

脂肪：9.60克

碳水化合物：1.40克

矿物质（每100克中）

钙：17.00毫克

铁：0.90毫克

磷：160.00毫克

钾：340.00毫克

钠：72.40毫克

铜：0.08毫克

镁：7.00毫克

锌：1.29毫克

硒：5.40微克

维生素（每100克中）

A：42.00微克

B_1：0.07毫克

B_2：0.08毫克

B_6：0.18毫克

B_{12}：0.40微克

C：3.00毫克

D：221.00微克

E：0.20毫克

泛酸：1.68毫克

烟酸：5.00毫克

叶酸：11.00微克

养生功效

鸡肉有温中益气、补虚填精、健脾胃、活血脉、强筋骨的功效。

蛋白质的含量高，种类多，而且消化率高，很容易被人体吸收利用，有增强体力、强壮身体的作用。

含有对人体生长发育有重要作用的磷脂类，是中国人膳食结构中脂肪和磷脂的重要来源之一，对营养不良、畏寒怕冷、乏力疲劳、月经不调、贫血、虚弱等有很好的食疗作用。

选购

新鲜鸡肉表面有光泽、微干或微湿润，不粘手；有鲜鸡肉的正常气味；肉有弹性，指压后能立即恢复。

次鲜鸡肉表皮干燥，色泽较暗；鸡的眼球皱缩凹陷，晶体稍显混浊；肉无异味；指压后恢复较慢，或不能完全恢复。

劣质鸡肉表皮粘手或腻滑，无光泽；头颈部常带有暗褐色；鸡的眼球干缩凹陷；有臭味；指压后不能恢复。

注水鸡肉翅膀下一般有红针点或乌黑色，其表皮有打滑的现象，肉质特别有弹性，用手轻拍，会发出“噗噗”的声音；用手指在鸡腔内膜上轻轻抠几下，会从肉里流出水来。

健康活鸡精神好，眼睛有神、灵活，羽毛紧密而油润，冠鲜红挺直，两翅紧贴身体，毛有光泽，爪有力，行动自如。病鸡站立不稳，用手摸鸡胸有气体或积食发硬。

储藏

鸡肉购买之后要马上包好放进冰箱里。急速将鸡肉冷冻，锁紧水分，减慢细菌的生长速度，能长时间保持鸡肉鲜嫩。

小贴士

鸡肉的蛋白质含量根据部位、带皮和不带皮是有差别的。去皮鸡肉热量较低，带皮鸡肉热量较高，不能称做低热量食品。

鸡肉性温，助火，感冒发热、内火偏旺、痰湿偏重、大便秘结、肥胖症、热毒疖肿、高血压、冠心病、动脉硬化、血脂偏高、胆囊炎、胆石症、痛风症的人忌食或少食；上述病症者忌饮鸡汤，因鸡汤中含有很高的嘌呤，会加重病情。

鸡屁股是淋巴最为集中的地方，可能储存病菌、病毒和致癌物，应弃之不用。

鸡肉中含有谷氨酸钠，相当于味精。

炖鸡肉并不能使全部的营养溶于汤中，鸡肉的营养还是高于鸡汤，不要只喝鸡汤而不吃鸡肉。

鸡肉焯过水后放入温水中泡一会儿，做出来的鸡肉吃起来会很嫩。

生活小窍门

鸡肉去腥味

将宰好的鸡放在盐、胡椒和啤酒中浸1小时，再烹制时就没有腥味了。

用姜汁浸泡5～10分钟，腥味即除，还能起到增鲜作用。

代表性食品的做法

鸡肉粥

原料：母鸡肉500克，粳米100克。

做法：1. 将鸡肉切小块，放在锅内加水，煎煮出鸡汁。

2. 以原汁鸡汤分次同粳米煮粥（鸡肉可同煮或另外烹制）。

鸡肉蘑菇汤

原料：鸡肉 200 克，蘑菇 100 克，淀粉、葱、姜、蒜、盐适量。

做法 1. 蘑菇切成薄片，焯水后捞出待用。

2. 鸡肉切丁放入锅中煮开后，倒入蘑菇、葱、姜、蒜、盐同煮。

3. 煮开后用水淀粉勾芡。

鸭肉

鸭肉：解毒利便抗衰老

鸭肉是一种美味佳肴，适于滋补，是各种美味名菜的主要原料。人们常言"鸡鸭鱼肉"，可见鸭肉的地位。北京烤鸭、南京板鸭更是著名的风味名品，有"不到长城非好汉，不吃烤鸭真遗憾"之说。

营养成分

人体必需营养素（每 100 克中）

热量：149.00 千卡

蛋白质：17.30 克

脂肪：9.00 克

碳水化合物：0.20 克

胆固醇：89.00 克

矿物质（每 100 克中）

钙：12.00 毫克

铁：2.50 毫克

磷：84.00 毫克

钾：100.00 毫克

钠：80.70 毫克

铜：0.21 毫克

镁：14.00 毫克

锌：0.90 毫克

硒：10.00 微克

维生素（每 100 克中）

A：47.00 微克

B_1：0.22 毫克

B_2：0.34 毫克

B_6：0.33 毫克

B_{12}：0.60 微克

D：136.00 微克

E：0.20 毫克

K：8.00 微克

泛酸：113.00 毫克

烟酸：2.40 毫克

叶酸：2.00 微克

生物素：2.00 微克

养生功效

具有清热解毒、滋阴降火、止血痢和滋补之功效，特别是对麻疹、热症有明显疗效，夏天可祛暑热，保健强身。

含有核黄酸，能通利小便，补肾固本，有效地保护肾脏，对于各种水肿，尤其是妊娠水肿有很好的治疗作用。

有清热凉血、降低胆固醇的作用，对患有心血管病的人很有好处，能防治妊娠高血压综合征。

生津提神、抗疲劳、补虚滋阴、对于舌干、唇燥、口腔溃疡等症有很好的食疗作用。

能够清除人体多余自由基，延缓衰老，对心脏有保护作用。

含尼克酸，能抑制毛细血管出血，减少潮热咳嗽、咯血等症状，可预防及治疗结核病。

选购

鸭嘴部分以呈现均匀的鹅黄色为佳，若有深浅不一或较深的暗红色，代表鸭子不新鲜。

肉质光滑平整，表面呈乳白色，切面呈玫瑰色，是优质鸭；如果鸭皮浅红或浅黄，表面渗出油脂，切面暗红，表明质量较差；色深红或深黄，有斑点，切面为灰白色、浅绿色或浅红色，体表油脂很多，则为变质鸭。

肉质饱满，按压有弹性，腹腔内壁可清楚地看到盐霜，则为新鲜优质鸭；皮皱，摸上去松软，腹腔潮湿或有霉点，则质量不佳，吃起来口感较差；摸起来软而发黏，腹腔有大量霉斑为变质鸭。

好的鸭肉香味四溢；有腥霉味的质量一般；有较浓异味的说明已变质。

储藏

鸭肉易腐败变质，主要是由于微生物、发酵和氧化作用，引起鸭肉中的蛋白质分解和脂肪酸败。

农村多用熏、腊、风、腌等技术保存。

城市家庭少量鸭肉放入冰箱冷冻保存即可。

小贴士

鸭肉中含氮浸出物比畜肉多，所以鸭肉味美。老鸭肉比幼鸭鲜美，野鸭滋味更比老鸭好。此外，烹调时，加入少量盐，能有效地溶出含氮浸出物，会获得更鲜美的肉汤。

鸭肉最适宜夏季食用。

身体虚寒、感冒、慢性肠炎、受凉引起的不思饮食、胃部冷痛、腹泻清稀、腰痛及寒性痛经之人忌食。

鸭肉味甘性寒，滑中发冷气，患脚气人忌食。

肥胖、动脉硬化者应少食。

忌与甲鱼、兔肉、核桃、木耳、荞麦同食。

不应久食烟熏和烘烤的鸭肉，因其加工后可产生苯并芘物质，此物有致癌作用。

生活小窍门

去除鸭肉腥味

鸭肉腥味很大，在烧制前，先把鸭子尾端两侧的臊豆去掉。

烹制时加入适量的米醋，不仅去腥解腻，而且容易熟。

加入其他如料酒、茴香、花椒、八角、桂皮等调料也能去除部分腥味。

代表性食品的做法

姜母鸭

原料：母鸭半只，姜1块，盐、米酒适量。

做法：1. 将鸭洗净，切块，焯水，去血水后捞出。

2. 姜洗净，一半切片，一半剁碎后用纱布挤出姜汁。

3. 爆香姜片，加入鸭块翻炒，加盐、米酒煮开，倒入碗中。

4. 将盛有鸭块的碗移入蒸锅，倒入姜汁，放入姜片，再用大火蒸熟。

啤酒鸭

原料：鸭肉500克，啤酒半瓶，姜、泡椒、香菜、盐、食用油、鸡精、豆瓣酱、麻油适量。

做法：1. 鸭肉洗净切块，姜和泡椒切片。

2. 锅中水煮开，鸭肉放入其中快速过水，捞出后沥干。

3. 炒锅加油烧热，放入豆瓣酱、姜、泡椒炒香，再放入鸭肉爆炒。

4. 倒入啤酒，煮开后全部倒入沙锅。

5. 沙锅小火慢煮，鸭肉熟透后加盐、鸡精、麻油，再撒上香菜。

鸽肉

鸽肉：补血养颜强记忆

鸽子又名白凤，民间称为"甜血动物"，既是名贵的美味佳肴，又是高级滋补佳品，有"一鸽胜九鸡"的说法，鸽子蛋还被称为"动物人参"。鸽肉有一定的辅助医疗作用，著名的中成药乌鸡白凤丸，就是用乌骨鸡和白鸽为原料制成。

营养成分

人体必需营养素（每100克中）

热量:201.00千卡

蛋白质:16.50克

脂肪:14.20克

碳水化合物:1.70克

矿物质（每100克中）

钙:30.00毫克

铁:3.80毫克

磷:136.00毫克

钾:334.00毫克

钠:63.60毫克

铜:0.24毫克

镁:27.00毫克

锌:0.82毫克

硒:11.08微克

维生素（每100克中）

A:53.00微克

B_1:0.06毫克

B_2:0.20毫克

B_6:0.53毫克

B_{12}:2.00微克

C:3.00毫克

D:186.00微克

E:0.99毫克

K:5.00微克

泛酸:4.48毫克

烟酸:6.90毫克

叶酸:2.00微克

养生功效

含丰富的矿物质，有补血作用，有助于贫血病人恢复健康。促进血液循环，防止孕妇流产或早产，防止男子精子活力减退和睾丸萎缩。可促进体内蛋白质的合成、加快创伤愈合。强筋健骨，增进人体机能，对慢性腰腿疼痛有一定的治疗效果。

软骨素含量可与鹿茸媲美，能改善皮肤细胞活力，增强皮肤弹性，改善血液循环，美容养颜。

含有丰富的泛酸，对湿疹瘙痒、脱发、白发、未老先衰、风湿和神经病等有很好的疗效。

含脑磷脂能治疗神经衰弱，增强记忆力。

有延缓细胞代谢的特殊物质，对于防止细胞衰老、延年益寿有一定作用。

鸽肝含有最佳的胆素，可帮助人体很好地利用胆固醇，防治动脉硬化。

选购

鸽子有两种，一种专门吃饲料，长得很快，价格便宜，但营养不好；一种是吃谷物的，很结实，有营养，价格会贵一些。羽毛整齐、有光亮、根部比较粗、翅膀比较有肌肉的就是吃谷物的。

储藏

鸽肉同其他肉类一样，可放入冰箱保存一段时间。

小贴士

食鸽以清蒸或煲汤最好，这样能使营养成分保存得最完好。

适于成年人、孕妇及儿童、体虚病弱者、病人。

生活小窍门

怎样去鸽毛？

鸽子的煺毛方法有干煺和湿煺两种。干煺是待鸽子已经死去而体温尚未散尽时即把毛拔净；等到身体完全冷却，毛就难煺了。湿煺是用60℃的水烫后煺毛。因为鸽皮很嫩，水温不能太高，否则皮易烫破。

代表性食品的做法

鸽肉粥

原料：大米200克，净肉鸽1只，枸杞子15克，料酒、葱姜汁、盐、鸡精、味精、胡椒粉、淀粉适量。

做法：1. 大米淘洗干净，下入清水锅中烧开，煮至五成熟。

2. 肉鸽洗净切小丁，用料酒、葱姜汁、盐、湿淀粉拌匀上浆。

3. 加入正在煮的米粥中，煮至微熟，加入鸡精搅匀。

3. 下入枸杞子，煮至粥汁浓稠，加味精、胡椒粉搅匀。

山药炖鸽

原料：鸽子1只（约500克），山药150克，葱段、姜末、盐、味精适量。

做法：1. 鸽子拔毛洗净，去内脏，放入开水锅里煮至水开时捞出。

2. 山药去皮，切成块。

3. 沙锅内倒入清水适量，放入鸽子（胸脯向上），放炉火上烧开后加入山药块、葱段、姜末。

4. 改用小火炖至鸽肉六成熟时，将鸽子翻到山药上面，加盐，并继续炖鸽肉熟烂，放入味精。

四 禽蛋

禽蛋是指禽类所生的卵，我们一般熟悉的是鸡蛋、鸭蛋、鹌鹑蛋等。禽蛋是营养丰富的健康食品，因为蛋中不仅含有高量的可利用蛋白质，且几乎包含人类所需的各种矿物质和维生素（唯缺维生素C）。

鸡蛋

鸡蛋：益寿益智修复肝

鸡蛋含有人体需要的几乎所有的营养物质，最突出的特点是含有自然界中最优良的蛋白质，被人们称做“理想的营养库”。

营养成分

人体必需营养素（每100克中）

热量:140.00千卡

蛋白质:12.90克

脂肪:9.10克

碳水化合物:1.50克

矿物质（每100克中）

钙:30.00毫克

铁:1.20毫克

磷:182.00毫克

钾:60.00毫克

钠:196.40毫克

铜:0.07毫克

镁:11.00毫克

锌:1.01毫克

硒:15.00微克

维生素（每100克中）

A:154.00微克

B_1:0.16毫克

B_2:0.17毫克

B_6:0.07毫克

B_{12}:0.90微克

D:3.00微克

E:2.29毫克

K:12.00微克

泛酸:0.10毫克

叶酸:36.00微克

生物素:13.00微克

养生功效

鸡蛋含有人体几乎所有需要的营养物质，常吃能延年益寿。

含有丰富的DHA和卵磷脂等，对神经系统和身体发育有很大的作用，能健脑益智，改善记忆力，避免老年人智力衰退，防治动脉粥样硬化。

含有较多的维生素B_2，可以分解和氧化人体内的致癌物质，其微量元素也具有防癌的作用。

蛋白质对肝脏组织损伤有修复作用，蛋黄中的卵磷脂可促进肝细胞的再生。

具有清热解毒、利咽润肺、滋养肌肤的功能，可用于咽喉肿痛、中耳炎、外感风热所致声音嘶哑以及某些药物中毒等。

含有丰富的铁，在人体造血和输氧过程中发挥很大作用，使人颜面红润，增加美丽光泽。

叶黄素和玉米黄素，可减轻视网膜黄斑氧化程度，有降低白内障及预防黄斑变性的作用。

选购

好鸡蛋蛋壳清洁完整，常有一层霜状的粉末，无黑斑点，无破裂；振摇时无声音；在阳光或灯光下照射，半透明，呈微红色；用鼻子细闻，会有隐隐的腥味。

市场上大批量销售的鸡蛋大多是普通鸡蛋，真正的土鸡蛋很少见。

将鸡蛋放入冷水中，下沉的是鲜蛋，上浮的是陈蛋。

红皮蛋与白皮蛋营养相差无几，不必刻意选择。

储藏

鸡蛋在温度为2℃～5℃的情况下，能放1个月左右；冬季室内常温下为15天；夏季室内常温下为10天。

保存鸡蛋不要水洗，可放在冰箱的冷藏室里存放，保存时要大头朝上竖着放。

在鸡蛋的表面均匀地涂上一层食用油，或用保鲜膜包裹后放入冰箱，可防止蛋壳内的水分蒸发，阻止外部细菌侵入蛋内。

将小米或豆类放入缸或箱内，铺一层蛋，放在干燥的地方，可使保存的鸡蛋半年以上不坏。

鸡蛋忌与挥发性物质一同保存，如葱、姜、辣椒等，其强烈气味会通过蛋壳上的气孔渗入鸡蛋中，加速鸡蛋变质。

从冰箱中取出的鲜蛋要尽快食用，不可再放入冰箱冷藏。

小贴士

肝、胆病患者其肝脏不能将蛋白质分解产物彻底降解，应少吃或不吃蛋类。

肾炎病人慎食鸡蛋；肾功能衰竭时，应禁食鸡蛋。

对蛋白质过敏的病人，易发生过敏性荨麻疹，应避免食用。

高烧病人，不宜吃鸡蛋，否则会引起腹胀、腹泻等消化不良的症状，不利康复。

产妇吃鸡蛋好，但一天也不能超过3个。如果大量吃鸡蛋，会加重肝、肾的负担，出现腹部胀闷，头晕目眩、四肢乏力甚至昏迷等症状，医学把这些症状称为“蛋白质中毒综合征”。

鸡蛋与白糖同煮会使鸡蛋蛋白质中的氨基酸形成果糖基赖氨酸的结合物，不易被人体吸收，对健康会产生不良作用。

生吃鸡蛋容易使人食欲减退、呕吐，引起寄生虫病、肠道病或食物中毒，防碍人体对营养的吸收，可导致精神倦怠、肌肉酸痛、毛发脱落、皮肤发炎、食欲减退、体重下降、致癌等。

炒鸡蛋不需放味精，因鸡蛋中含有氯化钠和大量的谷氨酸，这两种成分加热后生成谷氨酸钠，有纯正的鲜味。

煮熟的鸡蛋用冷水浸后忌存放太久。

鸡蛋壳能制酸、止痛，研末外用可用于外伤止血、固涩收敛，内服可用于胃溃疡反酸、胃炎疼痛，并对补钙有益。

蛋壳内皮（凤凰衣）有滋阴润燥、润肺止咳作用，也可以外用，直接敷贴或者晒干研成粉末后撒在患处，治疗溃疡不愈。

蛋黄外用可防治乳头皲裂、下肢皮肤溃疡。

生活小窍门

炒鸡蛋的窍门

把鸡蛋打入碗中后，顺一个方向搅打，同时加点绍酒搅匀，味道更佳。

油温要热，一次不要炒得太多，油要多，操作要快。

入锅炒制时，加一点温水搅几下，即使火大、时间长些，也不致炒老、炒干瘪。

代表性食品的做法

西红柿炒鸡蛋

原料：鸡蛋3个，西红柿150克，植物油、盐、葱、姜、蒜各适量。

做法：1. 西红柿洗净后用沸水烫一下，剥皮切片待用。

2. 鸡蛋打入碗中，加盐，用筷子充分搅匀待用。

3. 炒锅放油烧热，将鸡蛋、葱、姜、蒜放入锅中炒熟盛出。

4. 下西红柿片煸炒，放盐及鸡蛋翻炒均匀。

荷包蛋

原料：鸡蛋1个，盐、胡椒粉适量。

做法：1. 炒锅放油烧热，鸡蛋打破小心放进去（不要让蛋黄散开）。

2. 在鸡蛋的周围洒上少许的热水，加少许盐、胡椒粉。

3. 半熟时翻面，煎熟。

鸭蛋

鸭蛋：补血养颜降压好

鸭蛋腥味较浓，多用来做成松花蛋。松花蛋也叫皮蛋、碱蛋等，是用石灰等原料腌制后的蛋类食品，是我国传统的风味制品，为广大消费者所喜爱，在国际市场上也享有盛名。

营养成分

人体必需营养素（每100克中）

热量:180.00千卡
蛋白质:12.60克
脂肪:13.00克
碳水化合物:3.10克

矿物质（每100克中）

钙:62.00毫克
铁:2.90毫克
磷:226.00毫克
钾:60.00毫克
钠:106.00毫克
铜:0.11毫克
镁:13.00毫克
锌:1.67毫克
硒:15.68微克

维生素（每100克中）

A:261.00微克
B_1:0.17毫克
B_2:0.35毫克
D:4.00微克
E:4.98毫克
烟酸:0.20毫克
生物素:20.00微克

养生功效

蛋白质有强壮身体的作用，还有提高智商、保护大脑的功能。

矿物质对骨骼发育有益，能预防贫血。

维生素有保护血管、大补虚劳、滋阴养血、润肺美肤的功效。

松花蛋有独特风味，能刺激消化器官，增进食欲，使营养易于消化吸收，并有中和胃酸、清凉、养阴、止血、止泻、降压的作用。

选购

放养鸭子产的鸭蛋颜色会随四季变化，春天鸭蛋质量非常好，蛋黄呈红色；夏季蛋黄的红色变浅；秋季蛋黄颜色偏黄；冬季蛋黄呈浅黄色。因个体差异，同一批鸭子产的蛋，蛋黄颜色也会深浅不一。

选松花蛋可轻轻摇动，品质好的松花蛋无响声，质量差的则有声音，而且声音越大质越差，甚至可能是坏蛋或臭蛋。剥除外附泥料的松花蛋，外壳完整、呈灰白色、无黑斑者为好。如果有裂纹，会渗入过多的碱，影响口味。

其他选择方法同选鸡蛋一样。

储藏

鸭蛋可泡在盐水里腌制保存。但不宜长期浸泡，腌好后应取出放在塑料袋内置阴凉处。

包泥腌制的松花蛋，应保持泥皮湿润，并置于阴凉处。

用干燥、新鲜、没有受过潮、未淋雨变质的草木灰贮蛋效果很好。

用大豆、赤豆、绿豆等，一层蛋一层豆逐层混合铺放，最上面一层豆铺厚点，最后加上通气的盖，放在干燥阴凉处。

用大小麦、小米、麸皮、米糠，任意选择一种，如前豆类一样与蛋混合保存。

小贴士

中老年人不宜多食久食鸭蛋，否则会

加重和加速心血管系统的硬化和衰老。

儿童不宜多食松花蛋，否则会影响胃肠的消化功能，引起儿童烦躁不安、好动。

松花蛋不宜与甲鱼、李子、红糖同食。

不宜食用未完全煮熟的鸭蛋。

服用解热镇痛药氨基比林及索密痛、克感敏时不宜食用咸鸭蛋。

生活小窍门

盐水腌制咸鸭蛋

把食盐放入容器中，倒入开水使食盐溶解（盐水浓度以25%为宜，即1000克食盐加4000克开水，夏季盐水浓度可略微提高），待冷却至20℃左右时，将蛋放进去浸泡即可。

代表性食品的做法

皮蛋瘦肉粥

原料：大米100克，里脊肉50克，皮蛋2个，胡椒粉、酒、盐、油、香油、葱花适量。

做法：1. 里脊肉切成薄片，皮蛋切成丁备用。

2. 在锅里放入米、肉片加水煮至八成熟。

3. 加入皮蛋、胡椒粉、酒、盐、油、香油煮熟后，撒上葱花。

鹌鹑蛋

鹌鹑蛋：健脑降压丰肌肤

鹌鹑蛋别名鹑鸟蛋、鹌鹑卵，外观小巧，但营养价值很高，是一种很好的滋补品，故有“卵中佳品”之称，被人们誉为延年益寿的“灵丹妙药”。

营养成分

人体必需营养素（每100克中）

热量：160千卡

蛋白质：12.8克

脂肪：11.1克

碳水化合物：2.1克

矿物质（每100克中）

钙：47毫克

磷：180毫克

钾：138毫克

钠：106.6毫克

碘：37.6微克

镁：11毫克

铁：3.2毫克

锌：1.61毫克

硒：25.48微克

铜：0.09毫克

锰：0.04毫克

维生素（每100克中）

A：337微克

E：3.08毫克

硫胺素：0.11毫克

核黄素：0.49毫克

烟酸：0.1毫克

养生功效

鹌鹑蛋与鸡蛋的营养成分多有相似，但由于鹌鹑蛋中营养分子较小，所以营养比鸡蛋营养更易被吸收利用，一般3个鹌鹑蛋的营养含量相当于1只鸡蛋。

含丰富的卵磷脂和脑磷脂，是高级神经活动不可缺少的营养物质，具有健脑的作用。

含有能降血压的芦丁等物质，是心血管病患者的理想滋补品，可辅助治疗浮肿、肥胖型高血压、糖尿病、贫血、肝大、肝硬化、腹水等多种疾病。

丰富的营养物质，有补益气血、强身健

脑、丰肌泽肤等功效，对营养不良、神经衰弱、月经不调、支气管炎、血管硬化、哮喘、风湿等病人具有调补作用。

选购

鹌鹑蛋近圆形，个体很小，外壳为灰白色，并杂有红褐色和紫褐色的斑纹。优质蛋色泽鲜艳，壳硬，蛋黄呈深黄色，蛋白黏稠。

储藏

冬天放在阴凉、干燥处即可，夏天可放入冰箱冷藏。

不能用水洗刷鹌鹑蛋，因为蛋壳表面有一层胶质膜覆盖着蛋壳的气孔，既可防止水分蒸发，又可防止细菌等微生物从蛋壳气孔侵入蛋内，用水洗刷会破坏蛋壳上的胶质膜。

小贴士

脑血管病人不宜多食鹌鹑蛋。

生活小窍门

怎样又快又好地剥鹌鹑蛋壳？

先将鹌鹑蛋放在沸水中煮熟，然后将煮熟的鹌鹑蛋放在冷水中浸泡几分钟，再取出鹌鹑蛋用手压在桌子上滚动几圈（注意滚动时不要太用力，以蛋壳开裂为好），鹌鹑蛋壳就很容易撕掉了。

代表性食品的做法

鹌鹑蛋粟米羹

原料：鹌鹑蛋 12 只，粟米粒 100 克，淀粉、胡椒粉、糖、麻油、盐适量。

做法：1. 鹌鹑蛋煮熟后浸于冷水中 去壳洗净。

2. 粟米粒放入煲内煮熟。

3. 加入鹌鹑蛋、胡椒粉、糖、麻油、盐搅匀。

4. 最后用淀粉勾芡。

五　水产

水产类食物是生长在海洋或陆地、岛屿水域，能被人们广泛食用的的动、植物，具有一定的营养价值和经济价值。水产类食物品种多，分布广，营养丰富，是人类蛋白质食品的重要来源。

1. 淡水鱼类

鲤鱼

鲤鱼：健胃消肿利长寿

鲤鱼俗称鲤拐子、鲤子，体态肥壮，色彩艳丽，肉质细嫩鲜美，是人们日常生活中喜爱食用的水产品之一。逢年过节，餐桌上都少不了它，取其"年年有余""鱼跃龙门"之意，增添喜庆气氛。

营养成分

人体必需营养素（每100克中）

热量:109.00千卡

蛋白质:17.70克

脂肪:4.10克

碳水化合物:0.50克

矿物质（每100克中）

钙:50.00毫克

铁:1.00毫克

磷:204.00毫克

钾:334.00毫克

钠:53.70毫克

铜:0.06毫克

镁:33.00毫克

锌:2.08毫克

硒:15.40微克

维生素（每100克中）

A:25.00微克

B_1:0.03毫克

B_2:0.09毫克

B_6:0.13毫克

B_{12}:10.00微克

D:14.00微克

E:1.27毫克

泛酸:1.47毫克

烟酸:2.70毫克

叶酸:5.00微克

养生功效

鲤鱼的蛋白质不但含量高，而且质量佳，人体消化吸收率可达96%，并能供给人体必需的氨基酸、矿物质、维生素，有滋补健胃、利水浮肿、清热解毒、止嗽下气，对各种水肿、浮肿、腹胀、少尿、黄疸、乳汁不通皆有益，对孕妇胎动不安、妊娠性浮肿有很好的食疗效果，可辅助治疗肝硬化、慢性肾炎、咳嗽、哮喘、妇女月经不调或血崩等症。

鲤鱼的脂肪多为不饱和脂肪酸，能很好地降低胆固醇，可以防治动脉硬化、冠心病，因此，多吃鱼可以健康长寿。

选购

注意鱼是否和其他鱼一起行动；是否离群静止不动；有无鳃病，呼吸是否急促；有没有寄生虫，有没有细菌性疾病；体色有无病态，游动起来是否有力；是否畸形。

储藏

活鱼可养在清水中，需勤换水。

已宰杀的鱼放入冰箱冷藏即可。

小贴士

将鱼泡入冷水内，加入2汤匙醋，过2个小时后再去鳞，则很容易刮净。

不小心弄破了苦胆，可快速在有苦胆的地方放上小苏打，然后用清水洗净，可去除苦味。

烹制时不用放味精，因为鱼本身就具有很好的鲜味。

用做通乳时应少放盐。

鲤鱼是发物，有慢性病、疮疡者不宜食用，患恶性肿瘤、淋巴结核、红斑狼疮、支气管哮喘、小儿痄腮、血栓闭塞性脉管炎、荨麻疹、皮肤湿疹等疾病之人忌食。

忌与中药中的朱砂同服。

生活小窍门

巧去鱼腥味

将鱼去鳞剖腹洗净后，放入盆中倒一些黄酒，就能除去鱼的腥味，并能使鱼滋味鲜美。

鲜鱼剖开洗净，在牛奶中泡一会儿既可除腥，又能增加鲜味。

吃过鱼后，口里有味时，嚼上三五片茶叶，立刻口气清新。

鲤鱼两侧皮内各有一条似白线的筋（属强发性物质，俗称发物），在烹制前要把它抽出，烹制出来就没有腥味。抽筋时，应在鱼的一边靠鳃后处和离尾部约1寸的地方各横切一刀至脊骨为止。再用刀从尾向头平拍，使鳃后刀口内的筋头冒出，用手指尖捏住筋头一拉便抽出了筋。用同样的方法再抽出另一侧的筋。

代表性食品的做法

赤豆鲤鱼

原料：鲤鱼1尾，赤小豆100克，陈皮、草果各7.5克，葱、姜、胡椒、盐适量。

做法：1. 鲤鱼去鳞、鳃，抠去内脏，洗净。

2. 赤小豆、陈皮、草果洗净，塞入鱼腹，再将鱼放入沙锅，另加姜、胡椒、盐，灌入鸡汤，上笼蒸1.5小时左右。

3. 鱼熟后出锅，撒上葱花。

草鱼

草鱼：开胃养颜抗肿瘤

草鱼又称鲩鱼，与青鱼、鳙鱼、鲢鱼并称为我国四大淡水鱼。草鱼肉质细嫩，骨刺少，营养丰富，适合切花刀制作菊花鱼等造型菜，深受大众喜爱。

营养成分

人体必需营养素（每100克中）

热量：122.00千卡
蛋白质：18.50克
脂肪：4.30克
碳水化合物：2.50克

矿物质（每100克中）

钙：36.00毫克
铁：0.80毫克
磷：166.00毫克
钾：312.00毫克
钠：46.00毫克
铜：0.05毫克
镁：31.00毫克
锌：0.87毫克
硒：6.66微克

维生素（每100克中）

A：11.00微克
B_1：0.03毫克
B_2：0.15毫克
B_6：8.00毫克
E：2.03毫克
D：20.00微克
烟酸：1.95毫克

养生功效

含有丰富的不饱和脂肪酸，对血液循环有利，是心血管病人的良好食物。

对于身体瘦弱、食欲不振的人来说，草鱼肉嫩而不腻，可以开胃、滋补。

含有丰富的硒元素，经常食用有抗衰老、养颜的功效，而且对肿瘤也有一定的防治作用。

选购

鲜活鱼放在水中往往游在水底层，呼吸时鳃盖起伏均匀；稍次一点的鲜活鱼，常用嘴贴近水面，尾部下垂，游在水的上层；漂在水面上的鱼为即将死去的鱼。

储藏

鲜活鱼宰杀洗净后放置冰箱内保存。

将鱼洗剖干净后抹少许盐腌渍保存，春秋季可放存1周时间，冬天则更长。

小贴士

草鱼胆汁有毒，会引起脑水肿、中毒性休克，甚至死亡，应用需慎重。

烹调时不用放味精就很鲜美。

草鱼肉若吃得太多，有可能诱发各种疮疥。

草鱼要新鲜，煮时火候不能太大，以免把鱼肉煮散。

草鱼与豆腐同食，具有补中调胃、利水消肿的功效。

民间将草鱼与油条、蛋、胡椒粉同蒸，可益眼明目，适合老年人温补健身。

草鱼是水煮鱼常用的食材之一，女性在经期食用水煮鱼会加重水肿症状，容易产生疲倦感。

生活小窍门

如何切草鱼

鱼肉质细，纤维短，极易破碎，切鱼时应将鱼皮朝下，刀口斜入，顺着鱼刺切。鱼表皮有一层黏液非常滑，在切鱼时，将刀放在盐水中浸泡一会儿，切起来就不会打滑。

代表性食品的做法

红烧草鱼

原料：草鱼1条，香菇50克，葱、姜、蒜、盐、酒、胡椒粉、生抽、湿淀粉、香油、食用油适量。

做法：1. 将草鱼去内脏清洗干净，在鱼的身上切成“井”字，涂上盐稍腌制一会儿；葱、姜、蒜洗净切成末；香菇洗净切成丝。

2. 坐锅点火放油烧热，将整条鱼放入锅中炸至两面金黄色捞出沥干。

3. 锅内留余油，倒入葱末、姜末、蒜末、香菇、盐、草鱼、生抽、胡椒粉、香油，稍焖一会儿，勾薄芡出锅。

鲫鱼

鲫鱼：健脑通乳补虚弱

鲫鱼又称鲋鱼，俗称刀子鱼、鲫瓜子，营养全面，含糖分多，脂肪少，肉味鲜美，肉质细嫩，食之鲜而不腻，略感甜味，但刺细小且多。

营养成分

人体必需营养素（每100克中）

热量:91.00千卡
蛋白质:17.40克
脂肪:1.30克
碳水化合物:2.50克

矿物质（每100克中）

钙:64.00毫克
铁:1.20毫克
磷:193.00毫克
钾:290.00毫克
钠:70.80毫克
铜:0.08毫克
镁:41.00毫克
锌:2.75毫克
硒:14.30微克

维生素（每100克中）

A:32.00微克
B_1:0.04毫克
B_2:0.07毫克
B_6:0.11毫克
B_{12}:5.50微克
C:1.00毫克
D:4.00微克
E:0.68毫克
泛酸:0.69毫克
烟酸:2.50毫克
叶酸:14.00微克

养生功效

鲫鱼所含蛋白质优、齐全，容易消化吸收，可补充营养，增强抗病能力，适于先天不足、后天失调、手术后体虚、肝肾疾病、心脑血管疾病患者。有健脾利湿、和中开胃、活血通络、温中下气之功效，对脾胃虚弱、水肿、溃疡、气管炎、哮喘、糖尿病有很好的滋补食疗作用。

产后妇女炖食鲫鱼汤，既可以补虚，又有通乳催奶的作用。

能补肝养目、健脑益智。

选购

买鱼要鲜活的，死鱼不要买。新鲜鲫鱼鳞片、鳍条完整，光滑整洁，无病斑，无创伤，以体色青灰、体形健壮为好。

公鱼体形修长，而母鱼则圆一些。鲫鱼的肛门处，流出鱼子的是母鱼，流白色乳液的是公鱼。

储藏

把鱼放在90℃的热水里烫2秒钟，杀菌去毒，捞起来放入冰箱里冷藏可使鱼的保鲜时间比原来延长一倍。

用浸湿的纸贴在鱼的眼睛上，使鱼的死亡腺保持较长时间不断，从而延长鱼的寿命。

在活鲫鱼的鼻孔里滴上一两滴白酒，然后把鱼放在通气的篮子里，上面盖一层湿布，两三天内鱼不会死去。

小贴士

鲫鱼下锅前最好去掉其咽喉齿，可减少泥腥味。

各种鱼中，唯有鲫鱼可常食。

鱼子中胆固醇含量较高，中老年人和高血脂、高胆固醇者应忌食。

将鱼去鳞剖腹洗净后，倒一些黄酒，就能除去鱼的腥味。

鲫鱼肉嫩味鲜，尤其适于做汤，与豆腐搭配最佳。

感冒发热期间不宜多吃。

吃鱼前后忌喝茶。

鲫鱼不宜和沙参、蜂蜜、猪肝、鸡肉、鹿肉以及中药麦冬、厚朴一同食用。

生活小窍门

怎样吃鲫鱼少刺

将买回来的新鲜鲫鱼处理干净后，拿刀顺着鲫鱼的脊背骨到鱼尾两侧一丝丝切过（不宜深切到鱼肚），吃鱼的时候就吃不到刺了。

代表性食品的做法

鲫鱼豆腐

原料：鲫鱼1条，豆腐1块，油、郫县豆瓣、辣椒粉、花椒粉、姜、蒜苗、盐、料酒适量。

做法：1. 鲫鱼去鳞剖杀洗净，鱼身两面各斜剖几刀，抹一点盐待用；姜洗净切成小片；蒜切成小片。

2. 豆腐切成块，用开水煮5分钟，移至微火上待用。

3. 炒锅下油烧至六成热，下鲫鱼两面煎黄起锅。

4. 炒锅下油烧至五成热，下豆瓣、姜、花椒、辣椒粉，爆香。

5. 放入鱼、豆腐、料酒、味精、蒜苗，加水同煮入味。

鲈鱼

鲈鱼：补肝益脾不肥胖

鲈鱼别名鲁鱼、花鲈、鲈板、花寨、大板等，松江鲈鱼与黄河鲤鱼、松花江鲑鱼、兴凯湖白鱼并称为“中国四大名鱼”。鲈鱼肉为蒜瓣形，肉质白嫩、清香，没有腥味，秋末冬初成熟的鲈鱼特别肥美。“江上往来人，但爱鲈鱼美”，西晋时一个叫张翰的人在京城洛阳做官多年，有一天突然想起了家乡的莼菜鲈鱼，竟辞官而去，被后人称为“莼鲈之思”。

营养成分

人体必需营养素（每100克中）

热量：100.00千卡

蛋白质：18.60克

脂肪：3.40克

碳水化合物：0.40克

矿物质（每100克中）

钙：56.00毫克

铁：1.20毫克

磷：131.00毫克

钾：205.00毫克

钠：144.40毫克

铜：0.05毫克

镁：37.00毫克

锌：2.83毫克

硒：33.10微克

维生素（每100克中）

A：19.00微克

B_1：0.03毫克

B_2：0.17毫克

B_{12}：4.60微克

D：30.00微克

E：0.75毫克

烟酸：3.10毫克

养生功效

鲈鱼富含蛋白质、维生素及各种矿物质，具有补肝肾、益脾胃、化痰止咳之效，对肝肾不足的人有很好的补益作用。

还可健身补血、健脾益气，可治胎动不安、少乳等症，适于孕产妇，既补身、又不会造成营养过剩而导致肥胖。

铜元素缺乏的人可食用鲈鱼来补充，以维持神经系统的正常功能，并参与代谢酶的功能发挥。

选购

选购时扒开鱼鳃，颜色血红的较新鲜。

储藏

少量鲈鱼肉可放冰箱保存。

小贴士

患有皮肤病、疮肿者忌食。鲈鱼忌与牛羊油、奶酪和中药荆芥同食。

生活小窍门

鲈鱼制作窍门

为了保证鲈鱼的肉质洁白，宰杀时应把鲈鱼的鳃夹骨斩断，倒吊放血，待血污流尽后，放在砧板上，从鱼尾部跟着脊骨逆刀上，剖断胸骨，将鲈鱼分成软、硬两边，取出内脏，洗净血污即可。

代表性食品的做法

清蒸鲈鱼

原料：松江鲈鱼1条，酱油、黄酒、胡椒粉、香油、葱、丝、红椒适量。

做法：1. 刮鳞去内脏，从鱼的背部划刀，洗净待用。

2. 将鱼平放大盘上，淋少许酱油、黄酒、胡椒粉和香油，撒上葱丝、姜丝、红椒丝。

3. 放入沸水笼屉，同时蒸上小半碗酱油待用。

4. 大约15分钟后取出，淋上蒸过的酱油即可。

鳝鱼

鳝鱼：补血益智增视力

鳝鱼是我国特产，又名黄鳝、长鱼、无鳞公子、海蛇、蛆鱼、黄蛆等，常生活在稻田、小河、小溪、池塘、河渠、湖泊等水底淤泥层。鳝鱼肉质细嫩，味道鲜美，刺少肉厚。

营养成分

人体必需营养素（每100克中）

热量：89.00千卡
蛋白质：18.00克
脂肪：1.40克
碳水化合物：1.20克

矿物质（每100克中）

钙：42.00毫克
铁：2.50毫克
磷：2.60毫克
钾：263.00毫克
钠：70.20毫克
铜：0.05毫克
镁：18.00毫克
锌：1.97毫克
硒：34.60微克

维生素（每100克中）

A：890.00微克
B_1：0.06毫克
B_2：0.98毫克
B_6：0.10毫克
B_{12}：2.30微克
C：2.00毫克
D：21.00微克
E：1.34毫克
泛酸：0.86毫克
烟酸：3.70毫克
叶酸：9.00微克

养生功效

富含DHA和卵磷脂，是脑细胞不可缺少的营养，能提高记忆力；也是构成人体各器官组织细胞膜的主要成分，有很强的补益功能，特别对身体虚弱、病后以及产后之人效果明显。

特含降低血糖和调节血糖的“鳝鱼素”，且所含脂肪极少，是糖尿病患者的理想食品。

含丰富维生素A，能增进视力，促进皮膜的新陈代谢。

还有补气养血、温阳健脾、滋补肝肾、祛风通络等多种保健功能，适用于内痔出血、气虚脱肛、子宫脱垂、肾虚腰痛、四肢无力、风湿麻痹、口眼歪斜等症。

选购

鳝鱼体形似蛇，圆筒状，头粗尾细，无鳞，体表有一层光滑的黏膜，呈黄褐色，有不规则的暗黑斑点，全身只有一根三棱刺。

鳝鱼浑身黏液丰富，色黄褐而发亮，并不停游动，皮肤不反白，无溃疡及斑点，肚子不膨胀，在水中不翻白肚皮的为好。

健康的鳝鱼在水中不会长时间将头伸出水面，若发现长时间伸头出水的黄鳝则应将其剔出。

储藏

如果鳝鱼一时吃不完，可放入水缸内养几天，最好用井水和河水。若天气热，应勤换水。

小贴士

由于鳝鱼含有组氨酸，当鳝鱼死后，组氨酸发生变化，产生有毒物质，因此，死鳝鱼不能食用，宜现杀现烹。

鳝鱼动风，有瘙痒性皮肤病者忌食；有痼疾宿病者，如支气管哮喘、淋巴结核、癌症、红斑性狼疮等应谨慎食用；另凡病属虚热，或热症初愈、痢疾、腹胀者不宜食用。

鳝鱼不宜于狗肉、狗血、南瓜、菠菜、红枣同食。

小暑前后一个月的夏鳝鱼最为滋补味美。

生活小窍门

鳝鱼去骨方法

鳝鱼表皮富含黏液，手抓比较黏滑，剔骨易伤手。可在锅内加水（可以加一些盐、葱、姜、料酒和醋去除腥味），放入鳝鱼，烧开后熄火焖上5分钟（焯鳝鱼的时候，要掌握好火候，不要煮烂）。将鳝鱼从锅中捞出，背朝上肚朝下放在案板上，左手按住鳝鱼头，右手拿牙签从头到尾划3下，鳝鱼的骨就能轻易地剥离出来。

代表性食品的做法

干煸鳝鱼

原料：鲜活黄鳝1条，芹菜100克，郫县豆瓣20克，油、料酒、姜、蒜、盐、酱油、花椒粉适量。

做法：1. 鲜活黄鳝剖腹去骨，斩去头尾，切成丝。

2. 芹菜切段焯熟，郫县豆瓣剁细。

3. 炒锅倒油烧热，下鳝鱼丝煸至水分基本挥发后，烹入料酒，小火焖5分钟。

4. 下豆瓣大火煸炒至油呈红色，下姜、蒜丝炒匀，加盐、酱油、芹菜、花椒粉稍炒即可。

甲鱼

甲鱼：滋阴壮阳净血强

甲鱼学名鳖，又称水鱼、团鱼、鼋鱼、王八，其头像龟，但背甲没有乌龟般的条纹，边缘呈柔软状裙边，颜色墨绿。甲鱼营养丰富，具有较高的药用、食疗价值，无论蒸煮、清炖，还是烧卤、煎炸，都风味香浓，是人们喜爱的滋补佳肴。

营养成分

人体必需营养素

（每 100 克中）

热量：197.00 千卡

蛋白质：16.50 克

脂肪：0.10 克

碳水化合物：1.60 克

矿物质（每 100 克中）

钙：107.00 毫克

铁：1.40 毫克

磷：135.00 毫克

钾：150.00 毫克

钠：10.00 毫克

铜：0.05 毫克

镁：23.00 毫克

锌：4.40 毫克

硒：3.25 微克

维生素（每 100 克中）

A：94.00 微克

B_1：0.62 毫克

B_2：0.37 毫克

B_6：0.11 毫克

B_{12}：1.20 微克

C：1.00 毫克

D：4.00 微克

E：1.00 毫克

K：5.00 微克

泛酸：0.20 毫克

烟酸：3.70 毫克

叶酸：16.00 微克

养生功效

甲鱼全身都是宝，含有丰富的优质蛋白质、氨基酸、矿物质、微量元素及维生素等，具有鸡、鹿、牛、猪、鱼等 5 种肉的美味，食用、药用价值很高。

可养阴清热，平肝息风，软坚散结，补劳伤，壮阳气。

能有效地预防和抑制肝癌、胃癌、急性淋巴性白血病，并用于防治因放疗、化疗引起的虚弱、贫血、白细胞减少等症。

有较好的净血作用，常食者可降低血胆固醇，因而对高血压、冠心病患者有益。

对肺结核、贫血、体质虚弱等多种病患亦有一定的辅助疗效。

选购

甲鱼分为清水甲鱼和黄沙甲鱼两类。清水甲鱼，背壳呈青色，质量上乘；黄沙甲鱼背壳则呈黄色，质量为次。

一般选购 500 克左右的雄性甲鱼为佳，若要鉴别甲鱼雌雄，只要看其尾部，超出背壳为雄性，反之为雌性。鳖裙（即鳖甲四周的柔软部分）厚、形体完整、鲜活、动作敏捷、无损伤的鳖质量最好，滋补作用也最强。

每年农历六月前后，被蚊子咬过的甲鱼，质量最次，习惯上称之为“蚊子甲鱼”。自然死掉或被蚊虫叮咬而死的鳖含有巨毒物质——组胺，食之将中毒，甚至危及生命，千万不要购买。

野生甲鱼的背壳呈灰黑色，有 5 朵深黑色的花纹；腹部的颜色为灰色，同样有 5 朵花纹；脚趾尖共有 5 个，看起来又细又尖。

人工饲养甲鱼的背壳上面虽然也有花纹，但不止 5 朵，腹部无花纹，腹部的颜色通常为浅黄色或黑黄色，趾尖有 5 个，但没有野生甲鱼那样细而尖。

储藏

甲鱼宜养于垫有细沙的清水池或瓦盆中，池水或盆水不宜太深，能淹没甲鱼背部便可。

小贴士

甲鱼营养全面，最适宜于做汤喝，民间有“鲤鱼吃肉，王八喝汤”的说法。

肝炎患者由于胃黏膜水肿，小肠绒毛变粗变短，胆汁分泌失调等因素，消化吸收机能大大减弱，而甲鱼含有很丰富的蛋白质，病人食后不仅难以吸收，反而会加重肝脏负担，使食物在肠道中腐败，从而会引起腹痛、恶心、呕吐等症；严重时肝细胞还会大量坏死，血清胆红素剧增，血氨浓度升高，诱发肝昏迷，所以不宜食用。

肠胃功能虚弱、消化不良的人应慎吃，患有肠胃炎、胃溃疡、胆囊炎等消化系统疾病患者不宜食用。

失眠、孕妇及产后泄泻也不宜食用，以免吃后引发胃肠不适等症或产生其他副作用。

食用不卫生的变质甲鱼，很容易引起食物中毒。

生甲鱼血和胆汁配酒，会使饮用者中毒或罹患严重贫血症。

甲鱼不宜与鸡蛋及苋菜同食。

生活小窍门

甲鱼去腥味

甲鱼虽然味道鲜美，但有腥味，简便、有效的去腥办法就是杀甲鱼时，从内脏里挑出胆囊，取出胆汁，待甲鱼洗净后，在胆汁中加些水，涂抹其全身，稍放片刻再用清水漂洗干净。这样处理后的甲鱼，再烹制时就没有腥味，而且味道更加鲜美。甲鱼胆汁不苦，不用担心会使甲鱼肉变苦。

代表性食品的做法

清炖甲鱼汤

原料：甲鱼 1 只，泡发香菇 100 克，葱、姜、蒜、绍酒、盐适量。

做法：1. 将甲鱼宰杀后放在热水中，烫2～5分钟捞出，放凉取出内脏，宰下四肢和尾稍，把甲鱼全身的乌黑污皮轻轻刮净。

2. 把甲鱼和香菇、姜、蒜、葱、料酒一起放入锅，加适量清水，大火煮沸，转小火炖 1 小时。

3. 出锅前加盐调味。

2. 海水鱼类

带鱼

带鱼：养肝泽肤利心血

带鱼因其身体扁长形似带子而得名，又称刀鱼、裙带鱼、白带鱼、牙带鱼，以山东、浙江舟山产的为最佳。

带鱼只有中间一条大骨，无其他细刺，食用方便、肉嫩体肥、味道鲜美、营养丰富。

营养成分

人体必需营养素
（每 100 克中）

热量:127.00 千卡
蛋白质:17.70 克
脂肪:4.90 克
碳水化合物:3.10 克

矿物质（每 100 克中）

钙:28.00 毫克
铁:1.20 毫克
磷:191.00 毫克
钾:280.00 毫克
钠:150.10 毫克
铜:0.08 毫克
镁:43.00 毫克
锌:0.70 毫克
硒:36.60 微克

维生素（每 100 克中）

A:29.00 微克
B_1:0.02 毫克
B_2:0.06 毫克
B_6:0.20 毫克
B_{12}:0.90 微克
C:1.00 毫克
D:14.00 微克
E:0.82 毫克
泛酸:0.56 毫克
烟酸:2.80 毫克
叶酸:2.00 微克

养生功效

带鱼脂肪含量高，且多为不饱和脂肪酸，具有降低胆固醇的作用。

含有丰富的镁元素，对心血管系统有很好的保护作用，有利于预防高血压、心肌梗死等心血管疾病。

含有抗癌成分，对辅助治疗白血病、胃癌、淋巴肿瘤等有益。

有养肝补血、泽肤养发健美的功效。

选购

体形完整，宽厚鲜肥，坚硬不弯，眼亮，洁白，亮点呈粉色薄膜为优。

如果鱼体颜色发黄，无光泽，有黏液，肉质发红，鳃黑，破肚者为劣质鱼，不宜食用。

小带鱼体形损坏严重，多破肚，刺多肉少，质量最差。

储藏

因为市场上的带鱼多是冷冻品，不要用水洗，回家后直接放入冰箱就可以了。

也可以把带鱼切块，清除内脏和鳃，这样保鲜效果会更好。

吃多少用多少，全部化冻以后再冻会影响口感。

小贴士

带鱼含磷较多，晚上会发出荧光（很多海洋产品都有此现象），没有危害。

带鱼属动风发物，凡患有疥疮、湿疹等皮肤病或皮肤过敏者忌食。

患红斑狼疮、淋巴结核、支气管哮喘之人忌食。

带鱼忌用牛油、羊油煎炸。

不可与甘草、荆芥同食。

带鱼腥气较重，宜糖醋或红烧。

生活小窍门

带鱼快速去鳞法

将带鱼放入 80℃ 左右的水中，烫大约 10 秒钟，然后立即将带鱼放入冷水用刷子刷或者用手刮一下，可以快速去掉带鱼的鳞。如果带鱼比较脏，可用淘米水擦洗，这样不但能把鱼洗净，而且还可避免手被沾污。

代表性食品的做法

红烧带鱼

原料：带鱼 1 条，辣椒、葱、蒜、姜、酱油、食用油、鸡精适量。

做法：1. 葱切成丝，蒜、姜、辣椒切片备用。

2. 带鱼洗净切段，在鱼身上划几下，保

证入味。

3. 将带鱼撒上鸡精放10分钟。

4. 热锅放油，将带鱼段放入煎炸至金黄捞出。

5. 将葱、蒜、姜、辣椒放入爆炒出香味。

6. 再放入带鱼及少许酱油翻炒。

黄鱼

黄鱼：开胃益气抗衰老

黄鱼有大小黄鱼之分，又名黄花鱼，因鱼头中有两颗坚硬的石头，叫鱼脑石，故又名"石首鱼"。大黄鱼又称大鲜、大黄花、桂花黄鱼；小黄鱼又称小鲜、小黄花、小黄瓜鱼。大小黄鱼和带鱼一起被称为我国三大海产。每年春季，黄鱼向沿海洄游，可绵亘数里，声如响雷；秋冬季又向深海区转移。

营养成分

人体必需营养素（每100克中）

热量:96.00千卡

蛋白质:7.70克

脂肪:2.50克

碳水化合物:0.80克

矿物质（每100克中）

钙:53.00毫克

铁:0.70毫克

磷:174.00毫克

钾:260.00毫克

钠:120.30毫克

铜:0.04毫克

镁:39.00毫克

锌:0.58毫克

硒:42.60微克

维生素（每100克中）

A:10.00微克

B_1:0.03毫克

B_2:0.10毫克

B_6:0.18毫克

B_{12}:2.50微克

D:62.00微克

E:1.13毫克

泛酸:0.18毫克

烟酸:1.90毫克

叶酸:6.00微克

养生功效

黄鱼有健脾开胃、安神止痢、益气填精之功效，对贫血、失眠、头晕、食欲不振及妇女产后体虚有良好疗效。

含有丰富的蛋白质、矿物质和维生素，对人体有很好的补益作用，对体质虚弱和中老年人来说，食用黄鱼会收到很好的食疗效果。

含有丰富的微量元素硒，能清除人体代谢产生的自由基，延缓衰老，并对各种癌症有防治功效。

选购

黄鱼干又称黄鱼鲞，是以鲜大黄鱼腌制晒干而成。优质黄鱼干的肉质紧密不软，呈丝状，洁净有光泽，气味清香，不泛油。

市场上时有小黄鱼被染色，主要是为了掩盖鱼体已经不新鲜的缺陷，以次充好，蒙骗消费者，用湿手一摸就能辨别出来。

储藏

可放冰箱里保存。

小贴士

黄鱼的肉质鲜嫩，适合清蒸，如果用油煎，油量需多一些，以免将黄鱼肉煎散，煎的时间也不宜过长。

烧黄鱼时，揭去头皮，可除去异味。

黄鱼是发物，哮喘病人和过敏体质的人应慎食。

黄鱼不能与中药荆芥同食。

不宜与荞麦同食，否则会引起消化不良。

生活小窍门

炸黄鱼时巧放苏打

用油炸的方式烹制黄鱼时，可在面粉糊里放一点小苏打，这样做出来的黄鱼既松又脆，口味极佳。因为小苏打受热后分解，会产生大量的二氧化碳，使油炸面糊里出现许多气孔，炸出的鱼更松脆。

代表性食品的做法

豆瓣黄鱼

原料：黄鱼400克，豆瓣酱20克，冬瓜20克，植物油、清汤、料酒、精盐、葱、姜各适量。

做法：1. 黄鱼去鳞、鳃和内脏，洗净，用刀在鱼身两侧打上斜直刀纹。

2. 葱、姜切末；冬瓜切成丁。

3. 炒锅倒油烧热，加葱姜末煸炒出香味，加豆瓣酱略炒后加清汤、料酒、精盐烧开。

4. 下入黄鱼，改用中火烧至入味，待六成熟后，加入冬瓜丁煨烧至熟。

墨鱼

墨鱼：养血止血补肾精

墨鱼又称乌贼鱼、墨斗鱼、目鱼等，干者叫明鱼，产地分布很广，我国舟山群岛出产最多。墨鱼肉、蛋、脊骨（中药名为海螵蛸）均可入药，是妇女贫血、血虚经闭的佳珍。

营养成分

人体必需营养素（每100克中）

热量:287.00千卡

蛋白质:65.30克

脂肪:1.50克

碳水化合物:1.40克

矿物质（每100克中）

钙:23.90毫克

磷:431.00毫克

钾:1261.00毫克

钠:165.20毫克

铜:4.20毫克

镁:359.00毫克

锌:1.28毫克

硒:104.40微克

维生素（每100克中）

B_1:0.02毫克

B_2:0.04毫克

B_6:0.13毫克

B_{12}:0.40微克

D:21.00微克

E:1.48毫克

K:34.00微克

泛酸:0.55毫克

烟酸:3.50毫克

叶酸:7.00微克

养生功效

有养血滋阴、益胃通气、去淤止痛的功效，用于月经失调、血虚闭经、心悸、遗精、聋、腰酸肢麻等。

具有补肾填精，开胃利水之功效，用于肾虚所致的遗精、滑精。

具有收敛止血等作用，用于胃酸过多、胃及十二指肠溃疡和小儿软骨症。

其墨汁中含有一种复合多糖，有一定的抑癌作用。

选购

优质的墨鱼干体形完整，色泽光亮，平展宽厚，有两条长触须，外膜有粉红色斑点，呈棕红色半透明状，有清香味。

质量较次的局部有黑斑，表面带粉白色，背部呈暗红色。

储藏

墨鱼干可在阴凉干燥处保存，也可放于冰箱保存。

小贴士

墨鱼分切小块，更易入味。

煮墨鱼要不断翻动，否则会一半深色，一半浅色。

痛风、高血压、心血管疾病、肾脏病、糖尿病患者和皮肤易过敏者忌食。

与茄子相克，同食容易引起霍乱。

墨鱼壳，即乌贼板、乌贼骨，是中医上常用的药材，称“海螵蛸”，是一味止血、收敛之常用中药。

生活小窍门

怎样洗墨鱼

墨鱼因体内含有大量墨汁，不易洗净。清洗时，应先撕掉表皮，剥开背皮，拉掉灰骨。然后多放些清水，将墨鱼放入其中，在水中将其头和内脏一起拉出来，然后挖掉墨鱼的眼珠，其眼中含有大量墨汁，在水中挖眼珠可避免溅出。使之流尽墨汁，再冲洗干净。

洗前应泡在溶有小苏打的热水中，泡透以后就很容易去掉鱼骨，剥去表皮。

代表性食品的做法

墨鱼冬瓜粥

原料：墨鱼 150 克，冬瓜 100 克，粳米 100 克，料酒、盐、味精、葱、姜、蒜、胡椒粉、麻油适量。

做法：1. 墨鱼、冬瓜洗净切小块。

2. 粳米洗净煮粥，熟后放入墨鱼、冬瓜块。

3. 煮一会儿后再加料酒、盐、味精、葱、姜、蒜、胡椒粉、麻油调味。

海参

海参：助性丰乳清血管

海参又名刺参、海鼠、海瓜，因补益作用足敌人参而得名。海参是典型的高蛋白、低脂肪食物，肉质软嫩，营养丰富，是海味“八珍”之一，与燕窝、鲍鱼、鱼翅齐名，在名馔佳肴中往往扮演着“压轴”的角色。

营养成分

人体必需营养素（每100克中）

热量:71.00千卡

蛋白质:16.50克

脂肪:0.20克

碳水化合物:0.90克

矿物质（每100克中）

钙:285.00毫克

铁:13.20毫克

磷:28.00毫克

钾:43.00毫克

钠:502.90毫克

铜:0.05毫克

镁:149.00毫克

锌:0.63毫克

硒:63.93微克

维生素（每100克中）

A:42.00微克

B_1:0.03毫克

B_2:0.04毫克

B_6:0.04毫克

B_{12}:2.30微克

E:10.00毫克

K:3.14微克

泛酸:0.71毫克

烟酸:0.10毫克

叶酸:4.00微克

养生功效

海参含复合多糖和软骨素，有延缓衰老、消除疲劳、提高免疫力、增强抵抗疾病的能力。

所含精氨酸具有改善脑、性腺神经功能传导作用，减缓性腺衰老，提高勃起能力。

含有两种不饱和脂肪酸，对胎儿大脑细胞发育起至关重要的作用。还能养血润燥、修补组织，使孕产妇的乳房丰满，乳汁充盈。

所含海参皂甙，是一种抗毒剂，能抑制肿瘤细胞的生长与转移，有效防癌、抗癌。

选购

选购海参时，主要以体形的大小、肉质的厚薄及体内有无沙粒来鉴别其质量。体形大、肉质厚、体内无沙粒者为上品；体形小、肉质薄、原体没有剖开、体内有沙粒的较差。

优质海参参体为黑褐色、鲜亮、呈半透明状，参体内外膨胀均匀呈圆形，肌肉薄厚均匀，内部无硬心，手持参的一头颤动有弹性，肉刺完整。

劣质海参参体发红，体软且发黏，参体枯瘦、肉薄、坑陷大，肉刺倒伏，尖而不直。

很多假海参是在海参中添加大量盐和糖精，以增加重量。

储藏

鲜海参不易保存，通常人们都把鲜海参高温挂盐后再晒干，有的拌上草木灰以利于保存。把海参用绳子穿起来，挂在通风的地方也可。

发好的海参不能久存，最好不超过3天，存放期间用凉水浸泡上，每天换水2~3次。发好的海参不能再冷冻，否则会影响质量。

如是干货保存，最好放在密封、防潮的木箱中。

把海参和蒜放在一起，再用塑料袋密封即可。

小贴士

海参是食疗佳品，所以价格也高。其实补益效果要坚持吃才能有效，如果只吃一顿两顿，也就是补充些蛋白质，不可能有立竿见影的奇效。

年龄太小的儿童最好少吃海参。

患急性肠炎、菌痢、感冒、咳痰、气喘及大便溏薄、出血兼有淤滞及湿邪阻滞的患者忌食。

海参不宜与甘草、醋同食。

泡发好的海参应反复冲洗以去除残留化学成分。

海参发好后适合于红烧，葱烧、烩等烹调方法。

生活小窍门

海参泡发及去涩味的方法

皮厚坚硬的海参，先放在火中烧皮，然后用小刀刮去焦枯皮层，放入冷水中浸泡两天，到体质回软取出同水放入锅中加热，水开后改小火焖约2小时，之后捞出剖肚，取出沙肠，再放入冷水桶中浸泡，热天4小时，冷天一昼夜。接着再回锅煮开，小火焖一个半小时，捞出放入清水浸泡4~5小时，即可发透。

皮薄肉嫩的海参，要先放入木桶中，倒进开水加盖，泡约12小时，捞出用清水冲洗后即可剖肚取肠，没有变软的可继续泡至变软为止。

泡发海参时，切莫沾油脂、碱、盐，否则会妨碍海参吸水膨胀；甚至会使海参溶化，腐烂变质。

把泡发好的海参，放在加了醋的开水中浸泡10几分钟，待海参遇酸收缩变硬，酸与海参中的碱性物质中和后，再将海参放入清水中漂3~4个小时，而且中途还要换几次清水，直至将海参漂至回软且无酸味和涩味为止。

代表性食品的做法

海参豆腐

原料：水发海参100克，鲜嫩豆腐300克，鸡蛋3个，香菇20克，鲜牛奶150毫升，淀粉、料酒、葱、姜、盐、味精适量。

做法：1. 将鲜嫩豆腐加入鲜牛奶、鸡蛋、味精、精盐搅拌均匀，上屉蒸20分钟，取出待用。

2. 水发海参洗净，入沸水锅焯一下，捞出切成海参片待用。

3. 炒锅加油烧热，加入葱花、姜末炒香后下入海参片熘炒，烹入料酒，翻炒均匀。

4. 加入鸡汤、水发香菇，加精盐、味精，用湿淀粉勾芡，起锅装入汤盘。

5. 海参放在盘中间，再将蒸好的奶汁豆腐放在海参四周。

3. 介壳类

鲍鱼

鲍鱼：抗癌明目调血压

鲍鱼原义是臭腌鱼，亦称鳆鱼、海耳、九孔螺，其壳药用称为石决明。鲍鱼虽名为鱼，实则是海产贝类，其肉质柔嫩细滑，滋味极其鲜美，被人们视为“海味之冠”。鲍鱼不但是馈赠亲朋好友的上等吉利礼品，而且是宴请、筵席及逢年过节餐桌上的必备“吉利菜”之一。

营养成分

人体必需营养素

（每100克中）

热量:84.00千卡

蛋白质:12.60克

脂肪:0.80克

碳水化合物:6.60克

矿物质（每100克中）

钙:266.00毫克

铁:22.60毫克

磷:77.00毫克

钾:136.00毫克

钠:2011.70毫克

铜:0.72毫克

镁:59.00毫克

锌:1.75毫克

硒:21.38微克

维生素（每100克中）

A:24.00微克

B_1:0.01毫克

B_2:0.16毫克

B_6:0.02毫克

B_{12}:0.40微克

C:1.00毫克

D:24.00微克

E:2.20毫克

K:23.00微克

泛酸:1.00毫克

烟酸:0.20毫克

叶酸:22.00微克

胡萝卜素:0.03毫克

养生功效

鲍鱼含有丰富的蛋白质,还有较多的钙、铁、碘和维生素A等营养元素。

富含丰富的球蛋白,鲍鱼的肉中还含有一种被称为“鲍素”的成分,能够破坏癌细胞必需的代谢物质。

具有滋阴补养功效,并是一种补而不燥的海产,吃后没有牙痛、流鼻血等副作用,多吃也无妨。

能养阴、平肝、固肾,可调整肾上腺分泌,具有双向性调节血压的作用。

有调经、润燥、利肠之效,可治月经不调、大便秘结等疾患。

可养肝明目,主治肝热上逆、头晕目眩、骨蒸劳热、青盲内障、高血压眼底出血等症。

选购

鲜鲍鱼外表有一层黝黑的胶质,用手抚摸十分柔软。鲍鱼死后,黝黑色的胶质就会褪去,便会慢慢显得雪白,肉质趋硬,体质组织起了变化,本身浓郁的香味便会消失,吃起来口感也差很多。

将鲜鲍鱼剥去贝壳,去掉内脏和薄膜,洗净,放入开水锅中煮熟,取出晾干即成干鲍鱼。由于干鲍鱼在市面上的售价不菲,因此有的商贩用“干石鳖”冒充“干鲍鱼”出售。“石鳖”肉体较薄,晒干后会收缩弯曲,且其足的边缘很粗糙。而且“石鳖”背部中央有片壳板,加工晒干时虽被剥掉,但会留下道明显的印痕。

鲍鱼个越大,外形完整,底部肥阔,鲜明而带光泽,在灯光下照射,呈现红色的为好。

个小、有缺口、背部有裂痕、瘦长、外干内湿,光照下呈现黑点的为次。

储藏

干鲍鱼在通风凉爽处风干,入避免日光照射的器皿中存放。一段时间后,鲍鱼表面有一层“白霜”,不是发霉,而是盐分渗出表面,不影响食用。

忌长期存放于冰箱内,这样会使鲍鱼失去特有的味道。

湿发鲍鱼可以用塑料袋装好,再用铝箔纸完全密封,存于冷冻库中。

将鲍鱼浸在汤汁中,并封紧,置于冷藏中保存,就可避免鲍鱼肉质风干、老化,失去原有的滋味。

小贴士

活鲍鱼用刷子刷洗壳后，将鲍鱼肉整粒挖出，切去中间与周围的坚硬组织，以粗盐将附着的黏液清洗干净。活鲍鱼在清洁处理后，一般不需刻意烹调，就可品尝到绝佳的风味。

夜尿频、气虚哮喘、血压不稳、精神难以集中者适宜多吃鲍鱼。

糖尿病患者也可用鲍鱼做辅助治疗，但必须配药同炖，才有疗效。

一定要烹透，不能吃半生不熟的。有些人吃鲍鱼胃痛，这是因为它的高蛋白质颇难消化的缘故。

痛风患者及尿酸高者不宜吃鲍肉，只宜少量喝汤。

感冒发烧或阴虚喉痛的人不宜食用。

鲍鱼忌与鸡肉、野猪肉、牛肝同食。

生活小窍门

干鲍鱼的水发方法

放入冷水中浸泡24小时，再用刷子刷去泥沙，洗净后放入开水锅内煨1~2小时，离火后焖5~6小时。

洗净后放入碗内，再上笼屉蒸5~6小时。

洗净后放入温水中浸24小时，再放入开水锅内煮1小时，捞出，放瓷盆内，倒入兑好的碱水，浸泡至回软无硬心。

代表性食品的做法

瘦肉鲍鱼汤

原料：鲍鱼（连壳）500克，夏枯草50克，瘦猪肉20克，盐适量。

做法：1. 将新鲜鲍鱼壳和肉分离，清水擦洗干净，鲍鱼肉切成片状。

2. 与夏枯草、瘦猪肉一齐放入已经用猛火烧开的清水内，改用中火，继续煲3小时左右，以少许盐调味。

牡蛎

牡蛎：解毒美肤调生理

牡蛎俗称蚝，别名蛎黄、蚝白、海蛎子，是唯一能够生吃的贝类。鲜牡蛎肉青白色，质地柔软细嫩，味道鲜美，营养丰富，被称为“海洋牛奶”，在我国有“南方之牡蛎，北方之熊掌”之说。

营养成分

人体必需营养素（每100克中）

热量：85.00千卡

蛋白质：5.20克

脂肪：2.60克

碳水化合物：10.20克

胆固醇：77.00克

矿物质（每100克中）

钙：119.00毫克

铁：7.10毫克

磷：120.00毫克

钾：59.00毫克

钠：24.10毫克

镁：14.00毫克

锌：5.47毫克

硒：72.80微克

维生素（每100克中）

A：20.00微克

B_1：0.01毫克

B_2：0.13毫克

E：1.17毫克

烟酸：1.10毫克

养生功效

牡蛎所含牛磺酸，可以促进胆汁分泌，分解胆固醇，排除堆积在肝脏中的中性脂肪，提高肝脏的解毒作用，可以防治狭心症、心肌梗死、脑栓塞。

大量精氨酸和微量元素铅可以促进激素的形成与分泌，因此对生理不调、不孕症、更年期障碍等也有很好的疗效。可以提高性功能，能治疗性功能下降、阳痿、前列腺肥大、性器官发育不全等男性疾病。

氨基酸合成谷胱甘肽可以防止皮肤干燥，促进皮肤的新陈代谢，分解皮下黑色素，产生白里透红的娇嫩皮肤。

牛磺酸和糖元可以提高肝脏的机能、抑制乳酸的积蓄，加快疲劳身体的恢复与体力的增进。所含糖元对促进胎儿的生长发育、矫治孕妇贫血和对孕妇的体力恢复有好处。

有利于胰岛素分泌和利用，使恶性肿瘤细胞对放射线敏感性增强，对其生长有抑制作用。

除去体内的活性酸素，提高免疫力，抑制衰老。

所含维生素 B_2 具有活跃造血功能的作用，对于特有的缺铁性贫血的治疗相当有效。能改善血液循环，抑制细胞的老化，促进新陈代谢，女性冷血症与低血压也会得到改善。

选购

近江牡蛎呈圆形、卵圆形或三角形等；长牡蛎呈长片状，背腹缘几平行；大连湾牡蛎呈类三角形，背腹缘呈八字形。

选择个大的，最好带外壳的鲜牡蛎。

鲜牡蛎的壳黑白分明，平常自然张开，一旦轻轻敲击后就会紧紧闭上。

用手摇，如果是感觉里面空洞或者有活动物的，可能是空的或者是死的。

煮熟后牡蛎壳稍微张开是好的，这代表煮前是活的，煮时有反应；如果是死的，壳会一直紧闭，没有反应。

去壳牡蛎以完整丰满，边缘乌黑，肉质富有弹性，带有光泽者佳；若韧带处呈泛黄色或白色，表示不够新鲜。

储藏

新鲜的可放于冰箱低温保存。但是肥满度就会降低，口感也会有所变化。

可先煮过后再放入冰箱冷藏。

干牡蛎可置阴凉、干燥处保存，防灰尘。

小贴士

牡蛎虽可以生吃，但为了健康安全，熟食更好。

牡蛎忌与麻黄、吴茱萸、辛夷、糖同食。

牡蛎不宜多服久服，以免引起便秘和消化不良。

虚而有寒者忌食，患有急慢性皮肤病者忌食。

脾胃虚寒、滑精、慢性腹泻、便溏者不宜多吃。

生活小窍门

牡蛎怎么清洗？

先用盐泡一会，时间最好长一点，脏东西就出来了，然后再清洗。清洗牡蛎时，最好戴乳胶手套，把牡蛎放入水中，用刷子把牡蛎壳上附着的泥沙刷洗干净就可以了。如果买的是新鲜的牡蛎肉，里面往往混有破碎的牡蛎壳或其他杂质，只要往其中滴入适量的植物油(花生油)，就比较容易清洗干净。

代表性食品的做法

天然牡蛎汤

原料：鲜牡蛎肉 60 克，紫菜 100 克，葱、姜，盐、味精、胡椒粉、料酒适量。

做法：1. 牡蛎肉洗净，切小片。

2. 紫菜清洗放入锅中，加清水、蛎肉片、葱花、姜丝煮熟。加入精盐、味精、胡椒粉、绍酒调味。

大龙虾

大龙虾：养血壮阳利神经

大龙虾又名大虾、龙头虾、虾魁、海虾等，是海洋中最大的虾类，民间又俗称虾王。龙虾体大肉多，营养丰富，滋味鲜美，是名贵的水产品。

营养成分

人体必需营养素（每 100 克中）

热量：90.00 千卡

蛋白质：18.90 克

脂肪：1.10 克

碳水化合物：1.00 克

胆固醇：0.12 克

矿物质（每 100 克中）

钙：21.00 毫克

铁：1.30 毫克

磷：221.00 毫克

钾：257.00 毫克

钠：190.00 毫克

铜：0.54 毫克

镁：22.00 毫克

锌：2.79 毫克

硒：39.36 微克

维生素（每 100 克中）

B_2：0.03 毫克

E：3.38 毫克

烟酸：4.30 毫克

养生功效

含有人体所必需的而体内又不能合成或合成量不足的 8 种氨基酸，维生素含量高，有补肾壮阳、通乳抗毒、养血固精、化淤解毒、益气滋阳、通络止痛、开胃化痰等功效，适宜于肾虚阳痿、遗精早泄、乳汁不通、筋骨疼痛、手足抽搐、全身瘙痒、皮肤溃疡、身体虚弱和神经衰弱等病人食用。

脂肪含量低，易被人体消化和吸收，具有防止胆固醇在体内蓄积的作用。

含有人体所必需的矿物成分，可保持神经、肌肉的兴奋性。

选购

在市场应选择体格健壮、爬行有力的。

不宜挑选过大的个体，大个口感不一定好。

储藏

大龙虾有着极强的生命力，常温下，用塑料泡沫箱肚皮朝下储藏比较好。太热或过冷的天气，最好放到空调房里，温度控制在 12℃～18℃。

小贴士

烹制龙虾要注意放尿，虾腹朝下，扳起尾部，用一只筷子从近尾叶的底端插入其体内，再抽出筷子，会随着排出一道有异味的液体，如不去除，会影响口味。

患过敏性鼻炎、支气管炎、反复发作性过敏性皮炎的老年人不宜吃虾。

虾为发物，患有皮肤疥癣者忌食。

色发红、身软、掉爪的虾不新鲜尽量不吃，死虾、腐败变质虾不可食。

不宜与葡萄、石榴、山楂、柿子等同食。

不宜与猪肉、狗肉、鸡肉、獐肉、鹿肉、南瓜同食。

生活小窍门

巧手吃龙虾

首先戴上围兜，然后以左手将龙虾固定在盘中，右手用力拔下龙虾大螯，放在盘子边。继续将龙虾身躯固定在盘中并以筷子取出尾部的虾肉，分切成数小块，以便蘸酱。然后用手拔下小虾螯，由有裂口的这一端吸取甜美的虾肉和汁液。接下来将放在盘子边的大虾螯夹裂，取出虾肉，分切成数小块，蘸上你喜欢的酱汁。此外，不要忘记吃营养丰富的龙虾卵和虾脑。

代表性食品的做法

西兰大龙虾

原料：龙虾净肉200克，西兰花75克，龙虾头1个，龙虾尾1个，盐、料酒、味精、姜汁、蛋清、淀粉适量。

做法：1. 将鲜虾肉切成片，放入碗中，加盐、味精、蛋清、淀粉调匀。

2. 西兰花撕成小朵，洗净。

3. 高汤入碗内，加盐、姜汁、料酒和成调味汁。

4. 龙虾头、尾上屉蒸透取出。

5. 炒锅倒油烧热，把龙虾片放入油中，用筷子搅动打散，滑透。

6. 放入西兰花略滑，一起倒入漏勺控去油。

7. 炒锅放入葱、姜、油烧热，倒入滑好的龙虾肉、西兰花，烹入调味汁，翻炒均匀即可。

扇贝

扇贝：滋阴降压降血清

扇贝又名海扇，其肉质鲜美，营养丰富，经干制后即是“干贝”，为“八珍”之一。扇贝的贝壳色彩多样，肋纹整齐美观，是制做贝雕工艺品的良好材料，到海边旅行的人都喜欢搜集一些扇贝的贝壳作为送给朋友的纪念品。

营养成分

人体必需营养素（每100克中）

热量：60.00千卡

蛋白质：11.10克

脂肪：0.60克

碳水化合物：2.60克

胆固醇：0.14克

矿物质（每100克中）

钙：142.00毫克

铁：7.20毫克

磷：132.00毫克

钾：122.00毫克

钠：339.00毫克

铜：0.48毫克

镁：39.00毫克

锌：11.69毫克

硒：20.22微克

维生素（每100克中）

B_2:0.10 毫克　　烟酸:0.20 毫克

E:11.85 毫克

养生功效

扇贝含一种具有降低血清、胆固醇作用的物质,兼有抑制胆固醇在肝脏合成和加速排泄胆固醇的独特作用,从而使体内胆固醇下降,功效比常用的降胆固醇的药物谷固醇更强。

能消除疲劳症状,令人常有一种清爽的感觉。

扇贝矿物质含量在鱼翅燕窝之上,具有滋阴功能,常食还有助于降血压。

选购

新鲜贝肉色泽正常且有光泽,无异味,手摸有爽滑感,弹性好;不新鲜贝肉色泽减退或无光泽,有酸味,手感发黏,弹性差。新鲜赤贝呈黄褐色或浅黄褐色,有光泽,弹性好;不新鲜赤贝呈灰黄色或浅绿色,无光泽,无弹性。

干贝颗粒越大风味越好,选购时以色泽淡黄有光泽、身干、颗粒完整、大小均匀、肉质细嫩、坚实饱满、无碎片者为佳;色泽老黄、粒小或残缺者次之;颜色深暗或黄黑、肉质老韧者品质更次;如果表面有点点白霜,表示干贝发霉或咸度过高。

储藏

新鲜扇贝买回后不要清洗,分成小包,每包撒些淡盐水,放入冰箱冷冻保鲜。此方法也适用于其他的海鲜或肉食冷冻保鲜。

或取出扇贝肉制成干贝保存。

干贝应该存放在阴凉处或者冰箱中。

小贴士

烹煮干贝前应该用温水浸泡发涨,或用少量清水加黄酒、姜、葱隔水蒸软,再烹制。

不要食用未熟透的贝类,以免传染上肝炎等疾病。

过量食用会影响肠胃的运动消化功能,导致食物积滞,难以消化吸收。

干贝蛋白质含量高,多食可能会引发皮疹。

儿童、痛风病患者不宜食用。

有宿疾者应慎食。

生活小窍门

怎样清洗扇贝

买回来的扇贝先将外面的脏东西洗掉,然后放清水或盐水中泡 1 天,使其将脏东西排泄出来。肉剔除后,放清水内用筷子顺一个方向搅动,泥沙自会沉淀。有时买回的贝会粘有较多泥沙,要仔细清洗,特别是有些贝肉边缘,不易清理,要有耐心。

代表性食品的做法

椒香扇贝

原料:大扇贝 4 个,花椒、姜、蒜、红椒、黄酒、生抽、豉油、高汤、油适量。

做法:1. 洗净贝壳,只留下一面壳,取出贝肉,洗净泥沙。

2. 中小火烧热油,爆香姜、蒜,改小火,调入黄酒、生抽、豉油搅匀。

3. 关火取出姜片不要,锅中汤汁为调味汁。

4. 扇贝上碟摆好,淋上做好的调味汁,以中小火放入锅中隔水蒸熟。

5. 将用油炒出香味的花椒、蒜蓉、红椒碎粒，撒在每只扇贝上。

螃蟹

螃蟹：活血壮骨抑癌变

螃蟹是蟹的俗称，也叫做“螃蠏”，另有趣名“中华绒螯蟹”“横行介士”“无肠公子”等。螃蟹是甲壳类动物，江、河、湖、海、稻田都可生长，其中以阳澄湖产为优。螃蟹不但味美，且营养丰富，是一种高蛋白的补品，素有“一盘蟹，顶桌菜”的民谚。

营养成分

人体必需营养素（每100克中）

热量：95.00千卡

蛋白质：13.80克

脂肪：2.30克

碳水化合物：4.70克

矿物质（每100克中）

钙：2.80毫克

铁：1.60毫克

磷：142.00毫克

钾：232.00毫克

钠：260.00毫克

铜：1.67毫克

镁：47.00毫克

锌：3.32毫克

硒：82.65微克

维生素（每100克中）

A：30.00微克

B_1：0.01毫克

B_2：0.10毫克

B_6：0.18毫克

B_{12}：4.70微克

D：95.00微克

E：2.99毫克

泛酸：0.78毫克

烟酸：2.50毫克

叶酸：22.00微克

养生功效

螃蟹性凉，有活血化淤功效，故对孕妇不利，尤其是蟹爪，有明显堕胎作用。

螃蟹含有一种甲壳质，可以提炼出ACOS－6，具有低毒性免疫激活性质，可抑制癌细胞增殖和转移。

螃蟹蛋白质、钙、磷、铁、维生素A含量高，而且含有10余种游离氨基酸。可以补充人体所需多种物质，能防止儿童佝偻病、老年骨质疏松、对皮肤角化也很有帮助；对术后、病后、慢性消耗性疾病等能补充大量蛋白质。

对黄疸、腰腿酸痛和风湿性关节炎等疾病有一定的食疗效果。

有抗结核作用，吃蟹对结核病的康复大有补益。

选购

选购螃蟹应注意如下几点。

1. 农历九月宜食雌蟹，蟹黄多；农历十月宜食雄蟹，膏满肉肥。凡肚脐突出的，均肥膏满脂；而肚脐凹进的，则膘体不足。

2. 选老蟹弃嫩蟹，重的肥壮，轻的肉少。老蟹黑里透青带光，外表没有杂泥，脚毛又长又挺，体厚坚实，肚皮呈铁斑色，蟹脚坚硬；如肚皮发亮，就是嫩蟹。凡壳背呈黑绿色，带有光亮，都为肉厚壮实；而壳背呈黄色，则肉较少。螯足上绒毛丛生，为膘足老健；而螯足无绒毛，则体软无膘。

3. 以手提蟹体，如肢体向下松垂，则为质好的螃蟹。触一下眼睛，大蟹钳反应迅速；拉一下蟹脚，应能立即缩回。

4. 把蟹身翻倒，肚皮朝天，能敏捷翻转的是好蟹；把蟹放在地上，能迅速爬行的是健壮的蟹。

储藏

将蟹散放在盆、缸等容器中，在容器底层先铺上一层泥，再放些芝麻或打散的鸡蛋，放在阴凉处。隔一段时间向河蟹洒些水，使蟹鳃保持一定的水分。如果在蟹群中放置吸水的海绵或泡沫塑料，就可使蟹从水中吸取氧气而存活。

盐水浸泡法，可以让螃蟹比正常情况下多活 2 ~ 3 天，而且可以让螃蟹把腹中的脏东西吐得非常干净。

将蟹放在塑料袋中，既能让蟹避免爬动，又能保持湿润，然后置入冰箱的冷藏室中。

不论采用什么样的方法来延长螃蟹的寿命，都要首先保证死活隔离。

螃蟹宜现做现吃，万一吃不完，要保存在干净、阴凉通风的地方，最好是冰箱中，吃时必须回锅再煮熟蒸透，久放的熟蟹不要吃。

小贴士

蟹如果药用以淡水蟹为好，海水蟹只可供食用。

生螃蟹去壳时，先用开水烫 3 分钟，这样蟹肉很容易取下，且不浪费。

在煮食螃蟹时，宜加入一些紫苏叶、鲜生姜，以解蟹毒，减其寒性。

蒸蟹时应将蟹捆住，防止蒸后掉腿和流黄。

螃蟹的鳃、沙包、内脏含有大量细菌和毒素，吃时一定要去掉。醉蟹或腌蟹等未熟透的蟹不宜食用，应蒸熟煮透再吃。

脾胃虚寒、大便溏薄、腹痛隐隐、风寒感冒未愈、宿患风疾、顽固性皮肤瘙痒疾患之人忌食。

月经过多、痛经、怀孕妇女忌食螃蟹，尤忌食蟹爪。

螃蟹不可与红薯、南瓜、蜂蜜、橙子、梨、石榴、西红柿、香瓜、花生、蜗牛、芹菜、柿子、兔肉、荆芥、茶同食。

吃螃蟹不可饮用冷饮，会导致腹泻。

生活小窍门

如何钓螃蟹

用鱼肉做饵，当漂有动作的时候，大力飞快把螃蟹提到岸上，提杆慢，螃蟹就松开跑了。

绑一个死鸡或鸭子，扔到水里，等一段时间（时间要长一些），轻轻地拉到离水面近的地方，用大网兜整个捞上来，死鸡身上就会爬满螃蟹。

代表性食品的做法

酱香焗花蟹

原料：花蟹 2 只，蒜、盐、豆酱、麻油、上汤适量。

做法：1. 蒜去皮，洗净；花蟹洗净，切块。

2. 锅放油烧热，放入蟹块稍炸，捞出沥油。

3. 锅中留油，放入蒜爆香，再放入蟹块、豆酱、麻油、少许盐，加入少许上汤，用慢火焗熟。

4. 海菜类

海带

海带：利水降压黑头发

海带又名昆布，叶片似宽带，梢部渐窄，柔韧似带，通体呈橄榄绿色，干燥后变为深褐色、黑褐色。是一种保健长寿食品，素有“长寿菜”“含碘冠军”的美誉。

营养成分

人体必需营养素（每100克中）

热量：64.00千卡

蛋白质：4.00克

脂肪：0.10克

碳水化合物：11.90克

矿物质（每100克中）

钙：445.00毫克

铁：10.20毫克

磷：52.00毫克

钾：1338.00毫克

钠：353.80毫克

铜：0.14毫克

镁：129.00毫克

锌：0.97毫克

硒：5.84微克

维生素（每100克中）

A：40.00微克

B_1：0.04毫克

B_2：0.23毫克

B_6：0.07毫克

E：0.85毫克

K：74.00微克

泛酸：0.33毫克

烟酸：0.80毫克

叶酸：19.00微克

胡萝卜素：0.24毫克

养生功效

海带含有甘露醇，具有降血压、利尿和消肿的作用。

含有不饱和脂肪酸，能使血液的黏度降低，减少血管硬化，预防心血管疾病。

含碘丰富，促进甲状腺功能，使头发乌黑、有光泽；还可刺激垂体，使女性体内雌激素水平降低，恢复卵巢的正常机能，纠正内分泌失调，消除乳腺增生的隐患。

海带所含的胶质，促进体内的放射性物质随同大便排出体外，减少了放射性疾病的发生率。

所含岩藻多糖，能延缓胃排空和食物通过小肠的时间，血糖含量也不会上升，而达到治疗糖尿病的目的。

所含的昆布氨酸，是一种特殊氨基酸，它具有降低血压的功效，可预防高血压和脑溢血。

具有软坚散结、消炎平喘、通行利水、祛脂降压等功效，并对防治矽肺有较好的作用。

含有丰富的钙，可防治人体缺钙，有预防和治疗癌症的作用。

肥胖者食用海带，既可减少饥饿感，又能从中吸取多种氨基酸和无机盐。

选购

海带产品有3种：干海带、盐渍海带和速食海带。干海带是以鲜海带直接晒干或加盐处理后晒干的淡干、盐干海带。盐渍海带是以新鲜海带为原料，经烫煮、冷却、盐渍、脱水、切割（整理）等工序加工而成的海带制品。速食海带是以鲜海带或淡干海带为原料经洗刷、切割、热烫或熟化、干燥制成的熟干品或调味熟干品。

选择干海带时，首先看其表面是否有白色粉末附着。不要将此粉末当做已霉变的劣质海带，没有任何白色粉末的海带反而质量较差。海带以叶宽厚、色浓绿或紫中微黄、无枯黄叶者为上品。应选择经加工捆绑后无泥沙杂质、整洁干净无霉变且手感不黏者。

储藏

鲜海带不要洗，直接用塑料袋密封放于冰箱冷藏。

鲜海带放到太阳下面晒，不能淋雨水，晒干后卷起来拿塑料袋装好放到干燥通风的地方。

将海带烘干，将剥去皮的蒜瓣放在坛底，等海带冷却后入坛，严封坛口，可以很好地保存海带的原味。

小贴士

洗净之后再浸泡，然后将浸泡的水和海带一起下锅做汤食用，可避免溶于水中的甘露醇和某些维生素损失。

吃海带后不要马上喝茶，也不要立刻吃酸涩的水果。

患有甲亢的病人不要吃海带，会加重病情。

脾胃虚寒的人慎食。

孕妇和乳母不宜多吃海带，碘可随血液循环进入胎儿和婴儿体内，引起甲状腺功能障碍。

生活小窍门

海带变软的窍门

烧半锅水，水开后将海带放入，同时加上一小勺食用碱(量不可太多)。煮开后捞出，清洗干净，放入电饭煲中蒸半小时，再捞到清水中浸泡12小时左右。

煮海带时加醋也可以使海带快速变软。

代表性食品的做法

海带粥

原料：海带100克，粳米100克，陈皮1片，白糖、清水各适量。

做法：1. 海带用清水浸透，漂洗干净，细切；粳米淘洗干净；陈皮用清水浸透，洗净。

2. 锅置火上，放入清水，煮沸后加入粳米、陈皮、海带，并不时搅动，用小火煮至粥成，再加入白糖调味。

海带豆腐煲

原料：豆腐200克，水发海带100克，胡萝卜200克，豌豆50克，酱油、盐、味精、料酒、鲜汤、淀粉、植物油各适量。

做法：1. 豆腐切块；胡萝卜去皮，切块；海带洗净焯水。

2. 锅放油烧热，倒入海带、豌豆、胡萝卜块炒匀，加鲜汤、酱油、料酒、盐，小火煮30分钟。

3. 加入豆腐块再煲10分钟，加入味精，用湿淀粉勾芡。

紫菜

紫菜：健脑壮骨降血清

紫菜也叫索菜、紫英，虽属藻类，却可做菜吃，所以取名紫菜。紫菜是生长在浅海岩礁上的一种红藻类植物，颜色有紫红、绿紫及黑紫的区别，但干燥后却均呈紫色。紫菜含麸氨酸、乌甙酸、肌甙酸等成分，类似味精、香菇、鱼松味，味道鲜美，清香可口，常使人胃口大开。

营养成分

人体必需营养素（每100克中）

热量:216.00千卡

蛋白质:28.20克

脂肪:3.90克

碳水化合物:16.90克

矿物质（每100克中）

钙:422.00毫克

铁:46.80毫克

磷:350.00毫克

钾:1640.00毫克

钠:365.60毫克

铜:1.68毫克

镁:105.00毫克

锌:2.30毫克

硒:7.22微克

维生素（每100克中）

A:403.00微克

B_1:0.44毫克

B_2:2.07毫克

B_6:0.06毫克

C:2.00毫克

E:1.82毫克

K:110.00微克

泛酸:1.24毫克

烟酸:7.30毫克

叶酸:720.00微克

胡萝卜素:2.24毫克

养生功效

紫菜所含的多糖成分，具有明显增强细胞免疫和体液免疫功能的作用，可促进淋巴细胞转化，提高机体的免疫力；可显著降低血清胆固醇的总含量。

核黄素含量极高，能防治口角炎、唇炎、舌炎、头皮屑增多、脚气、疲劳、食欲不振、失眠、头痛等。

富含胆碱和钙、铁，能增强记忆，治疗妇幼贫血，促进骨骼、牙齿的生长和保健。

含碘量高，可用于治疗因缺碘引起的"甲状腺肿大"。

含有甘露醇，可辅助治疗水肿。

选购

紫菜根据采集的季节有冬菜和春菜之别，根据采集方法有拨菜和打菜之别，其中以冬菜和拨菜的质量好。市场上出售的紫菜有精制紫菜丝、方片对折、大圆片、中圆片、小圆片和散条等多种，以紫菜丝质量最优，散条最次。

紫菜以表面光滑滋润，紫褐色或紫红色，有光泽，片薄，大小均匀，入口味鲜不咸，有紫菜特有的清香，质嫩体轻，身干，无杂质者为上品。片厚而发黄绿色，色暗淡，有杂物，味带海水腥味者为次。

如色泽发黑可能是隔年陈紫菜，如色泽发红则是菜质较嫩。市场上有一些不法商贩将隔年陈紫菜用食用油涂抹后冒充新紫菜销售，可用纸巾擦试，上面会有油迹。且陈紫菜无香味，入口有一股海腥味。

储藏

紫菜是海味品，容易还潮变质，最好装在密封干燥的黑色塑料袋中，放置在清洁、阴凉、避光处或冰箱内。

可以和大蒜放在一起，以免生虫。

鲜紫菜采集后不宜多晒，以免变红走味。

小贴士

为清除污染、毒素，使用前应用清水泡发，并换一两次水。若凉水浸泡后的紫菜呈蓝紫色，说明该菜在干燥、包装前已被有毒物污染，不宜食用。

凡是褪色、发红、霉变的紫菜，都不宜食用。

胃肠消化功能不好的人应少食，腹痛便溏者不宜食用。

紫菜不宜与柿子同食，不宜与酸涩的水果同食，易造成胃肠不适。

生活小窍门

紫菜的妙用

用日本寿司的吃法，将一大张熟透的紫菜卷着饭、卷着菜吃，很方便，味道也不错。

代表性食品的做法

紫菜豆腐羹

原料：紫菜（干品）40 克，豆腐 300 克，番茄 100 克，小米面 10 克，盐适量。

做法：1. 紫菜用清水泡开洗净，在沸水里煮 10 分钟，捞起剪成粗条。

2. 豆腐、番茄切成块备用。

3. 锅加油烧热，下番茄略炒，加入水煮沸，放豆腐与紫菜条同煮。

4. 小米面混合半碗水，加入煮沸的紫菜汤内，加盐调味。

裙带菜

裙带菜：壮骨降压抗衰老

裙带菜又称若布、海芥菜、海木耳，属海藻类的植物，色黄褐，叶绿呈羽状裂片，叶片较海带薄，外形像裙带。裙带菜和海带、紫菜是人们食用的三大海藻，其中裙带菜由于含有的营养物质最多，可以预防治疗多种疾病，被称为“海藻之王”。

营养成分

人体必需营养素（每 100 克中）

热量：119.00 千卡
蛋白质：25.00 克
脂肪：1.70 克
碳水化合物：41.50 克
膳食纤维：40.60 克

矿物质（每 100 克中）

钙：947.00 毫克
铁：16.40 毫克
磷：305.00 毫克
钾：335.00 毫克
钠：4.41 毫克
铜：0.12 毫克
镁：1022.00 毫克
锌：2.62 毫克
硒：15.88 微克

维生素（每 100 克中）

A：372.00 微克
B_1：0.02 毫克
B_2：0.07 毫克
叶酸：29.60 微克
胡萝卜素：2.23 毫克

养生功效

裙带菜含丰富的钙质，极易为人体吸收，对促进骨骼和肌肉健康非常重要。富含叶酸、β-胡萝卜素和铜，具有增强人体吸收铁的能力的作用。

所含的锌能参与机体生长代谢，起到抗氧化、抗衰老作用。

所含多种氨基酸、褐藻胶酸、食物纤维有降血压，增强血管组织的作用。

所含维生素 A 可加速生长发育，参与眼球内视紫质的合成或再生，维持正常视觉。

选购

裙带菜以身轻盐干、颜色深绿、味清香者为佳。

储藏

干裙带菜可在阴凉干燥的地方保存，或放于冰箱冷藏。

小贴士

脾胃虚寒、腹泻便溏之人忌食。

一些青蓝色鱼类的体内，含有预防血栓病的不饱和脂肪酸，且大多数海水鱼贝类体内都含有大量的矿物质和降低血压的有效物质，将这些鱼贝类与裙带菜一起食用，可大大提高裙带菜的药效。

生活小窍门

裙带菜的营养保存

裙带菜的黏液中含有的褐藻酸和岩藻固醇，具有溶解于水的性质，在洗涤时如果不注意的话，这些成分将会流失。因此，在洗涤时，如果是盐渍裙带菜和灰干裙带菜的话，轻轻地洗掉盐分和杂物即可；如果是干燥裙带菜的话，则最好是连浸泡过的水也一起使用，调味时要注意盐的使用量。

代表性食品的做法

蛤蜊裙带菜汤

原料：蛤蜊 100 克、裙带菜 100 克，蒜末、生抽、酒、盐适量。

做法：1. 裙带菜泡好，洗净至无泡沫，切成段。

2. 蛤蜊用盐水泡，去泥沙，洗净备用。

3. 蛤蜊放入加有酒的水中煮至开壳。

4. 放入裙带菜一起煮开。

5. 加入生抽、蒜末，煮半小时左右，再适当放盐。

六　调味品

调味料，也称作料，是指被用来少量加入其他食物中以改善味道的食品成分。同一种调味料在不同地区的用途会截然不同，不同国家和同一国内不同地区的烹饪流派，一般都有自己的特色调味料。

花椒

花椒：抑菌降压健脾胃

花椒又称大椒、点椒、山椒，呈红褐色，为绿豆大小的圆形果实，其味麻辣激涩、芳香浓烈，炒熟后香味更佳。花椒在烹调中多做调料，位列调料“十三香”之首，尤以川菜中使用最为广泛，与胡椒、辣椒并称为“川味三椒”，有“中国调料”之称。无论红烧、卤味、小菜、四川泡菜、鸡鸭鱼肉等菜肴均可用到它，也可粗磨成粉和盐拌匀为椒盐，供蘸食用。

营养成分

人体必需营养素（每100克中）

热量:258千卡
蛋白质:6.7克
脂肪:8.9克
碳水化合物:66.5克

矿物质（每100克中）

钙:639毫克
磷:69毫克
钾:204毫克
钠:47.4毫克
镁:111毫克
铁:8.4毫克
锌:1.9毫克
硒:1.96微克
铜:1.02毫克
锰:3.33毫克

维生素（每100克中）

A:23微克
E:2.47毫克
胡萝卜素:140微克
硫胺素:0.12毫克
核黄素:0.43毫克
烟酸:1.6毫克

养生功效

气味芳香，可除各种肉类的腥膻臭气，能促进唾液分泌，增加食欲。

含多种有效成分，能使血管扩张，从而起到降低血压的作用。

有健胃、温中散寒、除湿止痛、杀虫解毒、止痒解腥之功效，能驱除寄生虫。

对炭疽杆菌、溶血性链球菌、白喉杆菌、肺炎双球菌、葡萄杆菌和对皮肤某些真菌，都有明显的抑制作用。

选购

花椒有4个主要品种，即大花椒、小花椒、豆椒、青椒。大花椒为酱红色，香味浓厚。小花椒果实比大花椒小，皮也略薄，香味浓烈并带有腥味。豆椒果实皮薄，柄较长，香味淡。青椒皮色青褐，品质较差。花椒一般在立秋前后成熟，四川产的质量较好，河北、山西产量最高。

壳色红艳油润，粒大且均匀，果实开口而不含有籽粒，或含极少量籽粒，整洁无枝干，不破碎。用手抓有糙硬、刺手干爽之感，轻捏易破碎，拨弄时有“沙沙”响声的为干度较好的花椒。

花椒是否成熟，主要看花椒顶端开裂程度，口开裂大的，成熟度高，香气浓郁，麻味足。反之，成熟度差，味自然欠佳。

花椒以籽小、壳浅紫色的为好，买整粒的花椒比买粉末要好，因为磨成粉末的花椒香味容易散失。

储藏

新鲜的花椒用保鲜膜封好后放到冰箱即可，或烘干、晒干保存。

干花椒可用塑料袋、陶罐存放在干燥通风、避免阳光直射的地方。

小贴士

花椒味麻且辣，炒熟后香味才溢出。

炸花椒油时要注意油温，尽量不要把花椒炸糊。

花椒是热性香料，多食容易消耗肠道水分，造成便秘。

孕妇及阴虚火旺的人应忌食。

生活小窍门

妙用花椒

油炸食物时，如果油热到沸点，会从锅里溢出，如放入几粒花椒，沸油就会立即消落。

存放的粮食被蛀了，用布包上几十粒花椒放入，虫就会自己跑走或死去。

在油脂中放入适量的花椒末，就可防止油脂变哈味。

在菜橱内放置数十粒鲜花椒，蚂蚁就不敢进去。

在食品旁边和肉上放一些花椒，苍蝇就不会爬。

代表性食品的做法

麻婆豆腐

原料：嫩豆腐 2 块，牛肉末 100 克，豆瓣酱、辣椒粉、酱油、葱、姜、蒜、淀粉、油、花椒、盐适量。

做法：1. 豆腐切块，葱、姜、蒜均切成末。

2. 起油锅，将牛肉末、葱、姜、蒜、花椒、豆瓣酱在锅中爆香。

3. 倒入豆腐块，煮熟后加盐调味，最后用淀粉勾芡。

醋

醋：开胃杀菌除疲劳

食醋是一种发酵的酸味液态调味品，在我国已有 2000 多年的食用历史。醋的种类很多，其中以米醋和陈醋为最佳。

营养成分

人体必需营养素
（每 100 克中）

热量：30.00 千卡
蛋白质：2.10 克
脂肪：0.30 克
碳水化合物：4.90 克

矿物质（每 100 克中）

钙：17.00 毫克
铁：6.00 毫克
磷：96.00 毫克
钾：351.00 毫克
钠：262.10 毫克
铜：0.04 毫克
镁：13.00 毫克
锌：1.25 毫克
硒：2.43 微克

维生素（每 100 克中）

B_1：0.03 毫克
B_2：0.05 毫克
B_6：0.02 毫克
B_{12}：0.10 微克
泛酸：0.08 毫克
烟酸：0.70 毫克

养生功效

醋中所含醋酸，有很好的抑菌和杀菌作用，能有效预防肠道疾病、流行性感冒和呼吸道疾病。能消除疲劳、促进睡眠，并能减轻晕车晕船的不适症状。能减少胃肠道和血液中的酒精浓度，起到醒酒的作用。能促进钙吸收。健脾开胃，帮助消化吸收。

醋内含蛋白质、脂肪、无机盐，对皮肤、头发能起到很好的保护作用，有生发、美容、减肥功效。能有效软化血管、降低胆固醇，辅助治疗高血压等心血管疾病。

选购

优质醋颜色呈棕红或褐色（白醋为无色澄清液体）、澄清、无悬浮物和沉淀物，带有浓郁的醋香，用筷子蘸一点醋入口中，酸度适中，微带甜味，入喉不刺激。质量差的醋颜色偏深或偏浅，混浊，存放一段时间有沉淀物，酸味较淡。

储藏

往醋里放几瓣蒜或几段葱白，就能保存很久。

如果放点盐，不但保存不坏，还会增加鲜味。因为醋是麦麸做成的，里面含有麸氨酸，与食盐发生化学反应，形成氨酸钠（味精成分一种）。

小贴士

醋可以用于去腥解腻，如烹制水产品或肚、肠、心等，可消除腥臭和异味，对一些腥臭较重的原料还可以提前用醋浸渍。

醋长毛了是不能吃的。必须除掉上层生霉部分，把下层放在锅里煮开 15 分钟，杀死细菌后才能食用。

做菜时，加醋的最佳时间是在两头，即原料入锅后马上加醋及菜肴临出锅前加醋，第一次应多些，第二次应少些。

吃饺子蘸醋或食用醋较多的菜肴后应及时漱口以保护牙齿。

正在服用某些药物（如磺胺类药、碱性药、抗生素、解表发汗的中药等）的人不宜食醋。

脾胃湿盛、外感初起者忌服。

胃溃疡和胃酸过多者不宜食醋。

大量饮用会导致体内钙的流失。

生活小窍门

生活巧用醋

喝下不很酸的食醋水，可以清爽精神，减轻晕车症状。

有人发生昏厥，可把手帕浸过食醋后捂在昏厥者的鼻子上，刺激患者清醒。

新购的瓷制餐具、茶具、酒具放入 10% 的醋水内煮上两三小时后再用，可除去新瓷器所含的微量铝，避免铝毒危害身体。

代表性食品的做法

醋熘土豆丝

原料：土豆 200 克，尖椒 2 个，蒜、盐、醋、鸡精适量。

做法：1. 土豆和尖椒切丝，蒜去皮切碎，土豆丝用水泡着待用。

2. 油到七成热时放入蒜和尖椒爆一爆，然后加入土豆丝热炒。

3. 土豆丝炒到九成熟时加盐、加醋，继续翻炒均匀，最后加点鸡精炒匀。

白糖

白糖：生津止咳缓肝气

白糖俗名白砂糖、白洋糖、白霜糖等，是用甘蔗或甜菜等植物加工而成的一种调味品，其主要成分是蔗糖。糖能增加菜肴的甜味及鲜味，增添制品的色泽，为制作菜肴特别是甜菜品种的主要调味原料。

营养成分

人体必需营养素	钾:5 毫克
（每 100 克中）	钠:0.4 毫克
热量:400 千卡	镁:3 毫克
碳水化合物:99.9 克	铁:0.6 毫克
矿物质（每 100 克中）	锌:0.06 毫克
钙:20 毫克	铜:0.04 毫克
磷:8 毫克	锰:0.09 毫克

养生功效

白糖味甘、性平，有润肺生津、止咳、和中益肺、舒缓肝气、滋阴、调味、除口臭、解盐卤毒之功效。

有助于提高机体对钙的吸收，但食用过多会妨碍钙的吸收。

选购

优质白糖色泽洁白明亮，有光泽，糖粒干燥不粘手，无任何怪异气味；次质白糖，白中略带浅黄色；劣质白糖，颜色发黄、无光泽。

白砂糖分精制、优级、一级、二级 4 个等级，要注意包装上各种标识及生产日期和保质期。

储藏

白糖是一种吸湿性的食品，怕潮湿、怕热、怕寒冻，因此，在保存时相对湿度不应超过 70%；温度不能低于 0℃，不能高于 35℃。旁边不能存放水分容易蒸发的食品或有恶劣异味的食品。防止老鼠、苍蝇、虫、蛾等对糖的侵害。

白糖应装入瓷罐或玻璃器皿中，将盖盖严放在阴凉、通风处，不可在日光下暴晒或靠近热的东西。食糖的保存期为 18 个月，不要超期存放。

小贴士

炒菜时不小心把盐放多了，加入适量白糖，就可解咸。

糖很容易生螨，存放过久的糖不要生吃，应煮开后食用。

痰湿偏重、肥胖症患者不宜吃糖。

糖尿病病人不宜食用。

吃糖后应及时漱口或刷牙，以防龋齿的产生，特别是儿童，最容易坏牙。

生活小窍门

妙用白糖

炼猪油后，趁油尚未冷凝时，每 500 克油加50克糖，能使猪油长期保持清香和鲜味。

煮板栗前，先将板栗放入砂糖水中浸泡一夜，煮好的板栗就容易剥除内皮。

用酱油烧菜时，往往带有酸味，在炒菜时加点糖，酸味即可消除。

煮火腿前，可先在火腿上涂些白糖，容易煮烂，并有提味的作用。

发面时加点白糖，可缩短发酵时间，而且做出的面食松软可口。

在炒鱼片或做鱼丸时加些白糖，鱼片和鱼丸不易烂、不粘锅。

食物加糖后，霉菌不易侵入，可以延缓变质。

用温糖水浸泡干蘑菇，可使之更鲜美。

代表性食品的做法

白糖莲子粥

原料：大米250克，去芯莲子75克，白糖200克。

做法：1. 大米淘净，放入锅内，加莲子、清水2升，旺火烧开后，用小火焖煮一个半小时左右。

2. 加白糖煮至米汤稠浓、莲子酥糯。

红糖

红糖：活血暖胃软血管

红糖又名赤砂糖、紫砂糖，是粗提炼的蔗糖，有甘蔗的特殊香味，既可调味，也可用于肉类菜肴上色。

营养成分

人体必需营养素（每100克中）

热量:389千卡
蛋白质:0.7克
碳水化合物:96.6克

矿物质（每100克中）

钙:157毫克
磷:11毫克
钾:240毫克
钠:18.3毫克
镁:54毫克
铁:2.2毫克
锌:0.35毫克
硒:4.2微克
铜:0.15毫克
锰:0.27毫克

维生素（每100克中）

硫胺素:0.01毫克
烟酸:0.3毫克

养生功效

红糖含杂质较多，但营养成分保留较好，还含有少量铁、钙、胡萝卜素等物质。有活血的作用，用来祛寒，能有效缓解受寒腹痛或妇女受寒体虚所致的痛经。

对血管硬化能起一定的辅助治疗作用，且不易诱发龋齿等牙科疾病。

释放能量快，营养吸收利用率高，有健脾暖胃、活血散寒的效用。

可促进子宫收缩，帮助淤血的排出，具有暖宫的作用。

能排毒养颜，促进头发的生长。

选购

鉴别红糖质量主要是观察颜色。红糖的颜色越深质量越差，因为劣质红糖的生产是经三次熬糖、两次提取糖分后剩下的糖，里边色素、杂质、焦糖较多，加上不经过洗糖工序，所以糖的质量差。优质红糖颜色暗红，色泽光亮，无杂质，无霉变，尝之有浓浓的甜味。

储藏

红糖容易吸收异味，不能和有浓烈气味的调味品放在一起，应装在玻璃或陶制容器中，置于阴凉干燥处保存，保质期一般为18个月。

小贴士

红糖很容易生螨，存放过久的糖不要生吃，应煮开后食用。

体型偏胖者及糖尿病、高糖高脂患者禁用。

产妇适合食用红糖，但不要时间太久，一般半月为佳。

老年人、阴虚内热者不宜多吃红糖，糖尿病患者忌食。

红糖不宜与生鸡蛋、皮蛋同食。

生活小窍门

红糖结块处理

红糖保存不善，会结成硬块，用锤敲打不可取，应将其放在湿度较高的地方，盖上两三层拧过的湿布，让它重新吸收水分就可慢慢地散开。

也可以将苹果切成几块，放进盛红糖的容器中盖好，过两三天糖块就可自动松开。

代表性食品的做法

雪梨红糖水

原料：雪梨1个（约重150克），红糖50克。

做法：1. 梨洗净，连皮切碎，去核、籽。

2. 梨放入锅内，加适量水，用文火煎沸30分钟。

3. 捞出梨块不用，加入红糖稍煮，至糖全部溶化即可。

冰糖

冰糖：润肺化痰解肿痛

冰糖是砂糖的结晶再制品，如冰状，故名冰糖，有白色、微黄、微红、深红等色。冰糖品质纯正，不易变质，除可做糖果食用外，还可用于高级食品甜味剂，配制药品浸渍酒类和滋补佐药等。

营养成分

人体必需营养素（每100克中）

热量:397千卡

碳水化合物:99.3克

矿物质（每100克中）

钙:23毫克

钾:1毫克

钠:2.7毫克

镁:2毫克

铁:1.4毫克

锌:0.21毫克

铜:0.03毫克

维生素（每100克中）

核黄素:0.03毫克

硫胺素:0.03毫克

养生功效

冰糖有生津润肺、清热解毒、上咳化痰、利咽降浊之功效，可用于治疗食欲不振、肺燥咳嗽、哮喘、口干烦渴、咽喉肿痛、高血压等症。

选购

冰糖以透明者质量最好，纯净，杂质少，口味清甜，半透明者次之，颜色发黄的含杂质较多。

储藏

用瓶子密封后放在阴凉、干燥处保存，避免阳光直射。

小贴士

一般人均可食用，糖尿病患者忌食。

存放过久的糖不要生吃，应煮开后食用。

生活小窍门

巧用冰糖治疗高血压

用食醋和冰糖以1∶5的比例混合溶化，每日3次，饭后服用10克。长期食用可有效治疗高血压。

代表性食品的做法

冰糖银耳

原料：银耳30克，红樱桃脯20克，冰糖适量。

做法：1. 将银耳用温水泡发，取出后去掉蒂部，洗净，大块撕开，放入碗内，上蒸笼蒸约10分钟取出。

2. 将锅内加清水放入冰糖煮，待糖溶化后，放入红樱桃脯，再用旺火烧沸，起锅倒入银耳碗中。

陈皮

陈皮：化痰止呕助消化

陈皮是柑橘等水果的果皮经干燥处理而成，可放置久陈，故称陈皮，也称贵老，以广东新会产陈皮最为著名。陈皮味苦，有橘子的清香，故常用于烹制某些特殊风味的菜肴，如“陈皮牛肉”“陈皮鸡丁”等。

营养成分

人体必需营养素（每100克中）

热量:278千卡
蛋白质:8克
脂肪:1.4克
碳水化合物:79克

矿物质（每100克中）

钙:82毫克
磷:85毫克
钾:186毫克
钠:21毫克
镁:113毫克
铁:9.3毫克
锌:1毫克
硒:4.4微克
铜:0.81毫克
锰:0.74毫克

维生素（每100克中）

A:68微克
C:7毫克
E:6.73毫克
胡萝卜素:408微克
核黄素:0.44毫克
烟酸:2.1毫克

养生功效

含有维生素等有效成分，对胃肠道有温和刺激作用，可促进消化液的分泌，排除肠管内积气，增加食欲。

所含苦味物质易溶解于水，也有助于食物的消化。

还具有燥湿化痰、解腻留香、降逆止呕等功效。

选购

外皮深褐色，皮瓤薄，放在手上觉得很轻，容易折断，散发出香味的为上品。

储藏

陈皮必须保持干燥，应晒干后再放入密封玻璃瓶内。如发觉潮湿，可再度晒干或焙干收藏。

小贴士

有发热、口干、便秘、尿黄等症状者，不宜用陈皮泡水喝。

烹饪时适量添加，每次10克左右，不宜多放。多服久服，损人元气。

陈皮需久陈，经数年后，挥发油减少而黄酮类化合物增加，药用价值才能体现出来，鲜橘皮不具陈皮的功效。

生活小窍门

用陈皮洗浴

陈皮含有挥发性芳香油，将陈皮装入布袋，放在洗浴水中浸泡一会，然后沐浴，可使浴水清香诱人，出浴后心情舒畅，精神倍增，皮肤也有滑润、舒适感。

代表性食品的做法

陈皮牛肉

原料：牛腿肉1500克，花生油1000克（实耗150克），陈皮25克，香油、红油、酱油、盐、白糖、味精、料酒、干辣椒、生姜、葱、蒜、花椒粉、辣椒面适量。

做法：1. 牛肉洗净去筋、切成小方丁，陈皮用水泡软切末，干辣椒去子切末，生姜去皮切末，葱洗净切碎，蒜去皮剁泥，待用。

2. 锅内放油烧热，投入牛肉丁，炸干水分捞出，放入另一锅中，加适量清水大火烧开，转小火炖至牛肉酥透为止。

3. 锅内放油烧热，投入干辣椒炒香，再下陈皮末、葱花、姜末、蒜泥、辣椒面、花椒粉、料酒炒匀。

4. 倒入牛肉丁及炖牛肉剩下的原汁，再放入酱油、盐、白糖、味精搅匀，用大火收汁，浇淋香油、红油拌匀。

蒜

蒜：排毒抗癌补肾脏

蒜，古称葫，又称葫蒜，以其鳞茎、蒜薹、幼株供食用。蒜分为大蒜、小蒜两种，中国原产有小蒜，蒜瓣较小；大蒜原产于欧洲南部和中亚，汉代由张骞从西域引入中国陕西关中地区，后遍及全国。蒜的气味为浓烈，既可调味，又能防病健身，被人们称为“天然抗生素”，位居世界最具抗癌潜力植物榜首。

营养成分

人体必需营养素

（每100克中）

热量:126.00千卡

蛋白质:4.50克

脂肪:0.20克

碳水化合物:27.60克

膳食纤维:1.10克

矿物质（每100克中）

钙:39.00毫克

铁:1.20毫克

磷:117.00毫克

钾:302.00毫克

钠:19.60毫克

铜:0.22毫克

镁:21.00毫克

锌:0.88毫克

硒:3.09微克

维生素（每100克中）

A:5.00微克

C:7.00毫克

E:1.07毫克

烟酸:0.60毫克

胡萝卜素:30.00毫克

养生功效

大蒜含有一种青葱素,能转换成大蒜酶,蒜酶具有极强的抗菌消炎作用,对寄生虫有良好的杀灭作用,是目前发现的天然植物中抗菌作用最强的一种,可预防感冒、溃疡和炎症,减轻发烧、咳嗽、喉痛及鼻塞等感冒症状,被用来治疗伤口感染。清除肠胃有毒物质,刺激胃肠黏膜,促进食欲,加速消化。清除毒素,还能减轻肝脏的解毒负担,从而达到保护肝脏的目的。可促进胰岛素的分泌,增加组织细胞对葡萄糖的吸收,迅速降低体内血糖水平,并可杀死因感染诱发糖尿病的各种病菌,从而有效预防和治疗糖尿病、肥胖症。抗氧化活性的作用优于人参,可有效清除部分自由基,肝脏抑制活性更强,从而延缓衰老。

大蒜所含的甲烷基三硫化物可防止心脑血管中的脂肪沉积,诱导脂肪代谢,降低胆固醇,降低血浆浓度,促使血管舒张,增加血管的通透性,从而调节血压、抑制血栓的形成和预防动脉硬化。

可有效补充肾脏所需物质,改善因肾气不足而引发的浑身无力症状,并可促进精子的生成,使精子数量大增。

能有效促进免疫系统功能,抑制肿瘤细胞和癌细胞的生长,防治铅中毒。

外用可促进皮肤血液循环,软化皮肤并增强其弹性,防日晒、防黑色素沉积、去色斑、增白。

选购

蒜头(鳞茎)皮色有两种颜色:紫色的叫紫皮蒜,辣味浓郁,多在北方栽培;白色的叫白皮蒜,辣味较淡,南方生产较多。

蒜头大、呈圆形,蒜朵饱满,根基部稍呈凹形,具有硬度,有质感,干爽、无虫害、不抽薹、不开裂的较好。

储藏

在常温下,将蒜头放在网袋里悬挂于通风处即可。

将蒜装入塑料袋中,密封袋口,使其处于休眠状态,也可长时间保存。

可放冰箱冷藏保存,不要让蒜发芽、受冻。

小贴士

蒜在加热过程中,辣味成分被还原,生成具甜味的硫醇类物质,杀菌作用也随之消失,因此尽可能生食较好。

蒜的食用部分是埋在地下的鳞茎,粘着许多寄生虫卵病菌和致病微生物。所以,吃蒜时也要讲究卫生,要去皮及瓣蒜顶部的硬蒂,用水洗净,最好不要直接用刀带皮拍蒜。

蒜中的蒜氨酸和蒜酶，只有捣碎后二者才能充分接触，生成具有挥发性的大蒜辣素，杀菌力更强，所以宜与盐混合捣成蒜泥食用最好。

每次1~4瓣为宜，过量食用会使口舌、胃灼痛，破坏肝功能，影响视力，导致贫血。

蒜中的辣素有刺激作用，腹泻者、胃溃疡和十二指肠溃疡患者忌食，肝病、眼病、肾病患者也不宜食用。

蒜不仅有较强的刺激性，还具有较强的腐蚀性，不宜空腹吃，早餐也不宜吃。

大蒜对药物有连锁反应（有可能与药物产生连锁反应的辛辣食品还有姜、小茴香、芹菜叶、洋苏草、麝香草干碎叶、姜粉、银杏叶等），艾滋病、心脏病及癌症病人不宜在服药后吃大蒜，危险性很高。

不宜与蜂蜜、狗肉同食。

春夏季，将鲜大蒜捣成糊状或掰成块，每日早晚擦手掌，可治瘙痒、脱皮。

牙痛时，挤出蒜汁往痛处擦抹数次，不久可止。

生活小窍门

怎样去除吃蒜后口腔中的气味？

喝一杯牛奶，牛奶中的蛋白质会与大蒜发生反应，就可以有效去除蒜味了。喝牛奶时，注意要小口慢咽，让牛奶在口腔中多停留一会儿，而且最好喝温牛奶，这样效果会更好。

嚼一些花生仁、核桃仁或杏仁等蛋白质含量较高的食物，让蒜中的辛辣素‘硫化丙烯”与蛋白质结合，就可以使口中的蒜味去除。

可嚼一些茶叶、香菜嫩枝、薄荷等来驱除异味。

用醋或酒漱口也能减轻大蒜的味道。

代表性食品的做法

蒜苗炒肉丝

原料：青蒜苗、猪肉各250克，酱油、料酒、淀粉、盐、油适量。

做法：1. 将猪肉洗净切片，用酱油、料酒、淀粉拌好。

2. 青蒜苗择洗干净，切成小段。

3. 锅烧热加入猪肉煸炒，加盐和少量水煸炒至九分熟，

4. 加入青蒜苗继续煸炒到入味。

姜

姜：抑菌抗癌防心梗

姜别名生姜、黄姜、均姜、姜根，原产印度、马来西亚。姜供食用的部位为不规则的块茎，呈灰白或黄色，具有辛辣味。姜是一种极为重要的调味品，同时也可作为蔬菜单独食用，而且还是一

味重要的中药材，有"上床萝卜下床姜（冬吃萝卜夏吃姜），不劳医生开药方"的说法。它可将自身的辛辣味和特殊芳香渗入到菜肴中，使之鲜美可口，味道清香。

营养成分

人体必需营养素

（每 100 克中）

热量：41.00 千卡

蛋白质：1.30 克

脂肪：0.60 克

碳水化合物：0.30 克

膳食纤维：2.70 克

矿物质（每 100 克中）

钙：27.00 毫克

磷：25.00 毫克

钠：14.90 毫克

镁：44.00 毫克

铁：1.40 毫克

锌：0.34 毫克

硒：0.56 微克

铜：0.14 毫克

锰：3.20 毫克

钾：295.00 毫克

维生素（每 100 克中）

A：28.00 微克

C：4.00 毫克

胡萝卜素：170.00 微克

硫胺素：0.02 毫克

核黄素：0.03 毫克

尼克酸：0.80 毫克

养生功效

生姜中的姜辣素进入体内后，能产生一种抗氧化酶，比维生素 E 的活性还强，能对抗自由基，能抗癌、防衰老，祛除老年斑。具有解毒杀菌的作用，抑制皮肤真菌，可治疗各种痈肿疮毒、皮癣、炎症。

独特的芳香成分可以刺激嗅觉，平静兴奋的神经，使精神得到放松，有利于睡眠。能引起血管运动中枢及交感神经的反射性兴奋，促进血液循环，起到止痛、解热作用。具有发汗、利尿及保温的功效。

有理想的减肥功效。

能增强胃液的分泌和肠壁的蠕动，从而帮助消化，起到开胃、健胃的作用。

含有一种类似水杨酸的有机化合物，是血液的稀释剂和血液的防凝剂，对降血脂、降血压、防心肌梗死有特殊作用。

选购

姜按用途和收获季节不同而有嫩姜和老姜之分。嫩姜多在 8 月份挖掘，含水多，纤维少，辛辣味淡薄，除做调味品外，还可炒食、做姜糖等；老姜多在 11 月份挖掘，水分少，辛辣味浓，主要用做调味。

选择姜身肥大硬实、表皮看得清纹理、比较粗糙、无外伤、无腐烂、颜色淡黄、有重量感者为好。

鲜黄、表皮光滑的可能是用硫磺熏的，不宜选用。

生姜在潮湿的环境中可以持续生长，姜芽具有同样的营养成分，无有毒物质，可放心食用。

储藏

鲜生姜不易保存，天暖易干硬萎缩，天冷又易冻坏腐烂。姜易失去水分而变干变硬，随着水分的蒸发与消散，姜中所含的有益成分大量挥发，姜香与调味效果也随之减退。

可选茎块肥厚的大块姜，掰掉小芽后埋在潮而不湿的细沙土或黄土中保存，或埋在花盆、脸盆中。

将生姜洗净后埋入盛食盐的罐内，可使生姜较长时间不干，保持浓郁的姜香。

可装入纸袋或塑料袋内，在 11 ~ 14℃ 的环境下存放。

切过的姜不能放入冰箱保存。

小贴士

民间偏方中，生姜可以用来治牙痛、防冻疮、治关节疼痛、防晕车晕船晕飞机、治伤风感冒、外伤出血、胃寒痛、烫伤、中风休克等。

如果吃鱼或蟹中毒时，可把生姜切片熬汤喝，就会很快解毒。

炸鱼时，用生姜擦锅壁和锅底后放油，炸鱼时鱼就不会粘锅。

煎鱼时，先把鱼加热烧一会儿，待鱼的蛋白质凝固后再加入姜，就可消除鱼的腥味。

夏季米常生虫，若在米缸内放些生姜，就可防止米生虫。

将姜切成细丝，放在冷水中浸泡一会儿，可使姜丝变得更鲜嫩。

"姜是老的辣"，烹调用姜时，宜用老姜，其味更浓，养生效果也更好。

食用过多，生热损阴，可致口干、喉痛、便秘等症。

阴虚内热、血热及痔疮患者忌服。

烂姜、冻姜忌食用。因为生姜在腐烂变质过程中会发生一系列的化学变化，会产生致癌物，其中会产生一种有毒的物质叫黄樟素，它能使肝细胞变性，其毒性对肝细胞损害很大，特别是对肝炎病人。

生活小窍门

怎样去姜皮快？

姜的形状弯曲不平，体积又小，消除姜皮十分麻烦，可用汽水瓶盖或酒瓶盖周围的齿来削姜皮，既快又方便。

代表性食品的做法

姜丝炖鲈鱼

原料：鲈鱼 750 克，香菇（鲜）25 克，姜 50 克，黄酒、盐、味精、葱适量。

做法：1. 鲈鱼去鳞去鳃去内脏，洗净，鱼身两面划刀纹，装入汤盘。

2. 香菇去蒂，切成片。

3. 生姜切丝，葱切段。

4. 香菇与姜丝一并排在鱼身上，葱段放鱼头尾两处。

5. 加清水 500 毫升及黄酒、精盐、味精，装好加盖，上笼屉用旺火蒸 10 分钟取出，拣去葱即成。

姜爆鸭丝

原料：熟烟熏鸭 250 克，红甜椒 25 克，嫩姜 40 克，青蒜苗 25 克，植物油、酱油、白糖适量。

做法：1. 把烟熏鸭剔骨，切成长丝，嫩姜切丝，红甜椒切丝。

2. 鸭丝放入烧至五成热的油锅中炒数下，加入姜丝、椒丝。

3. 放入酱油、白糖、青蒜苗段，炒出香味即可。

盐

盐：清火杀菌防蛀牙

盐是人们生活中用得最多的调味品。它可用于烹饪各种菜肴，或腌制各种咸菜、酱菜等，以它为基本味，可以调制出许多味型，号称“百味之祖(王)”。

营养成分

人体必需营养素
（每100克中）
热量：10.00千卡
矿物质（每100克中）
钙：2.00毫克
铁：0.80毫克
钾：1228.00毫克
钠：2513.00毫克
铜：0.01毫克
镁：18.00毫克
锌：0.24毫克
锰：0.29毫克
硒：1微克

养生功效

能清除皮肤表面的角质和污垢，使皮肤呈现出一种鲜嫩、透明的靓丽之感，可以促进全身皮肤的新陈代谢，防治某些皮肤病，起到较好的保健作用。

食盐中含有的氟能消炎杀菌、防止蛀牙。

有杀菌作用，可用来清洗创伤，防止感染。

可清理胃火、清除口臭和口中苦淡无味的现象。

能增强消化功能、增进食欲、清理肠部内热。

食用碘盐能消除碘缺乏病。

选购

好的食用盐表面干爽、无结块，晶体均匀、洁白，无明显杂质，味咸，无苦涩等异味。

不宜食用含碘盐的，应到指定的地点购买非碘盐。

切记不要选工业盐食用。

储藏

食盐易溶于水，具有很强的吸湿性，碘也极易挥发。应将食盐放在密封、干燥的容器中，不宜存放时间过长。

小贴士

若长期过量食用食盐容易导致高血压、动脉硬化、心肌梗死、中风、肾脏病和白内障的发生。

儿童不宜过多吃盐。

虽然多吃盐有碍健康，饮食宜清淡，但并不是吃盐越少越好。

由于现在的食盐中都添加了碘或锌、硒等营养元素，烹饪时宜在菜肴即将出锅时加入，以免这些营养成分受热蒸发掉。

生活小窍门

妙用食盐

菜刀用钝后，将刀放在盐水中浸泡半小时左右，边磨刀边浇盐水，能使刀刃锋利，且经久耐用。

洗水果时先把水果表面的污渍揉搓

掉，然后把水果浸泡在盐水中，半小时后再冲洗干净，即可放心食用。

煮鸡蛋时如破了壳，在水里放点盐，蛋白不会流出来。

家庭厨房内发生小火，可以用食盐来灭火。将食盐撒在火源处，即可快速使火熄灭。因为食盐在高温下可迅速分解为氢氧化钠，通过这种化学作用，能吸收燃烧中的自由基，从而抑制燃烧的进行。

代表性食品的做法

盐焗鸡

原料：土鸡1只，纱纸3张，料酒、姜片、葱、八角、老抽、熟猪油、粗盐适量。

做法：1. 土鸡宰杀去内脏洗净；姜、葱、八角加工为备料。

2. 土鸡肉用调料腌1小时，再用老抽涂匀鸡的表皮。

3. 纱纸涂上猪油，然后把鸡放纱纸上包两层，第三层用不涂猪油的纱纸再包一层。

4. 大量粗盐炒至灼热，将鸡埋入，加盖用小火焗15分钟；将鸡翻个再焗15分钟。

5. 取出鸡，拨去纱纸即可食用。

味精

味精：补脑抗衰促消化

味精又名味素、味之素，有固体味精和液体味精两种，化学成分为谷氨酸钠。味精是食品增鲜剂，最初是从海藻中提取制成，现均为工业合成品。

营养成分

人体必需营养素（每100克中）

热量：268千卡

蛋白质：40.1克

脂肪：0.2克

碳水化合物：26.5克

矿物质（每100克中）

钙：100毫克

磷：4毫克

钾：4毫克

钠：8160毫克

镁：7毫克

铁：1.2毫克

锌：0.31毫克

硒：0.98微克

铜：0.12毫克

锰：0.67毫克

维生素（每100克中）

硫胺素：0.08毫克

烟酸：0.3毫克

养生功效

能增进食欲，有助于提高人体对食物的消化率。

还能补充人体内的氨基酸，供给大脑组织能量，有益身体健康。

主要成分谷氨酸钠有治疗慢性肝炎、肝昏迷、神经衰弱、癫痫病、胃酸缺乏等病的作用。

能分解体内代谢过程中所产生的过氧化物，延缓衰老、促进疾病恢复作用。

选购

优质味精应颗粒形状均匀，颗粒间呈散粒状态，无肉眼可见的杂质；颜色洁白，有光泽；具有特殊鲜味，无异味。

劣质味精颗粒形状不统一，大小不一

致，颜色发乌发黄，甚至颗粒成团结块；有鱼腥味、咸味、甜味、苦涩味、难溶的都是掺假味精。

味精主体成分是谷氨酸钠，好的味精含量可达99%，而复合味精的谷氨酸钠国家要求不得低于80%。掺假者一般是用淀粉、石膏、白糖、食盐、硫酸镁等充数，如果不开包装很难鉴别。选购时注意包装袋的各种标识，应选择包装袋上有"QS"标志的味精产品。

储藏

味精易吸潮，应密封存储，切勿与碱性食品混放一起，否则会引起化学变化，产生散发不良气味的谷氨酸二钠。

普通味精保质期在2年以上。

小贴士

加入味精，忌高热久煮。因为谷氨酸钠在120℃以上会发生化学变化变成焦谷氨酸钠，不仅鲜味减退，还有毒性，所以一般在出锅前加入，做馅料时不宜使用。

拌凉菜使用晶体味精时，应先用少量热水化开，然后再浇到凉菜上，因味精在45℃时才能发挥，如果用晶体直接拌凉菜，不易拌均匀，影响提鲜作用，也不宜又加酱油又加味精。

对酸性菜肴，不宜使用味精，因为味精在酸性物质中不易溶解，酸性越大溶解度越低，鲜味的效果越差。

在含有碱性的原料中不宜使用味精，如小苏打、海带、鱿鱼等，因味精遇碱会化合成谷氨酸二钠，会产生氨水样臭味。

孕妇及1岁以内的婴儿，以不吃味精为好，老人和儿童也不宜多食。

记忆障碍患者、高血压不宜食用。

生活小窍门

味精止牙痛

牙痛是许多人的一种常用病，往往打针吃药无济于事，可以用筷子蘸一点味精，然后将味精点到疼痛的牙齿上，疼痛将即刻好转并很快消失。

酱油

酱油：止痒防癌抗氧化

酱油俗称豉油、酱汁、豉汁，虽然名字带"油"，但和油没有一点关系。酱油主要由大豆、淀粉、小麦、食盐经过制曲、发酵等程序酿制而成的，我国人民在数千年前就已经掌握酿制工艺。酱油的成分比较复杂，含多种氨基酸、糖类及香料成分，能增加和改善菜肴的口味，还能增添或改变菜肴的色泽。

营养成分

人体必需营养素

（每100克中）

热量:27.00千卡

蛋白质:5.50克

脂肪:0.20克

碳水化合物:1.30克

膳食纤维:0.20克

矿物质（每100克中）

钙:30.00毫克

铁:4.60毫克

磷:38.00毫克

钾:636.00毫克

钠:4056.00毫克

铜:0.06毫克

镁:130.00毫克

锌:0.76毫克

硒:5.32微克

维生素（每100克中）

B_1:0.05毫克

B_2:0.17毫克

B_6:0.18毫克

B_{12}:0.20微克

泛酸:0.37毫克

烟酸:1.50毫克

叶酸:30.00微克

养生功效

能产生一种天然的抗氧化成分,其功效比常见的维生素C和E等抗氧化剂大十几倍,用少量酱油所达到的抑制自由基的效果,与一杯红葡萄酒相当。

含有多种维生素和矿物质,可降低人体胆固醇,降低心血管疾病的发病率,并能减少自由基对人体的损害。

能止痒消肿,可用于水、火烫伤和蜂、蚊等虫的蜇伤。

富含硒等矿物质,有防癌抗癌功效。

可增加食物的香味、色泽,从而增进食欲。

选购

酱油一般有老抽和生抽两种。老抽较咸,用于提色,生抽用于提鲜。

优质酱油呈红褐色或棕色,鲜艳、有光泽;滋味鲜美,咸甜适口,味醇厚柔和,没有苦、涩、酸等不良异味和霉味,带有浓厚的酱香。

优质酱油浓度较高,其黏稠性较大,因此流动稍慢。

认清标识,是"用于佐餐凉拌"还是"用于烹调炒菜"。用于凉拌的酱油对微生物的指标要求比烹调酱油严格,每毫升检出的菌落总数不能大于3万个,这样在生食的时候才对健康没有危害。

选用"酿造"酱油,不要选"配制"酱油。

储藏

酱油应置于阴凉干燥处密闭低温保存,保质期一般不低于6个月。

小贴士

服用治疗血管疾病、胃肠道疾病的药物时应禁止食用酱油烹制的菜肴,以免产生恶心、呕吐等副作用。

在烹饪绿色蔬菜时不必放酱油,因为酱油会使这些蔬菜的色泽变得黑褐暗淡,并失去了蔬菜原有的清香。

酱油不宜长时间加热,应在菜肴将要出锅时加入。

"烹调酱油"未经加热不宜直接拌凉菜食用。

发霉变质的酱油不能吃。

生活小窍门

酱油防霉

夏天,酱油容易变质,可以放入几瓣切开的生大蒜,就能防止霉菌繁殖,酱油既不发霉,也不会再有怪味。加一点白酒或豆油,也可防止发霉。煮酱油以延长保存时间不科学。

代表性食品的做法

酱油醋鱼

原料：鲜活桂鱼一条(800 克左右)，干辣椒、花椒水、酱油、醋、菜油各适量。

做法：1. 将桂鱼放入用干辣椒、花椒水、酱油、醋等调料炒好的汤汁中，小火煨至鱼熟后，勾芡起锅。

2. 烧热菜油浇于鱼上，使其出香味。

豆瓣酱

豆瓣酱：开胃健脑利钙化

豆瓣酱又叫蚕豆酱、豆瓣辣酱，由蚕豆、食盐、辣椒等原料酿制而成，以其独特的工艺、丰富的营养、鲜香可口的风味，深受广大群众的喜爱。多产于四川、安徽，以郫县豆瓣最为著名。

营养成分

人体必需营养素（每 100 克中）

热量:178 千卡

蛋白质:13.6 克

脂肪:6.8 克

碳水化合物:17.1 克

矿物质（每 100 克中）

钙:53 毫克

磷:154 毫克

钾:772 毫克

钠:6012 毫克

镁:125 毫克

铁:16.4 毫克

锌:1.47 毫克

硒:10.2 微克

铜:0.62 毫克

锰:1.37 毫克

维生素（每 100 克中）

E:0.57 毫克

硫胺素:0.11 毫克

核黄素:0.46 毫克

烟酸:2.4 毫克

养生功效

有开胃健脾、消食去腻之功效。

含维生素 C，可以延缓动脉硬化。

可补充各种营养成分，改善胃肠道菌群。

蛋白质含量丰富，不含胆固醇，能预防心血管疾病。

含钙，有利于骨骼的吸收与钙化，能促进人体骨骼的生长发育。

膳食纤维有降低胆固醇、促进肠蠕动的作用，可预防前列腺增生，对预防肠癌也有作用。

含有调节大脑和神经组织的重要成分钙、锌、锰、磷脂等，有增强记忆力的健脑作用。

选购

优质豆瓣酱大都为紫褐色，光泽油润、瓣粒整齐、黏稠适度，选购时以上面浮油色泽鲜红者为佳。

储藏

豆瓣酱可用塑料袋或瓶装，置阴凉通风处保存，保质期约为 1 年。

小贴士

豆瓣酱本身含盐量很高，所以炒菜时放盐要适量。

高血压患者、肾病患者应少食。

蚕豆不宜与田螺同食。

生活小窍门

豆瓣酱做拌料热吃

锅里放油烧热后，将切碎的蒜炒一下，再放250克豆瓣酱炒一炒倒出，然后趁热拌米饭吃，可令胃口大开。

代表性食品的做法

豆瓣酱炖豆腐

原料：牛肉100克，豆腐100克，辣白菜200克，豆瓣酱50克，大葱、红辣椒、青辣椒、蒜泥、盐适量。

做法：1. 把辣白菜和牛肉炒香后放入沙锅加水烧开，将豆瓣酱加入汤中搅开。

2. 放入豆腐、葱、蒜及辣椒炖熟，最后加盐调味。

胡椒

胡椒：抑菌抗癌助消化

胡椒又名玉椒、古月、黑川、白川，原产于印度，是中外烹调时的主要香辛调料之一。胡椒气味芳香，有刺激性及强烈的辛辣味，一般加工成胡椒粉，用于烹制内脏、海味类菜肴，或用于汤羹的调味，具有祛腥提味的作用。

营养成分

人体必需营养素（每100克中）

热量:357千卡

蛋白质:9.6克

脂肪:2.2克

碳水化合物:76.9克

矿物质（每100克中）

钙:2毫克

磷:172毫克

钾:154毫克

钠:4.9毫克

镁:128毫克

铁:9.1毫克

锌:1.23毫克

硒:7.64微克

铜:0.32毫克

锰:0.79毫克

维生素（每100克中）

维生素A:10微克

胡萝卜素:60微克

硫胺素:0.09毫克

核黄素:0.06毫克

烟酸:1.8毫克

养生功效

对胃寒所致的胃脘冷痛、肠鸣腹泻有很好的缓解作用，并可治疗风寒感冒。

具有清热解毒、温中散寒、行气止痛等功效。

有防腐抑菌的作用，可解鱼虾肉毒。

能祛腥、解油腻、助消化。

胡椒的气味能增进食欲。

选购

选购以粒大、饱满、坚实，气味强烈者佳。

胡椒气味芳香，黑胡椒尤比白胡椒味浓。白胡椒并不“白”，实际上是黄灰色，购买时别以为越白越好。好的黑胡椒是饱满有亮度的黑褐色，也不是越黑就越好。

储藏

胡椒一般磨成胡椒粉使用，置阴凉干

燥处，密闭保存，保存时间也不宜太长。

鲜胡椒可冷藏短储。

小贴士

如长期大量食用，会刺激人体胃肠黏膜，引起充血性炎症。诱发痔疮、血压升高以及心慌、烦躁等症状。胃热、阴虚、肝炎、胆囊炎患者忌食。消化道溃疡、咳嗽咯血、痔疮、咽喉炎症、眼病患者应慎食。

胡椒粉不能高温油炸，最好在菜肴或汤羹即将出锅时添加少许。

黑胡椒与肉食同煮的时间不宜太长，否则会使辣和香的原味挥发掉。

生活小窍门

用胡椒治胃病

把胡椒0.6～1.5克研末伴水加红糖吞服可治胃痛。

用胡椒泡酒抹到胸口上，可治疗因受凉引起的胃痛。

把胡椒粒砸碎后，用开水冲，然后与红糖水一起泡2～3天，口服可治疗胃寒引起的胃痛。

代表性食品的做法

胡椒猪肚汤

原料：猪肚1个，胡椒30～50粒，食盐、料酒、味精各少许。

做法：1. 将猪肚洗净（可加盐、醋并用开水烫洗）。

2. 锅内注水，猪肚块（或丝）下锅，加入白胡椒，煲2个小时左右。

3. 汤稠肚烂时，加入食盐、料酒、味精即可食用。

八角

八角：驱虫健胃利骨髓

八角学名叫八角茴香，又名大茴香、大料、八月珠，因果实有八角、形若星状而得名。八角是我国的特产，盛产于广东、广西等地，有甜味和强烈的芳香气味，可增香解腻，祛膻除腥，故又名茴香。八角是制作冷菜及炖、焖菜肴中不可少的调味品，其作用为其他香料所不及，也是加工五香粉的主要原料。

营养成分

人体必需营养素（每100克中）

热量：195千卡
蛋白质：3.8克
脂肪：5.6克
碳水化合物：75.4克

矿物质（每100克中）

钙：41毫克
磷：64毫克
钾：202毫克
钠：14.7毫克
镁：68毫克
铁：6.3毫克
锌：0.62毫克
硒：3.08微克
铜：0.63毫克
锰：7.42毫克

维生素（每100克中）

A：7微克
E：1.11毫克
胡萝卜素：40微克
硫胺素：0.12毫克
核黄素：0.28毫克
烟酸：0.9毫克

养生功效

有强烈的香味，有驱虫、健胃、祛寒、兴奋神经等功效。

茴香油能刺激胃肠神经血管，促进消化液分泌，增加胃肠蠕动，有健胃、行气的功效，有助于缓解痉挛、减轻疼痛。

茴香烯能促进骨髓细胞成熟并释放入外周血液（除骨髓之外的血液），有明显的升高白细胞的作用，主要是升高中性粒细胞，可用于白细胞减少症。

选购

八角多为八角形，如果瓣顶非常尖而且瓣数不规则，那是莽草而不是八角，莽草有剧毒，误食会中毒，引起死亡。

优质八角颗粒整齐，个大饱满，棕红色并有光泽，荚边裂缝较大，荚内籽粒明亮，果柄平直，嚼着有甜味，香味纯正浓烈。

假八角朵瘦小，碎粒多，香味差，黑褐色，果柄弯曲，有刺激性苦味和樟脑味。

储藏

八角应装在密封容器中，置于阴凉干燥处，一般可存放3个月左右。

小贴士

炖肉时，肉下锅即放八角，它的香味可充分水解溶入肉内，使肉味更加醇香。

在腌鸡蛋、鸭蛋、香椿、香菜时，放入八角则会别具风味。

每次3～5克即可，过量食用容易导致伤目、长疮。

阴虚火旺、急性黄疸性肝炎者忌食。

患胃、十二指肠溃疡者不宜食用。

生活小窍门

八角妙用

八角、小茴香各3钱，乳香少许，水煎服，取汁，治小肠气坠。

八角炒熟研成末，饭前酒服2钱，可治腰痛刺胀。

代表性食品的做法

开胃豆牛汤

原料：豆角500克，牛肉200克，泡菜、大蒜、香辣酱、红辣椒、八角适量。

做法：1. 豆角洗净折成段，下油锅中翻炒，待豆角开始变软时即可盛出备用。

2. 锅放油烧热爆香蒜粒、红椒辣、泡椒，下切好的牛肉块，翻炒至肉变色。

3. 加适量水，再添加香辣酱、八角、泡菜的汁水，用中火慢炖至牛肉八成熟。

4. 加入加工好的豆角煮至豆角和牛肉熟透。

猪油

猪油：有利生长增食欲

猪油为猪的脂肪油，又称猪脂膏、大油、荤油，是饮食业使用最普遍的食用油。猪油色泽白或黄白，具有特殊香味，深受人们欢迎，很多人都认为炒菜若不用猪油就不香。

营养成分

人体必需营养素（每100克中）

热量:879.00千卡

脂肪:99.60克

碳水化合物:0.20克

胆固醇:93.00毫克

维生素（每100克中）

A:27.00微克

E:5021.00毫克

硫胺素:0.02毫克

核黄素:0.03毫克

养生功效

所含胆固醇是人体制造类固醇激素、肾上腺皮质激素、性激素和自行合成维生素D的原料。

含有多种脂肪酸，适于缺乏维生素A的人和少年儿童。

猪油中的α－脂蛋白能延年益寿，是植物油中所缺乏的。

有特殊香味，可以增进人们的食欲。

选购

纯正的猪油呈乳白色，颜色均匀，不含颗粒。而劣质猪油颜色发黄，亦不均匀，肉眼可见里面含有小颗粒。

优质的猪油散发出一阵猪油的清香，而劣质猪油闻起来有一股“哈喇”味，还有异味。

把猪油放在32℃～40℃的温水里，优质的猪油可迅速形成一层油脂薄层；而劣质的猪油则很难凝固。

储藏

夏天由于气温高，炼出的猪油很难凝固，影响存放时间。可以在将油炼好后，端离火源，温降至80℃左右时，以1∶15的比例加入白糖搅匀后倒入瓷缸，连缸浸于冷水中即可凝固，且不易变味。

猪油存放时间不宜过长，特别在温度高的夏天极易与空气接触而发生氧化，致使酸败变质。酸败变质的猪油会产生“哈喇”味，不宜食用。

小贴士

动物油的油脂与植物油相比，有不可替代的特殊香味，特别与萝卜、粉丝及豆制品相配时，可以获得用其他调料难以达到的美味。

猪油不宜用于凉拌和炸食。

用他调味的食品要趁热食用，放凉后会有一种油腥气。

一般人食用动物油也不要过量，老年人、肥胖、心脑血管病、大便滑泻患者不宜食用。

猪油不可与梅子同食。

生活小窍门

猪油妙用

蒸馒头的发面里揉进一小块猪油，蒸出来的馒头膨松、洁白、香甜可口。

煮陈米时，加点猪油和少许盐，煮出来的饭松软、可口。

铁锅洗净擦干，再涂点动物油抹匀，可防止生锈。

不穿的皮鞋，擦上点动物油，置阴凉干燥处存放，可使皮鞋光洁柔软。

代表性食品的做法

猪油松糕

原料：猪油100克，白砂糖200克，粳米粉

150 克，糯米粉 350 克，赤小豆 100 克，红豆沙 200 克，蜜枣 50 克，核桃 50 克。

做法：1. 将粳米粉、糯米粉倒入缸中，加白糖和清水拌匀，取出 1/4 待用，余下的与熟赤豆拌匀。

2. 将拌好的赤豆粉倒入蒸笼，铺平；再铺上豆沙，均匀撒猪油。再将其余赤豆粉全部倒入平铺后，放没有拌过赤豆的米粉铺在上面；米粉上铺蜜枣、核桃。

3. 在铺好的松糕生坯上洒些清水，上笼蒸至透明。将剩下的猪油放在糕粉面上，蒸熟。

花生油

花生油：健脑润肺调血脂

花生油为花生的种子榨出的脂肪油，又称落花生油或果油，淡黄透明，色泽清亮，气味芬芳，滋味可口，是一种比较容易消化的食用油，可用于炒、煎、炸各种菜肴和食品。

营养成分

人体必需营养素
（每 100 克中）

热量：899 千卡
脂肪：99.9 克

矿物质（每 100 克中）

钙：12 毫克
磷：15 毫克
钾：1 毫克
钠：3.5 毫克
镁：2 毫克
铁：2.9 毫克
锌：0.48 毫克
铜：0.15 毫克
锰：0.33 毫克

维生素（每 100 克中）

E：42.06 毫克

养生功效

含有多种抗衰老成分，改善人脑的记忆力，延缓脑功能衰老的作用。

花生油的脂肪酸具有健脾润肺，解积食的功效。可降低有害胆固醇，却不降低有益胆固醇，可缓解心血管疾病。有润肠驱虫之功效，可治疗蛔虫性肠梗阻。

含锌量高，在调节血脂的过程中发挥有益的作用。

选购

花生油越新鲜越好，如果花生油放置久了，香味逐渐淡化直至消失，酸值上升、过氧化物增多、口感变差，营养成分遭到破坏。

新鲜花生榨出来的花生油色泽自然，金黄明亮，清晰透明，闻起来具有花生油的天然浓郁香味。若用霉烂或过了夏天的花生仁榨出来的花生油色泽深暗，无光泽，闻起来苦，吃起来涩，入口回味清淡，有卡喉的感觉。

好的花生油出现油烟的温度高，如果在低温时都已经冒大烟，香味很快散发尽，就不是好的花生油。

优质花生油有微量沉淀物，含量不超过 0.2%；劣质花生油有大量悬浮物及沉淀物。

储藏

花生油应装入密封玻璃瓶，选择阴凉干燥处保存，保质期 1 年左右。

将盐炒热晾凉后按 40：1 的比例倒入

油里，可保持油的色、香、味长时间不变。

小贴士

花生油热量高，脂肪量大，不宜过量食用，否则对心脑血管会有一定影响，而且容易发胖。

煮稀饭时，往锅里滴几滴花生油，并改用文火，稀饭就不会有泡沫外溢。

生活小窍门

用花生油炒菜要先放盐

花生油易被黄曲霉素污染，并且黄曲霉素容易产生毒素。用花生油炒菜时，油热后要先放盐，过半分钟后再放菜和作料，这样能利用盐中的碘化物分解清除残存在花生油里的黄霉素。

代表性食品的做法

油焖大虾

原料：大虾 500 克，花生油 50 克，盐、味精、醋、料酒、葱丝、姜丝、高汤适量。

做法：1. 将大虾剪去须、爪，除去头部沙包和脊背沙线，洗净。

2. 炒锅上火加油烧至 5 成热，下入大虾，煎至两面金黄盛出。

3. 锅留底油，放入葱姜丝、料酒、盐、醋、高汤，下入煎好的虾，煮开后用小火焖 5 分钟，加味精炒匀。

菜籽油

菜籽油：大脑神经缓衰老

菜籽油就是我们俗称的菜油，又叫香菜油、菜子油、油菜籽油、芸薹油，是以油菜的种子榨取。

营养成分

人体必需营养素（每 100 克中）

热量：899 千卡

脂肪：99.9 克

矿物质（每 100 克中）

钙：9 毫克

磷：9 毫克

钾：2 毫克

钠：7 毫克

镁：3 毫克

铁：3.7 毫克

锌：0.54 毫克

铜：0.18 毫克

锰：0.11 毫克

维生素（每 100 克中）

E：42.06 毫克

养生功效

所含亚油酸等不饱和脂肪酸和维生素 E 等营养成分，能很好地被人体吸收，具有一定软化血管、延缓衰老的功效。

含有种子磷脂，对血管、神经、大脑的发育有十分重要的作用。

选购

优质菜籽油呈黄色至棕色，清澈透明；具有菜籽油固有的气味和特有的辛辣滋味，无任何异味。

次质菜籽油，呈棕红色至棕褐色，微混浊，有微量悬浮物；有菜籽油固有的气味，平淡或微有异味。

劣质菜籽油，呈褐色，液体极混浊；有毒味、焦味、干草味或“哈喇”味等不良气味，还有苦味、酸味等不良滋味。

储藏

菜籽油应在阴凉、干燥处密封保存，和其他油脂一样有一定的保质期，放置时间不宜太久。

小贴士

菜籽油有一定的刺激气味，民间叫做“青气味”，这种气体是其中含有一定量的芥子甙所致，但特优品种的油菜籽则不含这种物质。

菜籽油几乎不含胆固醇，所以控制胆固醇摄入量的人可以放心食用。

菜籽油含芥酸量高，冠心病、高血压患者要少吃。

因为菜籽油有一些“青气味”，不适合直接用于凉拌菜。

高温加热后的油应避免反复使用。

生活小窍门

菜籽油怪味的去除

可先将菜籽油炸一次花生米，再用此油炒菜就没有怪味了，且炒出的菜看香味可口，用来拌凉菜，还有一种香油的味道。

代表性食品的做法

油焖春笋

原料：嫩春笋500克，熟菜籽油100克，白糖、味精、花椒、酱油适量。

做法：1. 笋肉拍松切成段。

2. 炒锅烧热，加入菜籽油烧至五成热，放入花椒，炸香后捞出。

3. 将春笋入锅煸炒至色微黄时加入酱油、白糖和适量水，用小火焖5分钟，放入味精炒匀。

大豆油

大豆油：保护机体降血清

大豆油又叫豆油、黄豆油、大豆色拉油，其色泽深黄，有豆腥味。

营养成分

人体必需营养素

（每100克中）

热量:899千卡

脂肪:99.9克

矿物质（每100克中）

钙:13毫克

磷:7毫克

钾:3毫克

钠:4.9毫克

镁:3毫克

铁:2毫克

锌:1.09毫克

铜:0.16毫克

锰:0.43毫克

维生素（每100克中）

E:93.08毫克

养生功效

含亚油酸、脂肪酸，有显著的降低血清胆固醇含量，预防心血管疾病的功效。

含有维生素及卵磷脂，有益于神经、血管、大脑的发育生长。

不含致癌物质黄曲霉素和胆固醇，对机体有保护作用。

选购

质量好的大豆油应是完全透明的，浑浊、透明度差，说明油质差或掺假。

等级越好的大豆油颜色越浅、沉淀物越少，有固有的气味，不应有焦臭、酸败或其他异味。

储藏

豆油有冷压豆油和热压豆油两种。冷压豆油的色泽较浅，生豆味淡；热压豆油由于原料经高温处理，其出油率虽高，但色泽较深，并带有较浓的生豆气味。

豆油如未经水化除去杂质，不宜长期贮藏。精炼过的大豆油在长期储藏时，其颜色会由浅变深，这种现象叫做"颜色复原"，降低其水分含量可以防止这种现象的发生。

小贴士

豆油的大豆味较浓，往往影响汤的味道，在豆油加热后投入葱花或花椒，可有效地除去豆油中的大豆味，但汤的颜色也会因此而变深。

豆油含磷脂较多，用鱼肉或肉骨头熬汤时，加入适量豆油可熬出浓厚的白汤。

豆油食用过多对心脑血管有一定影响，而且容易发胖。

生活小窍门

巧辨油温

油温一二成热时，锅底有一些小油泡漫漫泛起；

三四成热，油面开始波动，没有油烟产生；

五六成热，油面波动较大，有油烟慢慢升起；

七八成热，油面趋向平静，出现大量油烟；

九成热，油烟密集上升。

代表性食品的做法

葱油萝卜丝

原料：白萝卜 250 克，大豆油 50 克，盐、味精、葱适量。

做法：1. 萝卜削皮洗净切成丝，放适量盐拌匀腌 15 分钟。

2. 葱切碎。

3. 萝卜丝挤出水分，拌入味精、葱花。

4. 炒锅烧热放入大豆油，烧至冒青烟，倒在拌好的萝卜丝上，再拌匀。

七 饮品

饮品除提供水分外，还含有不等量的糖、酸、乳以及各种氨基酸、维生素、无机盐等营养成分，因此有一定的营养。但饮品没法完全代替水，适量饮用饮料没有什么危害，如果过量饮用，可能引起一些健康问题。

绿茶

绿茶：提神降脂防肿瘤

绿茶又称不发酵茶，以茶树新梢新叶经杀青、揉捻、干燥等工艺制成，干茶色泽和冲泡后的茶汤均以绿色为主调，故名绿茶。绿茶按杀青和干燥方式不同又可分为：蒸青绿茶、炒青绿茶、烘青绿茶、晒青绿茶。中国绿茶中，名品最多，品质优异，西湖龙井、黄山毛峰、洞庭碧螺春、庐山云雾、信阳毛尖、峨嵋竹叶青、太平猴魁、恩施玉露等都属于绿茶。

营养成分

人体必需营养素
（每100克中）

热量:296千卡
蛋白质:34.2克
脂肪:2.3克
碳水化合物:50.3克

矿物质（每100克中）

钙:325毫克
磷:191毫克
钾:1661毫克
钠:28.2毫克
镁:196毫克
铁:14.4毫克
锌:4.34毫克
硒:3.18微克
铜:1.74毫克
锰:32.6毫克

维生素（每100克中）

A:967微克
C:19毫克
E:9.57毫克
胡萝卜素:5800微克
硫胺素:0.02毫克
核黄素:0.35毫克
烟酸:8毫克

养生功效

含维生素A、E，有助于保持皮肤光洁白嫩，减少皱纹，还能抗氧化、防辐射、提高免疫力、预防肿瘤，抗癌防衰。

富含维生素K、C，具有抗血小板凝集、促进膳食纤维溶解、降血压、降血脂的作用，对防治心血管疾病十分有利。

有利尿作用，可以治疗多种泌尿系统的疾病，对泌尿系统结石也有一定的排石作用。

保留的天然物质成分，有杀菌、消炎等特殊功效，为其他茶类所不及。

绿茶含有茶碱及咖啡因，可以减少脂肪细胞堆积，达到减肥效果。

能够改善消化不良的情况，适用于细菌引起的急性腹泻等。

具有提神醒脑、振奋精神、消除疲劳等作用。

含有氟、茶多酚等成分，能防龋固齿。

选购

凡色泽绿润，茶叶肥壮厚实，或有较多白毫者一般是春茶；扁形绿茶茶条扁平挺直，光滑，无黄点、无青绿叶梗是好茶 卷曲形或螺状绿茶，条索细紧，白毫或锋苗显露说明原料好，做工精细；香气清新馥郁、略带熟栗香的是好茶。

因为容易氧化，所以在选购包装好的绿茶时，应特别注意制造日期和保存期限，原则上越新鲜越好，一旦开封后也要尽快喝完，以免失去绿茶的清新香味和营养。

储藏

绿茶属于不发酵茶，最容易氧化及变质，所以保存期限最短。

绿茶最佳保存温度为0℃～5℃，温度过高会破坏茶叶中的氨基酸、糖类、维生素和芳香性物质，使质量、香气、滋味都有所降低。

绿茶易与空气中的氧结合，使茶叶汤色变红、变深，营养价值大大降低，所以要密封保存。

绿茶性质极不稳定，能够广吸异味，因此不能与有异味的物品混放。

绿茶具有很强的吸湿还潮性，存放时湿度在60%以下较为适宜。

绿茶应存放在不透明的玻璃或陶罐中，避免日光照射。

小贴士

冲泡时间不宜过长，不宜用保温杯泡茶。

饮茶不宜过浓。

忌饮浓茶解酒。

隔夜茶不能喝。

不要用茶水送服药物。

服药前后1小时内不要饮茶。

人参、西洋参不宜和茶一起食用。

饭前不宜饮茶，饭后忌立即喝茶。

不适宜发热、肾功能不良、心血管疾病、习惯性便秘、消化道溃疡、神经衰弱、失眠、孕妇、哺乳期妇女、儿童饮用。

生活小窍门

绿茶妙用

用绿茶粉、蛋黄、面粉混合搅拌均匀，做成面膜敷盖整个脸部，再铺上一层微湿的面纸，停留在脸上约5～10分钟后用冷水或温水洗净，可以美容祛斑。

用炉火把平底锅加热之后，把绿茶放上去煎炒出味，室内的油烟、异味都会被绿茶的清香给取代，满室清香，起到抗菌除臭的功效。

在鞋柜里用一个小袋子装些绿茶，可以消除鞋子里难闻的气味。

代表性食品的做法

绿茶丝瓜汤

原料：丝瓜240克，绿茶10克，盐适量。

做法：1. 将丝瓜去皮洗净，切成片。

2. 丝瓜放入沙锅中，加少许盐和适量水煮开。

3. 丝瓜八九成熟时加入茶叶，待丝瓜熟透即可饮用。

红茶

红茶：暖胃祛寒降血糖

红茶是全发酵的茶叶，在发酵的过程中，茶叶的茶鞣质经氧化而生成鞣质红，不仅使茶叶色泽乌黑，水色叶底红亮，并且使茶叶的香气和滋味也发生了变化，具有水果香气和醇厚滋味，与绿茶截然不同。红茶是一种比较健康的茶，好的品种有祁门红茶、九曲红梅、滇红、川红、英红等。

营养成分

人体必需营养素（每100克中）

热量:294千卡
蛋白质:27.6克
脂肪:1.1克
碳水化合物:59.2克

矿物质（每100克中）

钙:378毫克
磷:390毫克
钾:1934毫克
钠:13.6毫克
镁:183毫克
铁:28.1毫克
锌:3.97毫克
硒:56微克
铜:2.56毫克
锰:49.8毫克

维生素（每100克中）

A:645微克
C:8毫克
E:5.47毫克
胡萝卜素:3870微克
核黄素:0.17毫克
烟酸:6.2毫克

养生功效

红茶的抗菌力强，用红茶漱口可防滤过性病毒引起的感冒，并预防蛀牙与食物中毒，降低血糖值与高血压。

有暖胃祛寒的作用，可以帮助胃肠消化、促进食欲，可利尿、消除水肿，并强壮心脏功能。

选购

红茶的品级依品种、采摘部位、产区、海拔高度及季节等而有所不同，很难只凭其中某一项标准来界定品级。红茶颜色呈红色或橘色，有独特的香味，但重在滋味，其他未经发酵的绿茶或半发酵的茶则重在香气。

买时可先用两个手指研茶条，如能研成粉末的，说明茶较干燥；如不能研成粉末，只能研成细片状，说明茶叶已吸湿受潮，不宜购买。

茶越新越好，看包装上的日期，一般6个月以内品质为正常，超过1年以上的，往往容易变质，最好不买。

储藏

茶叶中含一定量的类胡萝卜素，具有吸收光能的性质，易被氧化。所以，茶叶最好放在茶叶罐里，移至低温、阴暗、避光、干爽的地方保存，还要注意防串味。

开封后的茶叶最好尽快喝完，不然味道和香味会流失殆尽。

小贴士

不同茶叶不宜混合饮用，以免不能欣赏到该种茶的原味。

不适宜发热、肾功能不良、心血管疾病、习惯性便秘、消化道溃疡、神经衰弱、失眠、孕妇、哺乳期妇女、儿童饮用。

生活小窍门

红茶冲泡

从红茶的花色品种分，大体可分为功夫红茶饮法和快速红茶饮法两种。品饮功夫红茶重在清香和醇味，所以多用冲泡法。将3~5克红茶放入白瓷杯中，然后冲入沸水，几分钟后，先闻其香，再观其色，然后慢慢品味。一杯茶叶通常可冲泡2~3次。

红茶冲泡要注意如下几件事。

1. 茶叶好：茶叶纯净、质优、品种好。

2. 水质好：最自然的泉水富含充分空气，能引发红茶内蕴含的香气。

3. 茶具好：芬芳的味道必须用适当的茶具搭配，从而衬托出红茶独特的美，并先将茶壶与茶杯用热水烫过。

4. 温度好：水温宜维持在80℃~90℃。

5. 时间好：叶片细小的红茶约浸泡2

~3 分钟，叶片较大的 3~5 分钟，茶叶完全绽开、沉在壶底、不再翻滚即可饮用。

代表性食品的做法

红茶鸡丁

原料：鸡胸肉一块，青红辣椒各一只，红茶 30 克，盐和淀粉适量。

做法：1. 将鸡胸肉切成丁，用盐和淀粉腌 10 分钟。

2. 青椒切小块，红辣椒切丝。

3. 起油锅，爆香红茶，再放入鸡丁，快熟时捞起备用。

4. 起油锅炒青椒再加少许盐，快熟时倒入鸡丁，加入红辣椒丝，用大火炒熟即可。

花茶

花茶：镇静消炎护皮肤

花茶是采用绿茶的茶胚、少量的红茶和乌龙茶，再与鲜花窨制而成的一种复合茶。由于窨花的次数不同和鲜花种类不同，花茶的香气高低和香气特点都不一样，其中以茉莉花茶的香气最为浓郁，是花茶中的主要产品。花茶既具有茶叶的爽口浓醇之味，又兼具鲜花的纯净馥郁之气，有“引花香，益茶味”之说。

营养成分

人体必需营养素

（每 100 克中）

热量：281 千卡

蛋白质：27.1 克

脂肪：1.2 克

碳水化合物：58.1 克

矿物质（每 100 克中）

钙：454 毫克

磷：338 毫克

钾：1643 毫克

钠：8 毫克

镁：192 毫克

铁：17.8 毫克

锌：3.98 毫克

硒：8.53 微克

铜：2.08 毫克

锰：16.95 毫克

维生素（每 100 克中）

A：885 微克

C：26 毫克

E：12.73 毫克

胡萝卜素：5310 微克

硫胺素：0.06 毫克

核黄素：0.17 毫克

养生功效

花茶不仅具有红茶和绿茶的功效特征，还兼有所加入花卉的功效特征，因其品种不同而略有区别。

可阻止脂褐素的形成，可保护皮肤，使皮肤变得细腻、白润、有光泽。

能抑菌、消炎、抗氧化，有助于伤口的愈合。

具有温和的舒肝解郁、理气调经作用。

具有镇静、调节神经系统的功效。

选购

评估花茶主要看其色泽、香气、风味、水分、清洁度等。茶叶、花朵或花草需具干燥感；有鲜亮的颜色及光泽；摇动之后散发花和茶的香气为佳。

储藏

花茶的寿命与保存方式、密封程度相关，保存环境佳可保存 1 年，保存环境一般则约半年。保存时尽量密闭包装，不要接触空气，不能受阳光暴晒，不能与受潮、发霉的物品摆放一起。

小贴士

花茶偶尔饮用无妨，但几乎所有的花茶，都不能长期大量随意饮用，应根据人的具体情况科学选择。

更年期的女性最好选择温和的花茶，因为绿茶性寒且具刺激性，对特殊时期女性的身体和神经都会产生不良作用。

生活小窍门

自制花茶

1. 用鲜茉莉花约300克置烈日下暴晒，将水汽晒干。

2. 晒干的茉莉花放入洗刷干净、干燥的铁锅里，置于刚熄火的炉灶上，利用余热烘干。

3. 将1千克春茶压在茉莉花上，加盖盖好。

4. 次日将烘干的花和茶叶拌匀，装入器皿中即可。

代表性食品的做法

茉莉花茶炖鸭

原料：茉莉花茶50克，鸭子1只，栗子仁10粒，黑枣10粒，冰糖适量。

做法：1. 鸭子宰杀洗净、切块。

2. 用大茶壶放入茉莉花茶，开水冲泡20分钟。

3. 茶汁倒入锅内，放入鸭肉块、栗子、黑枣、冰糖，加水炖至熟烂。

牛奶

牛奶：补虚安神防贫血

牛奶是人们日常生活中喜爱的饮品之一。在不同国家，牛奶也分有不同的等级，目前最普遍的是全脂、低脂及脱脂牛奶。每年5月的第三个星期二，是“国际牛奶日”。

营养成分

人体必需营养素（每100克中）

热量：54.00千卡
蛋白质：3.00克
脂肪：2.90克
碳水化合物：4.10克

矿物质（每100克中）

钙：135.00毫克
铁：0.30毫克
磷：73.00毫克
钾：157.00毫克
钠：36.50毫克
铜：0.02毫克
镁：11.00毫克
锌：3.36毫克
硒：1.94微克

维生素（每100克中）

A：11.00微克
B_1：0.04毫克
B_2：0.07毫克
B_6：0.03毫克
B_{12}：0.30微克
C：1.00毫克
D：240.00微克
E：0.21毫克
K：2.00微克
泛酸：0.55毫克
烟酸：0.20毫克
叶酸：5.00微克
生物素：117.00微克

养生功效

可以促进皮肤的新陈代谢，防止皮肤干燥及暗沉，使皮肤白皙，有光泽。

可增强免疫系统功能，阻止肿瘤细胞

增长，防止动脉硬化、高血压及心脑血管疾病。

可减缓骨质流失，增强骨骼牙齿强度，对中老年男子有保护作用。

促进幼儿大脑发育，有助于视力的提高，有助于减肥。

具有滋润肺胃、润肠通便、补虚的作用。

能镇静安神、帮助睡眠，使人体力充沛。

可改善儿童贫血，促进伤口更快愈合。

选购

目前，国内市场上的乳制品大致可分为两大类。一类为液态奶，包括消毒牛奶、超高温灭菌奶、酸奶和乳酸饮料；另一类为固态奶，即奶粉。

很多人担心喝了牛奶会长胖，总是选择脱脂牛奶，其实，牛奶所含的脂肪不可能直接转化为人体脂肪。

新鲜牛奶呈乳白色或稍带微黄色，有新鲜牛乳固有的香味，呈均匀的流体，无沉淀，无凝结，无杂质，无黏稠现象。

需注意区别纯牛奶与含乳饮料。含乳饮料允许加水制成，一般还会添加甜味剂、果味剂等，所以其营养价值不能与纯牛奶相提并论。

储藏

鲜牛奶应放置在阴凉、避光的地方，最好是放在冰箱里密封保存，温度0～5℃之间，不要放在冷冻室中冷冻。

牛奶容易吸收异味，不要和鱼、虾、葱、蒜、韭菜等有腥味和强烈刺激性气味的食物放在一起。

小贴士

不要喝生奶，也不宜久煮，否则会破坏营养素，影响人体吸收。

牛奶加蜂蜜是非常好的搭配，有治疗贫血和缓解痛经的作用。

煮牛奶时不要加糖，须待煮熟离火后再加。

袋装牛奶不宜长时间浸泡在热水中加热。

不要空腹喝牛奶，不宜多饮冰冻牛奶。

婴儿喝纯牛奶需经过适当稀释。

牛奶中不宜添加果汁等酸性饮料。

喝牛奶可消除留在口中的大蒜味。

牛奶不能代替白开水服药。

肠胃功能较弱、肾病患者不宜大量饮用牛奶。

脾胃虚寒、腹泻、痰湿者慎饮。

有乳糖不耐受症者忌饮牛奶。

生活小窍门

牛奶妙用

夏季户外强烈的紫外线会轻微晒伤皮肤，用冷牛奶对皮肤进行冷敷，可以降低皮肤温度，减轻损伤。

打开的鞋油放久了，会变得发硬而不好用，如加入几滴鲜牛奶，鞋油就会变软，用起来同新鞋油一样。

如果白衬衣上留下了酒迹，可用煮开的奶擦拭，即可去掉污迹。

炸鱼前先把鱼浸入牛奶片刻，既能除腥，又能增加鲜味。

代表性食品的做法

牛奶什锦

原料：牛奶200毫升，鸡蛋2个，火腿肉50克，胡萝卜50克，淀粉、盐少许。

做法：1. 牛奶中加入淀粉、盐与鸡蛋蛋白混合，充分搅拌均匀。

2. 火腿、胡萝卜切小丁备用。

3. 锅中放油烧热，将牛奶缓缓倒入，并不停搅拌，略成固体的时候，加入火腿、胡萝卜丁翻炒均匀即可。

羊奶

羊奶：健脑清血利肺胃

羊奶的脂肪颗粒体积为牛奶的三分之一，更利于人体吸收，长期饮用不会发胖。羊奶中的维生素及微量元素明显高于牛奶，在国际营养学界被称为“奶中之王”，美国、欧洲的部分国家均把羊奶视为营养佳品，欧洲鲜羊奶的售价是牛奶的7倍。

营养成分

人体必需营养素（每100克中）

热量:59千卡

蛋白质:1.5克

脂肪:3.5克

碳水化合物:5.4克

矿物质（每100克中）

钙:82毫克

磷:98毫克

钾:135毫克

钠:20.6毫克

铁:0.5毫克

锌:0.29毫克

硒:1.75微克

铜:0.04毫克

维生素（每100克中）

A:84微克

E:0.19毫克

硫胺素:0.04毫克

核黄素:0.12毫克

烟酸:2.1毫克

养生功效

羊奶中的营养成分非常均衡、合理，被称为“完全营养品”，有利于弥补膳食结构的缺陷。

养胃护脏，对肺和气管特别有益，适合过敏症、胃肠疾病、支气管炎患者饮用。

具有较好的滋补作用，对恢复体能有好处，适宜身体虚弱的人群以及婴儿。

有益于维持和调节人体酸碱平衡，有利于提高人体免疫力，增强抵抗力。

有清洁血管、洁净血液的功效，对防治高血压、冠心病有很好的效果。

对皮肤细胞有修复作用，能延缓皮肤衰老，增加皮肤弹性和光泽。

对脑神经生长发育，提高智商和强化视觉功能有重要作用。

具有一定的镇静安神作用。

选购

在国内市场，液态纯羊奶比较少，部分品牌的羊奶都是用国外羊奶粉冲兑而成。

羊奶膻腥味较大，一般容易识别，但质量与营养可根据所示标签加以判断。

市场上的羊奶粉由不同配方制成，添加了足够的叶酸、维生素、蛋白质和脂肪，很多产品是适合于婴幼儿的。

储藏

鲜奶倒入不锈钢奶锅中，将奶锅浸入内盛沸水的平口锅内水浴15分钟。然后取出并立即浸入冷水中存放，直至饮用。存放时间不宜超过9小时。

将奶及袋子一起浸泡在淡盐水中，并不断换水，使水温保持在10℃～18℃，可保存12小时。

放入冰箱冷藏，可保存24小时。

小贴士

和牛奶相比，羊奶更容易消化，婴儿对羊奶的消化率可达94%以上。

急性肾炎和肾功能衰竭患者不适于喝羊奶，以免肾脏加重负担。

腹部手术患者一两天内不能喝羊奶，避免影响伤口愈合。

慢性肠炎患者不宜喝羊奶，避免胀气。

生活小窍门

羊奶去膻味

煮羊奶时放进一点杏仁或茉莉花茶，可以去除膻味，煮开后，滤去杏仁或茶叶渣饮用。

代表性食品的做法

羊奶炖猪蹄

原料：猪蹄1000克，羊奶250克，盐适量。

做法：1. 猪蹄除毛洗净，切成两半。

2. 锅内加水旺火煮沸，放入猪蹄，加盖，改用文火将猪蹄炖烂。

3. 加入羊奶、盐煮沸后即可。

咖啡

咖啡：提神活血促消化

咖啡是用咖啡豆制成的饮料，是西方人的主要饮料之一。咖啡原产于非洲北部和中部的热带地区，栽培历史已有两千多年。咖啡果实成熟后除去果皮及大部分种皮所得的种子称生咖啡或咖啡豆，再经焙炒后研细得到咖啡粉，即可制作饮料。

营养成分

人体必需营养素（每100克中）

水分：2.2克

蛋白质：12.6克

脂肪：16克

糖类：46.7克

纤维素：9克

矿物质（每100克中）

钙：120毫克

磷：170毫克

铁：42毫克

钠：3毫克

维生素（每100克中）

B：20.12克

烟酸：3.5毫克

其他成分（每100克中）

咖啡因：1.3克

灰分：4.2克

单宁：8克

养生功效

咖啡因可兴奋中枢神经系统，对人体有提神的作用，能解除疲劳、促进思维、提高工作效率。

对心血管和支气管有扩张和抗痉挛作用，可促进循环，提高心肌供血，促进心跳，对低血压和痉挛性支气管哮喘有一定疗效。可促进消化腺分泌、改善消化功能、增进食欲、促进吸收、增强新陈代谢。

选购

咖啡豆有特殊的香气，越新鲜香气越浓；若香气微弱，或开始出现油腻味的话，表示咖啡豆已经完全不新鲜了，不可能煮出一杯好咖啡来。

将咖啡豆倒在手上摊开来看，确定咖啡豆的产地及品种，也确定一下咖啡豆烘焙得是否均匀。如果均匀，豆子的外皮和里层的颜色应该是一样的。如果表层的颜色明显比里层的颜色深很多，表示在烘焙时的火太大，对咖啡豆的香气和风味有影响。

拿一颗咖啡豆，如果是新鲜咖啡豆，应该可以很轻易地剥开，而且会有脆脆的声音；若咖啡豆不新鲜，剥开很费力。

在超市购买罐装咖啡粉时，应注意标识，根据自己的喜好选择。

储藏

烘焙过的咖啡豆，很容易被氧化，使油质劣化，芳香挥发，加速变质，因此，咖啡的包装最主要是让咖啡避免与空气接触。

最普通的包装是用空罐、玻璃、纸袋或塑料容器加盖或加封包装。

在装咖啡后将空气抽出，成真空状态，可较好地保存。

在包装中充入非活性的氮气，此法也较为普及。

在咖啡豆烘焙后立刻将豆子冷却包装、低温冷藏。

小贴士

咖啡煮好后应马上饮用，放凉后芳香味会随蒸汽跑掉很多。

煮咖啡时间过长，芳香物质随蒸汽挥发，还会增加咖啡的苦味。

适量放糖可增加咖啡的味道，但如果放糖过多，会刺激胰岛素分泌，降低血糖，引起糖代谢紊乱，因此，煮咖啡不要加太多糖，喝咖啡时也不宜吃甜食。

重新加热咖啡，味道会变差。

煮咖啡加点盐，味道更好。

品咖啡前先喝一口白水，冲掉口中异味，这样才会感受到香醇。

老年妇女常饮咖啡会导致骨质疏松，易发生骨折，经常喝咖啡的人应注意补钙。

饮咖啡不宜过量，过量饮用咖啡对正常的人有致癌危险，已患癌症的人不喝为好；孕妇饮用过量，可导致胎儿畸形或流产。

常借高浓度咖啡来刺激大脑神经、提神驱困，有害健康，可能诱发心绞痛和脑溢血、脑血栓。患心血管疾病、胃病、维生素 B_1 缺乏症的人也不宜喝咖啡。

生活小窍门

咖啡豆渣的妙用

烟灰缸底部铺上咖啡豆的渣能去除烟味，还能吸收屋里的烟味，散发咖啡香。

敞口瓶里装上咖啡豆渣放在衣柜里，能去除因潮湿产生的霉味，还可以适当吸收湿气。

用能透气的布料或纸张包一些咖啡豆渣放在鞋里，10 分钟就能消除臭味。

把咖啡豆渣放在花盆上可防止生虫，

也能维持适当的湿度，提供一定的营养。

代表性食品的做法

咖啡鱼头沙锅

原料：墨鱼头1只约500克，速溶咖啡60克，香葱、固体鲜奶油、干白葡萄酒、柠檬汁、盐、黑胡椒粉适量。

做法：1. 将墨鱼头去鳃洗净。

2. 炒锅放鲜奶油炒化，下香葱段炒出香味。

3. 加水烧开，加入速溶咖啡、干白葡萄酒、柠檬汁、黑胡椒粉和盐煮沸。

4. 放入墨鱼头，煮沸后转入小火慢炖30～40分钟即可。

果汁

果汁：润肺健胃降血压

果汁是指用新鲜水果为原料，经加工制成的饮料制品，可分为原果汁、浓缩果汁、原果浆、果汁饮料、水果饮料等。

营养成分

柠檬汁

人体必需营养素

（每100克中）

热量：26千卡

蛋白质：0.9克

脂肪：0.2克

碳水化合物：5.5克

矿物质（每100克中）

钙：24毫克

钾：120毫克

钠：1.2毫克

镁：12毫克

铁：0.1毫克

锌：0.09毫克

硒：4.15微克

铜：0.04毫克

锰：0.06毫克

维生素（每100克中）

C：11毫克

硫胺素：0.01毫克

核黄素：0.02毫克

烟酸：0.1毫克

其他果汁根据水果品种的不同而有所区别。

养生功效

含有很多天然营养素，能增强免疫力、减少生病、延缓衰老，可补充身体因运动和进行生命活动所消耗掉的水分和一部分糖、矿物质，对维持体内电解质平衡有一定作用。鲜榨果汁具有水果的绝大部分营养。

常见果汁的养生功效。

鲜橙汁：滋润健胃，强化血管，可预防心脏病、中风、伤风、感冒和瘀伤。

苹果汁：调理肠胃，促进肾机能，预防高血压。

梨汁：能维持心脏、血管正常运作，去除体内毒素。

西瓜汁：消暑利尿，降血压。

香蕉汁：提高精力，强健肌肉，滋润肺肠，使血脉畅通。

椰子汁：预防心脏病、关节炎和癌症，强健肌肤，滋润止咳。

柠檬汁：含丰富维生素C，止咳化痰，有助排除体内毒素。

葡萄汁：调节心跳，补血安神，加强肾、肝功能，帮助消化。

西柚汁：降低胆固醇，预防感冒及牙龈出血。

芒果汁：帮助消化，防止晕船，呕吐，喉

咙疼。

菠萝汁：消肿，帮助消化，舒缓喉痛。

木瓜汁：消滞润肺，帮助分解，吸收蛋白质。

选购

原果汁不加水也不加糖，一般为现榨现卖。

浓缩果汁是在原果汁的基础上浓缩，去掉水分制得，饮用时可加水调和。

果汁饮料是指在果汁（或浓缩果汁）中加入水、糖液、酸味剂等调制而成的清汁或浑汁制品，成品中果汁含量不低于10%。

水果饮料是指在果汁（或浓缩果汁）中加入水、糖液、酸味剂等调制而成的清汁或浑汁制品，成品中果汁含量不低于5%。

注意：果汁饮料和水果饮料是浓度上的差别，但字面上却很相似，例如苹果汁饮料是果汁饮料，而苹果饮料却是水果饮料，不可混淆。

100%纯果汁应具有近似新鲜水果的色泽，如果颜色特深，说明其中的色素过多，是加入了人工添加剂的劣质品。若瓶底有杂质则说明该饮料已经变质，不能再饮用。

另外，选购时要根据标签上标注的原果汁成分及含量，判断饮料和其名称是否一致，了解产地，看包装有无渗漏和涨气现象，看生产及保存期。

储藏

纯果汁不易保存，越放越没营养，应及时喝完，少量的采用塑料瓶或保鲜盒盛装，可放到冰箱中低温冷藏。

瓶装果汁买回后可放在阴凉、避光处保存，也可放进冰箱。

小贴士

除糖尿病人以外都能饮用。

不宜与酒同饮，以免对胃、肝、肾造成损害。

果汁缺乏人体必须的膳食纤维，所以不能替代水果。

餐前餐后及用餐时，都不宜喝饮料和果汁，早上或饭后2小时后喝蔬果汁最好，尤其是早上喝最为理想。

生活小窍门

让果汁变甜的方法

用榨汁机榨水果汁的时候，虽然可以喝到纯天然的果汁，但味道会有些酸涩，如果同时放进香蕉榨汁，便可使果汁的味道变甜，并且不破坏果汁纯天然的特性。

代表性食品的做法

果汁牛肉

原料：全瘦牛肉200克，色拉油50克，菠萝1个，柠檬汁200毫升，淀粉、味精、蠔油、陈皮、糖、料酒、盐适量。

做法：1. 全瘦牛肉切簿片，菠萝去皮洗净切丁。

2. 锅内放油烧热，放入陈皮、料酒、糖、盐大火快炒几分钟。

3. 牛肉片炒至变色，再加入菠萝丁、柠檬汁炖煮20分钟。

4. 用淀粉勾芡后即可起锅食用。

常用水

常用水：改善免疫促代谢

常用水包括我们在一般情况下饮用或做饭用的自来水、纯净水、矿泉水等。虽然我们天天都在用水，但往往容易忽视它的重要作用。水是所有生物体赖以生存的基础物质之一。除了我们每天饮用的水之外，我们吃的蔬菜、水果、鱼、肉、粥、汤、米、面、零食中都含有或多或少的水分。

营养成分

矿泉水

矿物质（每1升）

锌:5.0毫克

铜:1.0毫克

钡:0.70毫克

镉:0.010毫克

铬:0.050毫克

铅:0.010毫克

汞:0.0010毫克

硒:0.050毫克

砷:0.050毫克

养生功效

纯净水仅有溶剂和单纯补充水分的作用。

白开水容易透过细胞膜促进机体内的新陈代谢，改善人体免疫功能。

矿泉水大都有软化血管、强壮骨骼、促进合成血红蛋白、增强食欲、调节中枢神经活动等功能。

选购

矿泉水是在地层深部循环形成的，含有国家标准规定的矿物质及限定指标。根据身体状况及地区饮用水的差异，选择合适的矿泉水饮用，可以起到补充矿物质，特别是微量元素的作用，但不要选择限量指标超过国家标准规定的产品。

选用矿泉水，首先选择品牌产品，应有QS标志。标签的标注清晰，特别注意生产日期和保质期。应注意瓶盖是否松动，瓶身是否透亮，有无异物漂浮等。

矿泉水表面张力大，用一枚硬币进行水面轻放实验，硬币可浮在矿泉水面上，而不能浮于普通饮用水面上。

储藏

最好放在避光、通风阴凉的地方保存，避免在阳光下暴晒。矿泉水里面含有矿物质，被光照射后，会发生化学反应，产生绿苔。

矿泉水包装打开后，应尽量在短期内喝完，尤其是在炎热的夏季，温度高，细菌繁殖速度也加快，不能久存。

小贴士

生水、反复烧开的水不宜饮用。

长期饮用硬度过高的水易导致结石。

长期大量饮用矿泉水会导致某些微量元素过量。

长期饮用纯净水会导致营养缺乏，降低抵抗力。

刚出厂太新鲜的水不能喝，因所含臭氧未完全散尽，会有异味，起码应存放三天再喝。

生活小窍门

热水妙用胜良药

用热水泡脚能反射性引起外周血管扩张，血压随之下降。

用热水蒸汽熏烘，可以使腰际处受暖而除去寒湿疼痛。

喝上一大口开水含着，分7次咽下，稍待片刻，便能有效地止嗝。

用热水浸湿毛巾敷放在小疖子上，反复几次，红肿疼痛很快消失。

用加盐和醋的热水泡脚，至脚面发红或身上微微出汗为止，能治疗感冒。

毛巾浸热水拧干，热敷眼、鼻或头颈部的风池穴等部位，可大大缓解感冒头痛。

肩膀僵硬不适时，可在热水里加少量盐和醋，用毛巾浸水拧干，敷在患处，即能恢复。

碳酸饮料

碳酸饮料：杀菌降温补水分

碳酸饮料是一种在其中充入二氧化碳气体的软饮料，俗称汽水、荷兰水，其中包括工业汽水和日常汽水。日常碳酸饮料可分为果汁型碳酸饮料、果味型碳酸饮料、可乐型碳酸饮料、低热量型的碳酸饮料和其他型碳酸饮料，其中可乐型碳酸饮料深受年轻人喜爱。

营养成分

人体必需营养素

（每100克中）

水分:93.1克

热量:28千卡

蛋白质:0.2克

脂肪:0.1克

碳水化合物:6.5克

矿物质（每100克中）

钙:43毫克

磷:4毫克

钾:1毫克

钠:22.7毫克

镁:1毫克

铁:0.3毫克

锌:0.19毫克

铜:0.06毫克

锰:0.07毫克

碘:68.4毫克

养生功效

含有二氧化碳，能起到杀菌、抑菌的作用。

能通过蒸发带走体内热量，起到降温作用。

具有改善人们记忆力的功效，有助于预防老年痴呆症的发生。

可补充身体因运动和进行生命活动所消耗掉的水分和一部分糖、矿物质，对维持体内电解质平衡有一定作用。

选购

首先应选名牌产品，注意产品标签上生产日期、保质期、厂名、厂址等是否齐全，字迹是否清晰，配料表中的配料成分是否符合标准要求等。

对光观察瓶底，看有无沉淀、悬浮物，是否有渗漏，并注意看瓶盖封口是否密闭。

选择近期生产的产品，尤其是在夏秋季节。

尽量选择罐体坚硬不易变形的产品。

摇晃几下看有无杂质，是否混浊。

储藏

新买的饮料一般可放入冰箱保存，既能延长保存时间，还能让口感更清爽。

小贴士

不宜多饮，不宜天天饮用。

儿童、老人及处于更年期的人不宜饮用。

用餐时及用餐前后都不宜喝碳酸饮料。

不宜同酒一起饮用，以免加速人体对酒精的吸收，对胃、肝、肾造成严重损害。

喝饮料用吸管，直接放置在口腔后部，让碳酸饮料少与牙齿接触，避免对牙齿的伤害。

碳酸饮料酸性成分进入人体后会和钙发生反应，过量饮用会导致体内钙、磷比例失调，对牙齿、骨骼有严重影响，会造成青少年发育迟缓、导致龋齿。

碳酸饮料含有糖分，容易使人发胖，还会给肾脏带来很大负担，非但不能提神，反倒容易造成疲劳、嗜睡等不良反应。

睡前饮用碳酸饮料容易导致血液黏稠度增加，会增加发生心脑血管疾病的风险，而且对血糖控制十分不利，糖尿病人不宜饮用。

其化学成分对人的生殖功能不利，能使男性精子质量下降，可导致不育。

含有咖啡因，有利尿作用，会促进水分排出，所以碳酸饮料会越喝越渴。

会增加心、肾负担，使人产生心慌、乏力、尿频等不适感觉。

多饮会使胃液的消化力、杀菌力降低，容易造成胃肠疾病。

生活小窍门

碳酸饮料妙用

早上起来，头发乱糟糟的，如果没有发胶，可以用碳酸饮料来代替。涂在头发上之后，再用吹风机吹干，就能定型。这是因为碳酸饮料含有13%左右的糖分，糖分被吹风机一吹，水分蒸发，糖就凝结固定了。

代表性食品的做法

可乐鸡翅

原料：鸡翅8只，可乐1杯，酱油、糖、葱适量。

做法：1. 可乐、酱油、糖、葱混合成腌料。

2. 鸡翅切成两半，浸入腌料中，腌40分钟左右。

3. 腌好的鸡翅入热油锅过油，至外皮金黄即可起锅。

4. 炸好的鸡翅加腌料，置另一锅用大火煮开，转小火再煮约半小时即可。

白酒

白酒：提神活血利胃肾

白酒是麦黍、高粱、玉米、红薯、米糠等粮食或其他果品发酵、曲酿、蒸馏而成的一种饮料，因酒液无色透明，故称为白酒、老白干；因主要采用烧（蒸）工序，亦称烧酒；因含酒精量较高，所以有些地方直呼其为烈性酒、高度酒、火酒。白酒在我国历史悠久，芳香浓郁，醇和软润，风味多样，是世界蒸馏酒中独具一格的酒类。中国名酒繁多，主要有贵州茅台酒、山西汾酒、四川五粮液等。

营养成分

人体必需营养素

（每100克中）

热量:298.00千卡

矿物质（每100克中）

钙:1.00毫克

铁:0.01毫克

磷:14.00毫克

钾:5.00毫克

钠:7.60毫克

铜:0.01毫克

镁:1.00毫克

锌:0.74毫克

维生素（每100克中）

B_1:0.02毫克

B_2:0.03毫克

烟酸:0.30毫克

叶酸:6.00微克

养生功效

白酒除了含有极少量的钠、铜、锌，几乎不含维生素和钙、磷、铁等，大部分是水和乙醇（酒精）。所以，白酒的功效多是因为酒精刺激身体的反应。

可以扩张小血管，促进血液循环，延缓胆固醇等脂质在血管壁的沉积，对循环系统及心脑血管有利。

有活血通脉、助药力、增进食欲、消除疲劳，陶冶情操，使人轻快并能御寒提神的功能。

少量饮用可刺激胃液分泌与唾液分泌，起到健胃和止疼痛、利小便、强肾、驱虫的作用。

夜晚少量饮用，可平缓地促进血液循环，起到催眠作用。

可促使人体溶解血栓，对预防心肌梗死和脑血栓有利。

用酒外涂破损伤口，能杀菌消毒。

选购

白酒的风味因地域、气候、原料、水质等诸多因素影响而有所差别，应各选所好。正常白酒无色、透明、无悬浮物和沉淀物。若是无色透明玻璃包装，把酒瓶拿在手中，慢慢地倒置过来，可看出是否有杂质。一般的白酒具有独特的香、味、色，而纯净的酒精兑水的溶液几乎没有香味，还是很容易分辨的。

购买时还要看包装。优质酒用的外包装箱整齐、坚硬，箱内有防震、防撞的间隔材料，箱体图案印制精美，字迹清楚。名优酒纸盒，纸质白细坚硬、造型美观、印刷精致、颜色协调。优质酒瓶，表面光洁度好，玻璃质地均匀，瓶盖多为铝质扭断式防盗盖或塑盖塑胶套，印有厂名或酒名的酒标带有封盖的作用，一经开盖就会断裂，以防有人利用原包装假冒。白酒标签上会标注产品标准号与质量等级、配料表、酒精度、净含量、香型、生产日期、规格、生产许可证编号等，可根据自己的需要选择。

储藏

瓶装白酒应选择较为干燥、清洁、光亮和通风较好的地方，相对湿度在70%左右为宜，如温度较高则瓶盖易霉烂。白酒贮存的环境温度不宜超过30℃，严禁烟火靠近。容器封口要严密，防止漏酒和“跑度”。

避免阳光的照射，以免酒温升高而使酒质变异或褪色。

寒冷季节，若将酒置于0℃以下的环境

中，易冻结炸瓶。

含气的酒类，贮放或提取的时候避免强烈振荡或碰击，以免发生爆破。

已经饮用过的酒，切勿再从杯中倒回原来的酒瓶中，这样既不卫生，又易使酒瓶内的剩酒变质。

用坛子存放白酒的效果远远优于玻璃瓶、罐。

高度白酒，只要密封完好，可以长期保存，越陈越香。

小贴士

白酒在烹饪鱼虾鸡肉类时，常用来作为调味品，能去掉鱼虾的腥臭味，使肉禽的口味更鲜美，且香气浓郁。

烹调菜肴时，如果加醋过多，味道太酸，只要再往菜里洒一点白酒，即可减轻酸味。

饮白酒后感到浑身发热，并非酒精供热的结果，而是在酒精的刺激下，人体的微血管扩张，体表大量散热所致，实际上消耗的是体内的葡萄糖。

白酒对某些中药材中的营养成分有溶解作用，有利于饮用者的健康。但饮白酒前后不能服用各种镇静类、降糖类、抗生素和抗结核类药物，否则会引起头痛、呕吐、腹泻、低血糖反应甚至死亡。

白酒不可和其他酒、茶、牛奶、碳酸饮料同饮；并且不宜与牛肉、柿子、西红柿同食。

阴虚、失血及温热甚者忌服。

空腹饮酒容易患肝硬化。

生活小窍门

白酒的妙用

将鲜姜浸于白酒内，可久存不坏。

醋、酱油瓶内加点白酒，可防醋、酱油发霉变质。

冷冻过的面包喷些低度白酒，再烤一下可使面包回软如新。

在夹生饭锅中浇些白酒，盖上锅盖再蒸会儿，即可完全蒸熟。

煮火腿之前，在火腿皮上涂些白酒，会很快煮烂，并且味道更鲜美。

豆类装进容器或塑料袋中，喷上少许白酒拌匀，然后密封，可防虫蛀。

油炸花生仁盛入盘中后，趁热洒少许白酒，可保持花生仁酥脆不回潮。

在冻结的鱼体上洒些低度白酒再放回冰箱，鱼很快会解冻，也不会出水滴和异味。

鸡、鸭宰杀前灌 1 汤匙白酒，半小时后再杀，不仅容易褪净毛，且皮也会完好无损。

代表性食品的做法

白酒烤羊排

原料：羊肉 750 克，白酒 15 克，葱、姜、盐、味精、醋、胡椒粉、香油、酱油适量。

做法：1. 羊肉剔净筋皮，顺着划两刀，放入盆内，加葱花、姜末、盐、白酒、酱油、胡椒粉拌匀，腌 2 小时。

2. 将烤盘擦洗干净，垫入葱，姜，再把羊肉排在上面，放入烤炉内，约烤 30 分钟。

3. 把肉翻面再烤 30 分钟，取出刷上香油，切片即可。

黄酒

黄酒：补血养颜抗病毒

黄酒也叫绍兴酒、老酒、加饭酒、料酒、甜酒，是用糯米和黍米为原料，加入麦曲和酒药经发酵而成的低浓度原汁酒，酒精含量一般在15度左右，口感微甜，色泽澄黄或呈琥珀色，清澈透明。黄酒也是最常用的调味料之一，烹饪肉类食品时，用黄酒浸腌，可祛腥腻、提香味。黄酒是我国的特产，已有数千年的历史，较为著名的有绍兴黄酒、福建沉缸酒、浙江加饭酒等。

营养成分

人体必需营养素（每100克中）

热量:66千卡

蛋白质:1.6克

矿物质（每100克中）

钙:41毫克

磷:21毫克

钾:26毫克

钠:5.2毫克

镁:15毫克

铁:0.6毫克

锌:0.52毫克

硒:0.66微克

铜:0.07毫克

锰:0.27毫克

维生素（每100克中）

硫胺素:0.02毫克

核黄素:0.05毫克

烟酸:0.5毫克

养生功效

丰富的氨基酸极易被人体消化，能维持抗体正常的生理、生化、免疫机能以及生长发育、新陈代谢等生命活动，有促进抗体生长发育、益智健体、抗衰防病、延年益寿的综合功效。有机酸含量丰富，具有杀菌、抗病毒的功效，能促进胃液分泌、助消化、降血脂，降低胆固醇，延缓血管硬化。

含功能性低聚糖，能有效促进肠道双歧杆菌增殖，改善肠道微生态环境，降低血清中胆固醇及血脂水平，提高机体免疫力，预防各种慢性疾病的发生。

多种活性物质能有效降血压、改善脑功能、增加记忆、镇静神经、高效减肥及提高肝、肾机能等，非常有益于人体健康。

含有丰富的微量元素，对于调节机体生理活动功能，预防各类心脑血管疾病的发生具有十分重要的意义。

酒性温和，可促进血液循环，加逗新陈代谢，补血养颜。

还具有通血脉、厚肠胃、润皮肤、散湿气、养脾气、扶肝、除风下气的作用。热饮甚良。

选购

在正规的大型商场、超市中购买知名品牌的产品，最好不要购买散装黄酒。从产品名称、产品类型（含糖量）来判别黄酒种类，以选择适合自己需要的产品。

酒液呈黄褐色或红褐色，清亮透明，有少量沉淀的产品为佳。

酒液已浑浊，色泽变得很深，沉淀物多的最好不要购买。

储藏

保存黄酒的环境以凉爽、温度变化不大为宜，一般在20℃以下，相对湿度是60%～70%之间，不能露天存放，避免光线照射。

黄酒的储存温度不是越低越好，低于零下5℃，就会受冻变质，结冻破坛。

在其周围不宜同时存放异味物品，如发现酒质开始变化时，应立即食用，不能继续保存。

黄酒的包装容器以陶坛和泥头封口为最佳，这种古老的包装有利于黄酒的老熟和提高香气，在贮存后具有越陈越香的特点，不可用金属器皿储存黄酒。

黄酒存放不好，会产生酸味。如果在酒里放几颗黑枣或红枣，就能使黄酒保持较长时间不变酸，而且使酒味更醇。

小贴士

烹饪肉、禽、蛋等菜肴时，调入黄酒能渗透到食物组织内部，溶解微量的有机物质，从而令菜肴质地松嫩。烹调菜肴时不要放得过多，以免酒味太重而影响菜肴本身的滋味。

烫热喝有利于健康。可帮助血液循环，补血养颜、活血祛寒，能有效抵御寒冷刺激，预防感冒。

黄酒还可作为药引子。

过量饮用，有碍身体健康。

夏季不宜饮用。

痔疮患者忌饮。

生活小窍门

黄酒妙用

器具被煤油污染，可用黄酒擦拭，再用清水洗净，可除味消渍。

食物沾有煤油味时，加入少许黄酒就能消除。

用黄酒1碗，放在冰箱的底层（防止流出），一般3天就可除净冰箱内的异味.

代表性食品的做法

黄酒鲜虾汤

原料：新鲜大虾100克，黄酒20克。

做法：大虾剪去须足，煮汤，加黄酒；或将虾炒熟，拌黄酒。

黄酒醉鸡

原料：三黄鸡1只，黄酒150克，盐、花椒盐、葱、姜适量。

做法：1. 三黄鸡去内脏，洗净，入沸水中焯一下，捞起沥干。

2. 锅内注入清水，倒入鸡、葱、姜，用大火煮开。

3. 倒入30克黄酒，改用小火加盖焖煮约20分钟，捞出鸡沥干。

4. 用一大碗将鸡汤和黄酒各一半，加盐、花椒盐制成醉卤。

5. 鸡剁成块，浸入醉卤中冷藏后即成。

红酒

红酒：抗癌防老利心脏

红酒即红葡萄酒，是以葡萄为主要原料，经发酵酿造而成的一种饮料酒。葡萄酒以色泽区分可分为红葡萄酒与白葡萄酒，因葡萄的品种、产地优劣不同而酿出不同的风味。葡萄酒酒精含量一般在8%～20%，味道甘甜醇美，营养丰富，并能防治多种疾病。葡萄酒最早盛行于法国，在欧美和世界各地流行，是庆典、宴会上必不可少的酒水。

营养成分

人体必需营养素（每100克中）

热量:74.00千卡

蛋白质:0.10克

矿物质（每100克中）

钙:20.00毫克

铁:0.20毫克

磷:4.00毫克

钾:27.00毫克

钠:1.70毫克

铜:0.02毫克

镁:8.00毫克

锌:0.08毫克

硒:0.11微克

维生素（每100克中）

B_1:0.04毫克

B_2:0.01毫克

养生功效

含有糖、醇类、有机酸、无机盐、维生素等营养物质，对人体发育有益。

是唯一的碱性酒精饮品，可以中和鱼、肉以及米面类等酸性食物，降低血中的不良胆固醇，促进消化。

含有较多的抗氧化剂，能消除或对抗氧自由基，所以具有抗老防病的作用，经常饮用还可预防老年痴呆。

含有白藜芦醇，可以防止正常细胞癌变，并能抑制癌细胞的扩散，其抗癌性能在数百种食物中是最好的。

含有丰富的单宁酸，可预防蛀牙及防止辐射伤害，可养气活血，使皮肤富有弹性，有很好的美容养颜的功效。

含有抗氧化成分和丰富的酚类化合物，可防止动脉硬化和血小板凝结，保护并维持心脑血管系统的正常生理机能，起到保护心脏、防止中风的作用。

选购

根据个人的口味特点和食物类型选购不同的葡萄酒种类。

口味清淡的应以新鲜白、桃红、红葡萄酒为主，口味浓厚的应以陈酿红、白葡萄酒为主；突出鲜味的清淡食物应配合饮用新鲜白和桃红葡萄酒，高脂肪、高蛋白的食物应配合饮用口味厚重的陈酿型红、白葡萄酒；餐前开胃酒以加香葡萄酒为主；餐后酒以甜型葡萄酒为主。

其质量判定应以色、香、味为主。葡萄酒应该透明、鲜艳，不浑浊；有天然的果香，质量好的葡萄酒应有醇厚、软润的滋味，不能带苦、涩杂味。此外，葡萄酒的酸度、丹宁、浸出物等应符合要求。

另外，红酒产地、生产年份的选择也非常重要，要注意识别其标识年份的真假。因为红酒质量是由当地、当年所生产的葡萄质量来决定，好年份生产的优质红酒常常成为收藏爱好者追捧的对象。

储藏

葡萄酒保存得好坏与否，不仅直接影响其口感，对收藏者来说，还决定了葡萄酒的升值潜力。一般来说，保存葡萄酒要注意以下几个方面：温度、湿度、光线和振动。

葡萄酒最佳的保存温度应该是13℃左右，保持恒定，否则会对酒的品质产生很大伤害。

湿度的影响主要作用于软木塞，一般在60%～70%比较合适。

光线中的紫外线会加速酒的氧化过程，葡萄酒一定要放到避光的地方。

葡萄酒在瓶中是一个缓慢变化的过程，振动会让葡萄酒加速成熟，让酒变得粗糙。

葡萄酒要横放或瓶口向上倾斜15度，使瓶塞不会干燥而致空气浸入使酒氧化，但瓶口向下的摆放方法不可取。

已开瓶而未喝完的酒，可以换到小瓶中，让瓶中存不住空气，可延长保存期。

小贴士

品尝红酒非常有讲究，通常应该注意：控制红酒的酒温、醒酒、观酒、饮酒、酒序。

1. 控制酒温：红葡萄酒在18℃～21℃，白葡萄酒在9℃～12℃时饮用最佳。喝酒时应手捏高脚杯的细脚部分，而不是托着杯子，否则会影响红酒的温度。

2. 醒酒：尘封多年的红酒打开时会有异味，这时需要“唤醒”。将酒倒入开口较大的醒酒器，充分与空气接触，红酒充分氧化后香味就会散发出来了。醒酒最好1小时左右。

3. 观酒：斟酒时酒杯横置（酒不溢出为基本标准），在光线充足的白纸上，观看红酒边缘，层次分明的多是新酒，颜色均匀的可能有点年头，如果微微呈棕色，可能就是一瓶陈年佳酿了。

4. 饮酒：在酒入口前，先深深嗅一下，领略红酒的幽香。喝入一口红酒，让红酒在口腔中多停留片刻，舌头上打两个滚，再深呼吸一下，使感觉器官充分体验后再全部咽下。

5. 酒序：喝酒时应按照先喝新酒、后喝陈酒，先喝淡的、后喝浓酒的原则。

糖尿病和严重溃疡病患者不宜饮用。

在葡萄酒中兑入雪碧、可乐等碳酸类饮料会破坏原有的纯正果香，还会因大量糖分和气体的加入影响原有的营养和功效。

加冰块饮用会使酒稀释，不太适合胃酸过多和患溃疡病的消费者饮用。

红葡萄酒在室温下饮用即可，不需冰镇，最好在开启1小时，酒水充分呼吸空气后再饮用。

生活小窍门

怎样饮用红酒

大部分的红酒适合于在较低的室温下饮用。如果温度过低，可以手捧着杯身利用体温来给酒加热。传统上与红酒相搭配的菜是牛肉、某些奶酪食品、拌着红色沙司的空心粉以及禽肉。当然，与白酒类似，红酒的饮用规则也并非那样死板苛刻。很多人并不管主菜是什么，仅仅因为个人喜好而一直选择红酒。这时，所喝的红酒更倾向于口味清淡的干红，而口味浓郁的红酒，一般不太合适。

代表性食品的做法

红酒鸡腿

原料：鸡腿500克，洋葱100克，胡萝卜100克，蘑菇30克，红葡萄酒20克，大蒜、盐、胡椒粉、植物油各适量。

做法：1. 将鸡腿、洋葱、胡萝卜、大蒜粒、红酒拌匀腌1小时。

2. 鸡腿抹盐、胡椒粉，放10分钟左右。

3. 锅倒油烧热，放入鸡腿，煎至金黄色，盛出。

4. 锅内余油，放磨菇及腌的洋葱、胡萝

卜、大蒜粒翻炒。

5. 放入鸡腿，腌的红酒汁，加少量水，翻炒均匀。

6. 锅盖上，小火炖20分钟左右即可。

啤酒

啤酒：开胃安神护发肤

啤酒是以大麦为主要原料，经过芽备制、原料处理、加酒花、糖化、发酵、储存、灭菌、澄清和过滤等工序制成。啤酒种类可分为淡色啤酒、浓色啤酒和黑色啤酒，以德国啤酒最著名。啤酒含酒精度最低，营养价值高，有"液体面包"之称，有人把它当做日常软饮料。

营养成分

人体必需营养素（每100克中）

热量：32.00千卡

蛋白质：0.40克

脂肪：3.10克

矿物质（每100克中）

钙：13.00毫克

铁：0.40毫克

磷：12.00毫克

钾：47.00毫克

钠：11.40毫克

铜：0.03毫克

镁：6.00毫克

锌：0.30毫克

硒：0.64微克

维生素（每100克中）

B_1：0.15毫克

B_2：0.04毫克

烟酸：1.10毫克

叶酸：8.30微克

养生功效

适量饮用啤酒可以提高肝脏解毒功能，对冠心病、高血压、糖尿病血脉不畅、便秘均有一定疗效。

含有大量的硅，有助于保持人体骨骼强健，减少患骨质疏松症的几率。

有消暑解热、润肠通便、帮助消化、开胃健脾、增进食欲等功能。

有镇静作用，可安神、舒缓情绪，对失眠焦躁等具有缓解作用。

不含脂肪和胆固醇，对抑制体形的过快增长非常有效。

有助于皮肤润滑，预防面疱，还具有美容护发功效。

可使动脉硬化和白内障的发病率降低。

含有女性荷尔蒙，可借助啤酒来丰胸。

对神经痛、皮肤炎的预防非常有效。

具有利尿、治疗结石等功效。

选购

不要购买标签标识不规范、不符合国家标准、使用捆扎包装或非B字标记玻璃瓶盛装的啤酒，以免发生玻璃瓶爆炸事故，危及人身安全。

注意查看产品的生产日期、保质期的时间，瓶内是否有杂质异物。

不要让未成年的子女去购买或开启瓶装啤酒。

储藏

保存啤酒的场所要保持阴暗、凉爽、清洁、卫生，温度不宜过高，并避免光线直射。移动时应平稳，轻拿轻放，减少震动，避免发生浑浊现象。

啤酒决不能冷冻保存，最佳保存温度

应在8～10℃。冷冻的啤酒不仅不好喝，而且会破坏啤酒的营养成分，使酒液中的蛋白质发生分解、游离，同时容易发生瓶子爆裂，造成伤害事故。如果温度过高，啤酒内容易发酵而改变啤酒的口味。

若一瓶啤酒未喝完，需暂时存放时，可改用橡胶瓶塞，防止酒中二氧化碳气体的消失。

不宜用热水瓶贮存散装啤酒。

啤酒保质期一般为两个月，不宜长时间存放。

小贴士

不宜在喝啤酒的同时吃烟熏食品，会使血铅含量增高，可诱发消化道疾病甚至肿瘤。

大量喝啤酒会导致肥胖，并对肝脏、生育等方面有很大影响，甚至会导致癌症。

肝脏病患者肝脏功能不健全，就不能及时发挥其解毒等功能，酒精会直接损伤肝细胞，容易发生酒精中毒。

胃炎、肝病、痛风、糖尿病、心脏病、泌尿系结石和溃疡病患者不宜饮啤酒。

消化道疾病患者，比如患有胃炎、胃溃疡、结肠炎的病人不宜饮用。

婴幼儿、老年人、体弱者和一些虚寒病人也不宜饮用。

对酒精过敏会出现过敏性皮疹者慎喝。

心脑血管疾病患者和孕妇也不宜饮用。

不宜以啤酒送服药品。

不宜与烈性酒同饮。

生活小窍门

啤酒妙用

用软布或软毛刷蘸上剩啤酒擦洗万年青等观赏植物，会使它的叶子增添光彩；擦洗金边相架或镜框的金边，洁净如新，不会失去原有光泽。

在浸洗衣物时，倒入两杯啤酒，会使衣物变得柔软，同时对一些褪色的深色棉制品（如黑、蓝、青、棕等色）有明显的复色效果。

将温啤酒弄湿头发并保持15分钟，然后用清水冲洗，再用洗发膏洗净，坚持一段时间，便可消除头皮屑。

将剩余啤酒倒入花盆内，是一种极好的肥料，会使花卉长得更茂盛，花朵更艳丽。

代表性食品的做法

啤酒焖牛肉

用料：牛肉1000克、啤酒1瓶，姜、葱、食用油、香油、酱油、盐、胡椒粉、鸡精、八角、香叶、丁香、辣椒、花椒各适量。

做法：1. 牛肉切成块，漂去血水，入开水中焯一下捞起沥干；姜、葱洗净后拍碎。

2. 锅放油烧热，投入花椒、辣椒稍炒一会儿，下姜、葱炒出香味。

3. 下牛肉块，放入酱油炒匀，加少量水先将牛肉烧一会儿，使其颜色较深后，倒入啤酒、八角、胡椒粉、丁香、香叶等。

4. 烧开后去浮沫，下鸡精、盐调好味，移至小火上加盖焖70～80分钟。

水果是指多汁且有甜味的植物果实和种子的统称,不但含有丰富的营养且能够帮助消化。但水果也不是吃得越多越好,很多水果含有对身体不利的成分,需要根据自己的身体状况合理选择和控制食用量。

苹果

苹果:提神益肺润肌肤

苹果是常见水果之一,酸甜可口,营养丰富,老幼皆宜,其营养价值和医疗价值都很高,在10种对健康最有利的水果中排名第一,被越来越多的人称为"大夫第一药"。

营养成分

人体必需营养素(每100克中)

热量:57.00千卡

蛋白质:0.10克

脂肪:0.30克

碳水化合物:13.40克

膳食纤维:0.50克

矿物质(每100克中)

钙:11.00毫克

铁:0.10毫克

磷:11.00毫克

钾:2.00毫克

钠:0.90毫克

铜:0.06毫克

镁:5.00毫克

锌:0.01毫克

硒:1.00微克

维生素(每100克中)

A:100.00微克

B_1:0.01毫克

B_2:0.03毫克

B_6:0.06毫克

C:8.00毫克

E:1.46毫克

泛酸:0.09毫克

烟酸:0.10毫克

叶酸:5.00微克

胡萝卜素:600.00毫克

生物素:66.00微克

养生功效

苹果胶质和微量元素铬能保持血糖的稳定,还能有效地降低胆固醇。

可改善呼吸系统和肺功能,保护肺部免受污染和烟尘的影响。

所含多酚及黄酮类天然化学抗氧化物质,可以减少肺癌的危险,预防铅中毒。

特有的香味可以缓解压力过大造成的不良情绪,还有提神醒脑的功效。

含粗纤维,可促进肠胃蠕动,协助人体顺利排出废物,减少有害物质对皮肤的危害。

含有大量的微量元素,可使皮肤细腻、润滑、有光泽。

可溶性纤维可调节机体血糖水平,预防血糖的骤升骤降。

选购

苹果的形态略呈圆形,果皮的颜色多为青、黄、红色。不同的地区、不同品种的苹果,其成熟季节是有差别的。主要品种有国光、元帅、红星、红玉、青香蕉、倭锦、祝光等。选购时,应挑选个大适中、果皮光洁、颜色艳丽、软硬适中、果皮无虫眼和损伤、肉质细密、酸甜适度、气味芳香的。

新鲜苹果应该结实、松脆、色泽美观。成熟苹果有一定的香味，且质地紧密、易于储存；未成熟的苹果颜色不好，也没有香味，储藏后可能外形皱缩；过熟的苹果在表面轻轻加点压力很易凹陷。

储藏

在洁净的箱子周围铺上些软纸，在早晨温度较低时，将预先用小塑料袋装好的苹果口对口放入箱中，逐层装满，在最上层再放2～3层软纸，然后封盖，将箱放在阴凉通风处。

把苹果擦干后放入塑料食品袋内，将袋口用细绳扎紧，放在室内阴凉通风处。

贮存的苹果要无虫害、无机械损伤。贮存的温度最好能够控制在0～2℃，温度过高或过低易导致苹果腐烂或受冻。

少量的苹果，也可用塑料袋装好放入冰箱冷藏。

小贴士

新鲜苹果可能会有农药、催熟剂等残留，过水浸湿后，在表皮放一点盐，然后握着苹果来回轻轻地搓，最后再用水冲干净，就可以放心食用。

将削掉皮的苹果浸于凉开水里，可防止氧化，使苹果清脆香甜。

孕妇闻一闻苹果味，可以减轻孕期反应。

苹果含糖丰富，肾炎和糖尿病患者忌多食。

苹果忌与水产品同食，会导致便秘。

生活小窍门

苹果妙用

将柿子和苹果混装在封闭的容器里5～7天，可除去柿子的涩味。

将未熟的香蕉和香蕉苹果各半，装入塑料口袋里，扎紧口，约几个小时后，绿香蕉即可变黄被催熟。

铝锅用的时间长了，锅内会变黑，可将新鲜的苹果皮放入锅中，加水适量，煮沸15分钟，然后用清水冲洗，铝锅就会变得光亮如新。

代表性食品的做法

苹果焖肉

材料：猪腿肉500克，苹果200克，鸡汤120克，香叶2片，洋葱丝、盐，胡椒粉各适量。

做法：1. 猪肉洗净切块，撒匀盐、胡椒粉，在煎锅里用热油煎上色，取出待用；苹果去皮、去核、切片。

2. 煎锅加油炒洋葱丝、香叶及苹果片，炒至洋葱丝变软后和猪肉块一起放入，加鸡汤，焖至肉软烂。

梨

梨：止咳清热护心脏

梨又称快果、玉乳等，古人称为“果宗”，即“百果之宗”。我国是梨属植物中心发源地之一，是我国南北各地栽培最为普遍的一种果树之一，仅次于苹果和柑橘，名列第三，主要品种有秋子梨、白梨、沙梨、洋梨4种，优良品种有北京的京白梨，河北的鸭梨、雪花梨，山西的油梨，安徽的砀山梨，山东莱阳的慈梨，山东烟台的洋梨等。因其鲜嫩多汁，酸甜适口，所以又有“天然矿泉水”之称。

营养成分

人体必需营养素（每100克中）

热量:45.00千卡

蛋白质:0.70克

脂肪:0.40克

碳水化合物:9.60克

膳食纤维:2.10克

矿物质（每100克中）

钙:3.00毫克

铁:0.70毫克

磷:11.00毫克

钾:115.00毫克

钠:0.70毫克

铜:0.08毫克

镁:10.00毫克

锌:0.10毫克

硒:0.98微克

维生素（每100克中）

A:100.00微克

B_1:0.03毫克

B_2:0.03毫克

B_6:0.03毫克

C:4.00毫克

E:1.46毫克

泛酸:0.09毫克

烟酸:0.20毫克

叶酸:5.00微克

胡萝卜素:0.60毫克

生物素:57.00微克

养生功效

含有丰富的B族维生素，能保护心脏，减轻疲劳，增强心肌活力，降低血压。

多糖类物质和维生素，易被人体吸收，增进食欲，对肝脏具有保护作用。

梨性凉，能清热镇静，常食能使血压恢复正常，改善头晕目眩等症状。

能防止动脉粥样硬化，抑制致癌物质亚硝胺的形成，从而防癌抗癌。

所含的配糖体及鞣酸等成分，能祛痰止咳，对咽喉有养护作用。

果胶含量很高，有助于消化、通利大便，美容养颜。

选购

梨有“雄梨”，肉质粗硬，水分较少，甜性也较差；还有“雌梨”，肉嫩、甜脆、水多。雄梨外形上小下大，像个高脚馒头，花脐处有二次凹凸形，外表没有锈斑。雌梨外形近似等腰三角形，上小下大，花脐处只有一个很深且带有锈斑的凹形坑。

选购梨子时，应挑选个大适中、梨窝深、果皮薄细、无虫眼及损伤者、光泽鲜艳，这样的梨多果肉脆嫩、汁多味好。

储藏

梨放纸袋内熟得快，室温下可放2～5天。

熟透的梨，不用包装，可在冰箱内放2～3天。

切开的梨果肉暴露在空气中时，经氧化会变成棕色，洒上些柠檬汁就可以不变色。

小贴士

脾胃虚弱、慢性肠炎、胃寒病、糖尿病患者不宜吃生梨，可把梨切块煮后食用。

播音员、演员常食梨，可清喉降火，增加口中的津液，起到保养嗓子的作用。

梨虽然很甜，但是它的热量和脂肪含量很低，极适合爱吃甜食又怕胖的人。

梨含果酸多，不宜与碱性药同用，如氨茶碱、小苏打等。

用以止咳化痰，不宜选择含糖量太高

的甜梨。

生活小窍门

梨的妙用

生梨1个，上戳5个小孔，每个孔内塞入花椒1粒，隔水蒸熟，冷却后去掉花椒，食梨饮汁，可止咳、消痰、定喘。

生梨取汁，加入蜂蜜熬制成膏，以温开水调服，日服1次，每次1匙，能生津润喉。

梨1个，丁香15粒摁入梨内，将梨煨热食之，可治胃痛、呕吐和呃逆。

梨连皮切碎，加水和冰糖炖煮后服食，可治咳嗽喑哑、咽喉干痛。

烫伤后，切上几片生梨，贴于烫伤处，有收敛止痛作用。

代表性食品的做法

燕窝炖雪梨

原料：燕窝120克，雪梨3个，冰糖适量。

做法：1. 燕窝用清水泡浸，洗净，捡去羽毛、杂质。

2. 雪梨去皮，取梨肉并切小块。

3. 全部材料放入炖盅内，加开水适量，加盖，文火炖煮3小时即可。

香蕉

香蕉：益智减压防贫血

香蕉是人们喜爱的水果之一，盛产于热带、亚热带地区，欧洲人因它能解除忧郁而称它为“快乐水果”，香蕉还是女孩子们钟爱的减肥佳果。香蕉营养高、热量低，含有被称为“智慧之盐”的磷，是相当好的营养食品，传说佛祖释迦牟尼因为吃了香蕉而获得智慧，所以香蕉又被称为“智慧之果”，

营养成分

人体必需营养素（每100克中）

热量：89.00千卡

蛋白质：1.50克

脂肪：0.20克

碳水化合物：20.30克

膳食纤维：1.10克

矿物质（每100克中）

钙：32.00毫克

铁：0.40毫克

磷：31.00毫克

钾：472.00毫克

钠：0.40毫克

铜：0.14毫克

镁：43.00毫克

锌：0.17毫克

硒：0.87微克

维生素（每100克中）

A：56.00微克

B_1：0.02毫克

B_2：0.04毫克

B_6：0.38毫克

C：3.00毫克

E：0.50毫克

泛酸：0.70毫克

烟酸：0.70毫克

叶酸：26.00微克

胡萝卜素：60.00毫克

生物素：76.00微克

养生功效

香蕉几乎含有所有维生素和矿物质，食物纤维含量也较丰富，而热量较低。

能清肠热、助消化、润肠通便，可防治习惯性便秘、热病烦渴等症。

能缓和胃酸的刺激，保护胃黏膜，起到预防和治疗胃溃疡的作用。

既能供给人体各种营养素，又不会使

人发胖，是减肥的理想食品。

能镇静安神，减轻心理压力，解除忧郁，令人快乐开心。

有降血压、保护血管的作用，可以预防中风和高血压。

有益于大脑，预防神经疲劳，尤其适合于老年人食用。

对细菌、真菌有抑制作用，可消炎、解毒、镇痛。

对手足皮肤皲裂十分有效，令皮肤光润细滑。

能刺激血液内的血色素，防治贫血。

能提高学生的专注力，健脑益智。

还有防癌抗癌、缓解眼睛疲劳干涩、防止衰老等功效。

选购

宜选择：果实丰满，果形端正，个大均匀，单果香蕉体弯曲，排列成梳状；梳柄完整，无缺只和脱落现象；色泽新鲜、光亮，果皮呈鲜黄或青黄色；果面光滑，无病斑、无虫疤、无霉菌、无创伤；果皮易剥离，果肉稍硬而不摊浆；果肉柔软糯滑，香甜适口，不涩口，无怪味，不软烂。

果实畸形，单只蕉体短小而细瘦，形体大小不均，果皮霉烂，手捏时果皮下陷，果肉软烂或腐烂，稀松外流，无香味、有怪异味和腐臭味的不能买。

储藏

香蕉适宜储存温度是 11 ~ 18℃，一般情况下保存时间最长的是 13℃。冬天，室内温度不能低于 11℃，否则容易发生冻伤。

将香蕉挂在衣架上，置于阴凉、避光、通风的地方。避免香蕉的表皮和其他地方接触，有变质的要去掉，避免“交叉感染”。

把香蕉放进塑料袋里，再放一个苹果，然后尽量排出袋子里的空气，扎紧袋口，放阴凉的地方，可以保存一个星期左右。

小贴士

香蕉中含有较多的镁元素，空腹吃香蕉会使人体中的镁骤然升高而破坏血液中的镁钙平衡，对心血管产生抑制作用，不利于身体健康。

脾胃虚寒、便溏腹泻者不宜多食、生食，急慢性肾炎及肾功能不全者忌食。

患有关节炎、肌肉疼痛、肾炎，特别是心力衰竭、水肿的病人，不要大量食用香蕉。

香蕉容易因碰撞挤压受冻而发黑，在室温下很容易孳生细菌，最好丢弃。

老人吃香蕉时，不要狼吞虎咽，以免被噎着。

生活小窍门

生香蕉催熟法

将买来的香蕉装在塑料袋里，袋里放一个小碗，将水果糖大小的电石放在碗里加点水，开始冒气时，把口袋扎紧，过 24 小时打开。静置一段时间，使其变黄、变软即可食用。

另外，放置在 20 ~ 25℃的温室里，过几天，也会缓慢自然成熟。

代表性食品的做法

脆皮香蕉

原料：香蕉 350 克，色拉油 50 克，鸡蛋 2 个，小麦面粉、香油适量。

做法：1. 香蕉去皮，切成寸段。

2. 鸡蛋打散，和面粉、香油一起入碗中拌匀，再放入切好的香蕉段拌匀。

3. 锅中放油烧热，把蘸好糊的香蕉段依次放入锅中，炸至金黄色，捞出沥干油即可。

大枣

大枣：养颜补血好气色

大枣又名红枣，原产中国，栽培历史悠久，自古以来都被视为重要滋补品，也是中国烹饪中的主要干果原料之一，有“一日吃三枣，一辈子不显老”之说，被列为“五果”（桃、李、梅、杏、枣）之一，有“天然维生素丸”的美誉。

营养成分

人体必需营养素（每100克中）

热量：139.00千卡

蛋白质：1.40克

脂肪：0.10克

碳水化合物：33.10克

膳食纤维：2.40克

矿物质（每100克中）

钙：16.00毫克

铁：0.70毫克

磷：51.00毫克

钾：127.00毫克

钠：7.00毫克

铜：0.06毫克

镁：25.00毫克

锌：1.82毫克

硒：1.02微克

维生素（每100克中）

A：2.00微克

B_1：0.06毫克

B_2：0.05毫克

B_6：0.14毫克

C：297.00毫克

E：0.10毫克

P：320.00微克

泛酸：1.60毫克

烟酸：0.86毫克

叶酸：140.00微克

胡萝卜素：0.01毫克

生物素：16.00微克

养生功效

能提高体内吞噬细胞的吞噬功能，提高免疫力，降低血清胆固醇，提高血清白蛋白，有保护肝脏，增强体力的作用。还有益气健脾、抗过敏、防衰老、除腥臭怪味、宁心安神、美容养颜、益智健脑、增强食欲的功效，对病后体虚的人也有良好的滋补作用。

所含的芦丁，是一种使血管软化，从而使血压降低的物质，对高血压病有防治功效。

维生素C使体内多余的胆固醇转变为胆汁酸，降低胆固醇，减少结石症的概率。

还含有抑制癌细胞，甚至可使癌细胞向正常细胞转化的物质。

富含钙和铁，对防治骨质疏松、产后贫血有重要作用。

具有增强心肌收缩力，改善心肌营养的作用。

还常被用于药性剧烈的药方中，以减少烈性药的副作用，能保护正气，使脾胃不受伤害。

选购

鲜枣大多在9月中下旬成熟，市场上提早上市的一些鲜红枣有可能是青枣处理的，购买时要仔细辨别。因为有的商贩将青枣放在糖精、色素和70℃的热水中焯一下，立马就变成红色了，而且颜色完全一致，吃起来只是皮甜，里面并不甜。而自然的鲜枣长在树上，阳光照射时间不同，颜色也会有差别。

市场上的红枣大多都是以干品出售，因为枣要完全熟透才会变红。但熟透的红枣水分减少，皮大多有皱，当然要选择皱纹越少、越丰富饱满的好。好的红枣外表呈紫红色，表面有光泽，略有甜香味。如果红枣蒂端有穿孔或粘有咖啡色或深褐色粉末，说明已被虫蛀。

有的人图方便，买无核的红枣。但去了核的红枣由于很难保存，所以无良的商家就会用硫磺来熏制，熏制后颜色既好看，又能长时间保存不变色。被硫磺熏过的红枣外表特别光滑，如同打了蜡一样，颜色“红”且“鲜”，红枣里层的肉体比正常红枣白，味道有点发酸，有刺鼻的气味，不要购买。

储藏

红枣怕风吹、怕高温和潮湿，受风后易干缩，皮色由红变黑；高温、潮湿易出浆、生虫发霉，所以应放置于阴凉、干燥处。

可将盐炒后研成粉末，分层撒到红枣上，然后封好，红枣就不会坏。

晾晒后在红枣中拌些草木灰，装桶上盖，可防止红枣霉变生虫。

小贴士

腐烂的大枣会产生果酸和甲醇，人吃了烂枣会出现头晕、视力障碍等中毒反应，严重者可危及生命。

枣皮中含有丰富的营养素，炖汤时应连皮一起烹调。

湿盛或脘腹胀满者忌食。

外感风热而引起的感冒、发烧者忌服。

有宿疾、食积、便秘、脾胃虚寒者不宜多吃。

龋齿、牙病作痛及痰热咳嗽患者不宜食用。

枣子吃多了会涨气，孕妇如果有腹胀现象忌食。

糖尿病患者慎食，以免血糖增高，促使病情恶化。

月经期女性出现眼肿或脚肿，这是湿重的表现，这类人不适合服食红枣。

体质燥热的女性，不适合在经期服食，可能会引起经血过多而伤害身体健康。

红枣忌与海鲜同食。

生活小窍门

自制阿胶枣

优质阿胶约5克，砸碎后放入大瓷碗中，加入适量水和少量黄酒盖好盖子入锅蒸至阿胶全部化开，加入少量红糖，待糖溶化后出锅。

500克红枣洗净后放入碗中，置微波炉中加热后倒入装阿胶的碗中，搅拌均匀，使枣子表面裹上薄薄的一层阿胶浆，然后在干净的大盘上铺开晾干即可。

代表性食品的做法

红枣莲子羹

原料：莲子600克，红枣120克，糖200克。

做法：1. 汤锅中加入1200毫升水煮开，放入洗净的红枣，转小火续煮30分钟。

2. 放入莲子（干莲子要先泡开）续煮30分钟，最后加糖煮开即可。

荔枝

荔枝：开胃降糖防雀斑

荔枝又叫丹荔、丽枝、香果、勒荔、离支等，原产于我国南部，以广东、广西、福建、四川、台湾、云南等地栽培最多。荔枝是果中佳品，含有丰富营养成分，有益于人体健康。唐代诗人杜牧诗有："长安回望绣成堆，山顶千门次第开。一骑红尘妃子笑，无人知是荔枝来。"说的是唐明皇为博杨贵妃红颜一笑，不惜劳师动众，千里送荔枝的事。苏东坡在他的诗词中多次提到荔枝，当中以"日啖荔枝三百颗，不辞长作岭南人"最为著名，亦足见他对荔枝的喜爱。

营养成分

人体必需营养素（每100克中）

热量：70.00千卡
蛋白质：0.90克
脂肪：0.20克
碳水化合物：16.60克
膳食纤维：0.50克

矿物质（每100克中）

钙：2.00毫克
铁：0.40毫克
磷：24.00毫克
钾：151.00毫克
钠：1.70毫克
铜：0.16毫克
镁：12.00毫克
锌：0.17毫克
硒：0.14微克

维生素（每100克中）

A：2.00微克
C：41.00毫克
烟酸：1.10毫克
叶酸：4.10微克
胡萝卜素：10.00毫克

养生功效

所含丰富的糖分具有补充能量，增加营养的作用，对大脑组织有补养作用，能明显改善失眠、健忘、神疲等症。

含丰富的维生素，可促进微细血管的血液循环，防止雀斑的发生，令皮肤光滑。

含丰富的维生素C和蛋白质，有助于增强机体免疫功能，提高抗病能力。

含有一种有降血糖作用的物质，对糖尿病患者十分适宜。

选购

5月上市的荔枝，多是三月红、白蜡、黑叶等早熟品种，属于中低档次品种，果壳龟裂片较尖锐，缝合线不明显，稍带酸味。

6月中旬上市的荔枝是一些优良品种，如糯米糍、妃子笑、桂味，龟裂片较平坦，缝合线明显，颜色呈暗红色，不带酸味，甜度较高，有较浓的香味。

7、8月成熟的荔枝果蒂旁两肩平坦，果顶钝圆，果皮半红，果肉硬脆，香味不浓，风味一般，适宜外调远运。

九成熟的荔枝蒂肩微凹隆起，果顶浑圆，果肉丰满，富有弹性，果色全红鲜艳，肉质洁白似水晶，汁多味浓，郁香四溢。过熟的荔枝色泽褐变，果软瘪，果汁渗溢，肉质混白，口味不正。

储藏

荔枝不易保存，摘下后"一日而色变，二日而香变，三日而味变，四五日外，色香味尽去矣"。

荔枝逐颗剪下，只留一点小蒂头，不要伤及外壳，然后用一小汤匙盐和水混合后，将荔枝浸入盐水后捞起，随即放入塑胶袋，置于冰箱底层，一星期内，荔枝仍可保持原来的色泽，且风味依旧。

简单保存可将枝梗剪掉，然后将荔枝装进塑料袋内，并扎紧袋口，放置在阴凉处或浸入水中。

荔枝直接放冰箱里两三天，外壳会变黑、变硬，风味也会变差。

另外，混装一些艾叶对延长荔枝保存时间也有效果，因为艾叶有杀菌防腐的作用。

小贴士

上火的人不宜吃，以免加重上火症状。

阴虚所致的咽喉干疼、牙龈肿痛、鼻出血等症者忌食。

正在长青春痘、生疮、伤风感冒或有急性炎症时，不宜吃荔枝，否则会加重病症。

不宜一次食用过多或连续多食，尤其是老人、小孩和糖尿病人。大量食用鲜荔枝，会导致人体血糖下降、口渴、出汗、头晕、腹泻，甚至出现昏迷和循环衰竭等症，医学上称为“荔枝病”，即低血糖症。

糖尿病患者身上始终存在着低血糖和高血糖这一矛盾，比常人更易引发低血糖。所以糖尿病人最好随身携带一些糖果，以备不时之需。

生活小窍门

巧吃荔枝防上火

可把荔枝连皮浸入淡盐水中，再放入冰柜里冰冻后食用，不仅不会上火，还能解滞，更可增加食欲。

在吃荔枝的同时，多喝盐水，也可用生地与瘦肉、猪骨、蜜枣一起煲汤喝，可预防上火。

代表性食品的做法

荔枝百合

原料：鲜荔枝 400 克，红百合花、白百合花各 1 朵，冰糖适量。

做法：1. 荔枝去皮，红、白色百合花用清水洗净。

2. 将红、白百合花和去皮荔枝投入冰糖同烧至汁浓即可。

桃

桃：活血养颜利水肿

桃原产于我国西北地区，是我国最古老的果树之一，在中国民间素有“寿桃”和“仙桃”的美称，以它作为福寿祥瑞的象征。在果品资源中，桃以其果形美观、性味平和、肉质甜美、营养价值高、滋养宜人，被称为“天下第一果”。

营养成分

人体必需营养素（每100克中）

热量:38.00 千卡

蛋白质:0.60 克

脂肪:0.10 克

碳水化合物:8.80 克

膳食纤维:0.50 克

矿物质（每100克中）

钙:12.00 毫克

铁:0.80 毫克

磷:20.00 毫克

钾:144.00 毫克

钠:1.00 毫克

铜:0.04 毫克

镁:8.00 毫克

锌:0.15 毫克

硒:0.10 微克

维生素（每100克中）

A:5.00 微克

B_1:0.01 毫克

B_2:0.03 毫克

B_6:0.02 毫克

C:9.00 毫克

E:0.70 毫克

泛酸:0.13 毫克

烟酸:0.70 毫克

叶酸:5.00 微克

胡萝卜素:0.06 毫克

生物素:45.00 微克

养生功效

含钾多，含钠少，适合水肿病人食用。

含铁量较高，是缺铁性贫血病人的理想辅助食物。

含有独特天然成分，可增加肌肤的弹性，起到养颜防皱的功效。

有活血化淤、润肠通便作用，可用于闭经、跌打损伤等辅助治疗。

有补益气血、养阴生津的作用，可用于大病之后气血亏虚、面黄肌瘦、心悸气短者。

桃仁有抗凝血作用，并能抑制咳嗽中枢而止咳，同时能使血压下降，可用于高血压病人的辅助治疗。

选购

桃的品种比较多，常见的品种有五月鲜、大久保、白凤、巨红水蜜桃、魁桃等，可根据自己的口味选择。

选购时以果体大，形状端正，外皮无伤有桃毛、果色鲜亮为佳。手感过硬的一般是未熟的；过软的为过熟桃；肉质极易下陷的已腐烂变质。汁液丰富，味道甜酸适中，果香浓郁者为优；反之，汁液稀少，甜味不足，酸味较大，香味无或淡薄者为次。

储藏

桃是娇嫩水果，不耐久藏和碰撞，保存时应置于室内阴凉处。也可将桃用纸包裹好，放入冰箱冷藏。但千万不要先水洗之后再放到冰箱，一旦碰到水，桃的保存期限会缩短。

桃在低温下长期储藏，风味会逐渐变淡，会使桃子产生冻害，果肉褐变，特别是桃移到高温环境中转熟时，果肉会变干、发绵、变软，果核周围的果肉明显褐变。

小贴士

未成熟的、烂的桃忌食。

吃桃会引发过敏的人群忌食。

桃子含糖量高，糖尿病人应慎食。

桃能活血，经量过多或经期也不宜食用。

胃肠功能不良者及老人、小孩均不宜多吃。

食用前要将桃毛洗净，以免刺入皮肤，引起皮疹；或吸入呼吸道，引起咳嗽、咽喉刺痒等症。

最好不要给婴幼儿喂食，因为桃中含有大量的大分子物质，婴幼儿无法消化这些物质，很容易造成过敏反应。

生活小窍门

巧去桃毛

在清水中放入少许食用碱，将鲜桃放

入浸泡3分钟，搅动几下，如此桃毛便会自动上浮，清洗几下即可除净。

代表性食品的做法

甘笋桃鸡煲

原料：鸡半只，甘笋50克，水蜜桃6个，盐、葱、姜、生粉、胡椒粉、水各适量。

做法：1. 鸡洗净，去骨切块；洋葱去衣切片；桃切块；甘笋切片。

2. 锅加油烧热，放入葱、姜、胡椒爆香，加水和鸡块、桃、甘笋煮1小时。

3. 加盐调味，用生粉勾芡即可。

柑橘

柑橘：抗癌健胃消疲劳

柑橘即柑子与橘子的统称，包括柑、橘、橙，是三个不同品种，由于它们外形相似，易被人们所混淆。柑橘颜色鲜艳，酸甜可口，是日常生活中最常见的水果之一。

营养成分

人体必需营养素（每100克中）

热量:42.00千卡

蛋白质:0.80克

脂肪:0.40克

碳水化合物:8.90克

膳食纤维:1.40克

矿物质（每100克中）

钙:35.00毫克

铁:0.20毫克

磷:18.00毫克

钾:177.00毫克

钠:1.30毫克

铜:0.07毫克

镁:16.00毫克

锌:1.00毫克

硒:0.45微克

维生素（每100克中）

A:277.00微克

B_1:0.05毫克

B_2:0.04毫克

B_6:0.05毫克

C:33.00毫克

E:0.45毫克

泛酸:0.05毫克

烟酸:0.20毫克

叶酸:36.00微克

胡萝卜素:1.66毫克

生物素:62.00微克

养生功效

富含维生素C与柠檬酸，具有美容、消除疲劳的作用。

含有膳食纤维及果胶，可以促进通便，并且可以降低胆固醇。

抗癌物质“诺米灵”，能使致癌化学物质分解，抑制和阻断癌细胞的生长，阻止致癌物对细胞核的损伤，保护基因的完好。

橘皮苷可以加强毛细血管的韧性，降血压，扩张心脏的冠状动脉，降低沉积在动脉血管中的胆固醇，有助于动脉粥样硬化发生逆转。

还有治疗胃寒呕吐、气滞食积、消化不良等症的效果。

选购

柑橘不同品种的优劣，主要取决于各自特有的色、香、味。同品种的要从果形、果色、果面、果梗等来观察挑选。选购柑橘时，应挑选果形端正、无畸形、果色鲜红或橙红、果面光洁明亮、果梗新鲜者。

柑子果实较大，近于球形，皮显黄色，橙黄色或橙红色，果皮粗厚，海绵层厚，质松，剥皮稍难，种子呈卵形。味甜酸适度，耐储藏。

橘子果实较小，常为扁圆形，皮色橙

红、朱红或橙黄。果皮薄而宽松,海绵层薄,质韧,容易剥离,囊瓣 7 ~ 11 个。味甜或酸,种子呈尖细状,不耐贮藏。

橙子果实呈圆形或长圆形,表皮光滑,较薄,包囊紧密,不易剥离。肉酸甜适度,富有香气。

储藏

把无病无伤的柑橘放入小苏打水溶液中浸泡 1 ~ 2 分钟,取出晾干,装入塑料袋中,扎紧袋口,置于阴凉处。用这种方法处理保存柑橘,成本低,效果好,可保存到来年春天。

将大蒜捣碎,按 1∶ 10 的比例加入清水放一夜,然后将柑橘分次分批投入水中浸泡 10 ~ 15 分钟,取出晾干,再装袋装箱贮藏。此法可使柑橘在数月内不腐烂变质。

小贴士

风寒咳嗽、痰饮咳嗽者不宜食用。

饭前或空腹时不宜食用。

吃橘子前后 1 小时内不要喝牛奶,因为牛奶中的蛋白质遇到果酸会凝固,影响消化吸收。

吃完应及时刷牙漱口,以免对牙齿有害。

肠胃功能欠佳者,吃太多橘子,容易发生胃粪石的困扰。

柑橘含热量较多,若一次食用过多,就会"上火",从而促发口腔炎、牙周炎等症。

过多食用柑橘类水果会引起"橘子病",出现皮肤变黄等症状。

柑橘忌与螃蟹同食。柑橘易上火,使人生痰,而螃蟹属于凉性,两者同食,就很容易把痰淤结在咽喉部位,使人气滞。

生活小窍门

柑橘妙用

橘子具有的芳香味,可以化湿、醒脾、避秽、醒脑开窍、镇静安神。在室内空气流通不够,病菌相对较多的情况下,如果在卧室里放一个橘子,清新的气味能够刺激神经系统的兴奋,让人神清气爽。

代表性食品的做法

柑橘银耳薏米羹

原料:银耳 10 朵,柑橘 2 个,薏米 50 克,冰糖 50 克。

做法:1. 薏米提前浸泡一夜。

2. 银耳用开水泡开,去掉黄色根部,用手撕成小块。

3. 柑橘皮切丝,柑橘分瓣散开。

4. 锅内水烧开后,放入全部材料,大火烧开后转小火煲 1 小时左右即可。

西瓜

西瓜：消炎利尿降血压

西瓜又叫水瓜、寒瓜、夏瓜，汉代从西域引入。西瓜除不含脂肪和胆固醇外，含有大量葡萄糖、苹果酸、果糖、蛋白质、氨基酸、番茄素及丰富的维生素C等物质，是一种富有营养、纯净、食用安全的食品。西瓜味道甘甜多汁，清爽解渴，是盛夏佳果，堪称"瓜中之王"，

营养成分

人体必需营养素（每100克中）

热量:34.00千卡

蛋白质:0.50克

碳水化合物:8.10克

膳食纤维:0.20克

矿物质（每100克中）

钙:13.00毫克

铁:0.20毫克

磷:8.00毫克

钾:120.00毫克

钠:2.30毫克

铜:0.02毫克

镁:11.00毫克

锌:0.05毫克

硒:0.08微克

维生素（每100克中）

A:20.00微克

B_1:0.03毫克

B_2:0.04毫克

B_6:0.07毫克

C:10.00毫克

E:0.10毫克

泛酸:0.20毫克

烟酸:0.22毫克

叶酸:3.00微克

胡萝卜素:1.08毫克

生物素:22.00微克

养生功效

能排除体内代谢产物，清洁肾脏及输尿管道，同时还可激活机体细胞，达到美容及延缓衰老的功效，对治疗黄疸有一定作用。

有消炎降压，减少胆固醇沉积，软化及扩张血管，抗坏血病等功效，能提高人体抗病能力，预防心血管系统疾病的发生。

可有效补充人体的水分，可以通过利小便排出体内多余的热量而达到清热解暑之效。

含有蛋白酶，可将不溶性蛋白质转化为水溶性蛋白质，以帮助人体对蛋白质的吸收。

含有的配糖体具有利尿降压作用，对肾炎有特殊的治疗效果。

有消炎退肿之效，可治咽喉肿痛，口舌生疮诸疾。

选购

将西瓜托在手中，用手指轻轻弹扣，发出"咚、咚"的清脆声，托瓜的手感觉有些颤动，是熟瓜；发出"突、突"声，是成熟度比较高的反映；发出"噗、噗"声，是过熟的瓜；发出"嗒、嗒"声的是生瓜。但西瓜也有皮厚皮薄之分，不能一概而论。

成熟的西瓜外皮一般比较光滑、有光泽，如果看上去还有刚毛，说明熟度不够。花皮瓜成熟后，花纹一般能散开。

储藏

西瓜宜在不高于21℃的室温下保存，有利于西瓜的成熟，营养成分会增加。冰镇西瓜虽冰凉可口，营养成分却比室温下储存的西瓜少。

或将成熟的西瓜放入15%的盐水中浸泡片刻，然后取出装在聚乙稀薄膜袋内，密封袋口，放入地窖内，可较长时间保存，西

瓜仍鲜嫩如初,味道香甜可口。

小贴士

糖尿病患者少食,建议两餐中食用。

脾胃虚寒、湿盛便溏者不宜食用。

不要吃刚从冰箱里拿出来的西瓜。

夏至之前和立秋之后体弱者不宜食用。

夏季西瓜放冰箱冷藏不宜超过 2 个小时。

西瓜忌与羊肉同食。

生活小窍门

切西瓜的小窍门

先用筷子在西瓜底部戳一个洞。注意要缓缓地插进去,否则筷子有可能会折断。当筷子插进西瓜的部分有七八厘米左右时,左右转动几下,拔出筷子。然后按照平常切西瓜的方法从洞口切下去,两刀对半就能切出平整的西瓜,而且不用使太大的力气。西瓜是一种由内部向外部扩张而长成的水果,表皮一直压迫着里部,使得里部一直处于向外膨胀的状态。所以用刀切表皮的时候,中间部分因张力一下子扩充开来,自然就爆裂了。但是使用筷子先戳个洞的话,里部就不会向外扩张,能够缓解表皮的张力,就能很轻松地切开西瓜。

代表性食品的做法

西瓜乌鸡汤

原料:新鲜西瓜 300 克,乌鸡 1 只,蜜枣 5 颗,瘦肉 200 克,生姜 10 克,盐适量。

做法:1. 西瓜切小块,乌鸡洗净后切块,瘦肉切碎,生姜切末。

2. 锅加水烧开,将鸡块、姜片、瘦肉、蜜枣放入,大火烧开,转小火炖 1 小时。

3. 将切好的西瓜放入,再煮半小时,加盐调味。

葡萄

葡萄:抗癌利胆健脾胃

葡萄又称提子、草龙珠、蒲桃、山葫芦等,原产西亚,汉朝张骞出使西域时由中亚经丝绸之路带入我国。葡萄品种很多,根据其原产地不同,分为东方品种群及欧洲品种群。果供生食或制干、制汁、酿酒等。

营养成分

人体必需营养素（每 100 克中）

热量:40. 00 千卡

蛋白质:0. 30 克

脂肪:0. 40 克

碳水化合物:10. 20 克

膳食纤维:1. 80 克

矿物质（每 100 克中）

钙:11. 00 毫克

铁:0. 20 毫克

磷:7. 00 毫克

钾:124. 00 毫克

钠:0. 50 毫克

铜:0. 10 毫克

镁:6. 00 毫克

锌:0. 02 毫克

硒:0. 50 微克

维生素（每 100 克中）

A:5. 00 微克

B_1:0. 05 毫克

B_2:0. 03 毫克

B_6:0. 04 毫克

C:4. 00 毫克

E:0. 34 毫克

泛酸:0.10 毫克　胡萝卜素:0.13 毫克
烟酸:0.20 毫克　生物素:44.00 微克
叶酸:4.00 微克

养生功效

含有天然的聚合苯酚，能与病毒或细菌中的蛋白质化合，使之失去传染疾病的能力，尤其对肝炎病毒、脊髓灰质炎病毒等有很好的杀灭作用。

含有一种叫白藜芦醇的化合物质，可以防止正常细胞癌变，并能抑制已恶变细胞扩散，有较强的防癌抗癌功能。

含有大量酒石酸，有帮助消化的作用，能健脾胃，是消化能力较弱者的理想果品。

还含有维生素 P，有降低胃酸、利胆的作用，可治疗胃炎、肠炎及呕吐等。

能减少低密度脂蛋白含量，抗动脉粥样硬化，可减少冠心病引起的死亡。

有很好的利尿、消肿、安胎作用，可治疗妊娠恶阻、呕吐、浮肿等病症。

可补益和兴奋大脑神经，对治疗神经衰弱和消除过度疲劳有一定效果。

含具有抗恶性贫血作用的维生素 B_{12}，有益于治疗恶性贫血。

可以帮助器官移植手术患者减少排异反应，促进早日康复。

能帮助人体积累钙质，促进肾脏功能，调节心搏次数。

可清除体内自由基，延缓衰老。

选购

一般以果穗大、果粒饱满、外有白霜者品质最佳；干柄、皱皮、脱粒者质次。

成熟度适中的果穗、果粒颜色较深、鲜艳。

果粒紧密的味较酸，果粒较稀疏的味较甜。

储藏

将葡萄用纸包好，放在冰箱暂时贮存，不要使用塑料袋，那样会使葡萄表面结霜，引起裂果和腐烂。

在食用之前不要和过多的水接触，否则，葡萄极易裂果、腐烂，也会流失掉大部分的营养成分。

小贴士

因含糖量高，多吃易引起内热，导致腹泻、烦闷等副作用，糖尿病患者、脾胃虚寒者、便秘者不宜多吃。

不宜与水产品同时食用，吃葡萄后不能立刻喝水，否则很容易发生腹泻。

应尽量连皮一起吃，因为葡萄的很多营养成分都存在于皮中。

生活小窍门

怎样清洗葡萄最干净

洗葡萄的时候，先将腐烂的葡萄果粒去除，用剪刀在葡萄果蒂与果实交接处，小心剪开。将葡萄粒放入盆中，加少许水，挤一些牙膏在手中，双手搓一搓，然后轻轻搓洗葡萄。倒掉脏水，用清水冲洗至没有泡沫为止。

或在一盆清水里放少许面粉，将葡萄放入其中轻轻转动，然后再用清水冲洗干净。

代表性食品的做法

葡萄炒羊肉

原料：无籽葡萄 300 克，羊肉 500 克，玉米淀粉、酱油、蒜、姜、芹菜、洋葱、青椒、植物油、番茄酱适量。

做法：1. 羊肉洗净切碎，蒜、姜、洋葱切碎，芹菜切段，青椒切片。

2. 把羊肉、玉米淀粉、酱油、蒜、姜末一起搅拌均匀，待用。

3. 锅内放入芹菜、洋葱、胡椒，油炒1分钟，加入葡萄用旺火煸炒1分钟离火。

4. 另倒油烧热，加入拌匀的羊肉、玉米淀粉、酱油、蒜、姜末翻炒到理想的程度，加入已炒好的葡萄和芹菜，翻炒至均匀。

九 坚果

坚果为开花植物或被子植物成熟后的子房，果皮坚硬，内含种子，如花生、瓜子、核桃等。坚果是植物的精华部分，一般都营养丰富，蛋白质、油脂、矿物质、维生素含量较高，对人体生长发育、增强体质、预防疾病有极好的功效。

核桃

核桃：安神健脑黑须发

核桃原产亚洲西部，汉张骞出使西域时传入我国，所以又叫胡桃、羌桃等，与杏仁、腰果、榛子并称为世界著名的“四大干果”，在西欧各国还是圣诞节等一些传统节日的节日食品。核桃卓著的健脑效果和丰富的营养价值，被越来越多的人所推崇，所以在民间又有“益智果”“万岁子”“长寿果”“养人之宝”的美称。

营养成分

人体必需营养素（每100克中）

热量:654.00千卡

蛋白质:15.20克

脂肪:35.60克

碳水化合物:0.80克

膳食纤维:11.60克

矿物质（每100克中）

钙:25.00毫克

铁:2.20毫克

磷:280.00毫克

钾:540.00毫克

钠:4.00毫克

铜:1.17毫克

镁:131.00毫克

锌:2.05毫克

硒:4.62微克

维生素（每100克中）

A:10.00微克

B_1:0.26毫克

B_2:0.15毫克

B_6:0.49毫克

E:43.21毫克

K:7.00微克

泛酸:0.67毫克

烟酸:1.00毫克

叶酸:91.00微克

胡萝卜素:0.06毫克

养生功效

核桃含大量不饱和脂肪酸、维生素、胡萝卜素等脂溶性维生素及抗氧化物，常食不但不升高胆固醇，还能减少肠道对胆固醇的吸收，所以很适合动脉硬化、高血压和冠心病人食用，可用于治疗非胰岛素依赖型糖尿病。改善消化系统功能，减少胃酸、阻止胃炎及十二指肠溃疡、胆囊炎和胆结石的发生。有补肾固精、温肺定喘之功效，对肾虚、尿频、咳嗽等症有很好疗效。

对骨骼系统的益处是减少因自由基(高活性分子)造成的骨骼疏松。

有缓解疲劳和压力的作用,对肾虚引起的失眠有治疗作用。

提高内分泌系统功能和生物体的新陈代谢功能。

对癌症患者有镇痛、提升白细胞及保护肝脏等作用。

防止细胞老化,能健脑、增强记忆力及延缓衰老。

脂肪含量高,能润肠并可使体型消瘦的人增胖。

常食有润肌肤、乌须发的作用。

核桃含有多酚和脂多糖成分,还有防辐射的功能,常被用来制作宇航员的食品,也是常用电脑者的保健护肤佳品。

选购

市场上的核桃基本为两大类:棉核桃和纸皮核桃,价格上纸皮核桃要高于棉核桃。个头匀称、壳圆、色清、壳纹浅少、壳皮薄,果肥大,肉色净白,仁饱满,黄白色,有核桃鲜香味,桃仁片大而完整者为上品。壳色发暗,大小不均,壳虽白净但手掂发飘,桃仁皮为暗黄或褐黄色,仁片小者为次品。颜色发深发黑或有异味说明核桃已不新鲜了,如核桃仁仁衣泛油,不要购买。

储藏

把核桃装到塑料的密封袋子里,置阴凉干燥处保存,防蛀。将其装在衬有铅皮的贮藏箱内,则可减少核桃与空气的接触而避免返潮。假若山核桃量少又一时找不到铅皮,也可用陶瓷容器密封保存。

鲜核桃不剥去绿色的外皮,密封后放到冰箱里,可以保存很久。

小贴士

易上火、腹泻、痰热咳嗽、肺炎、支气管扩张、阴虚火旺的人不宜食用。

核桃仁表面的褐色脆皮有一定的营养,应一同食用。

核桃不宜一次吃得太多,会引起消化不良。

核桃忌与浓茶、白酒、野鸡肉同食。

生活小窍门

巧取核桃仁

取核桃仁人们一般都是把外壳砸碎,这样很难获得完整的核桃仁。把核桃放在蒸屉内蒸上10分钟,取出放入冷水中浸泡3分钟。捞出来用锤子在核桃四周轻轻敲打,壳表面就会出现一条条裂纹,只要沿着这些裂纹把壳掰开,就能取出完整的核桃仁。

代表性食品的做法

核桃鸡汤

原料: 鸡肉250克,鲜核桃250克,胡萝卜2根,葱、丁香花、芹菜、五香粉、香叶、鲜奶油、蛋黄、精盐、胡椒粉各适量。

做法: 1. 鸡肉洗净,放入煮锅内,入清水烧开,去沫。

2. 放入胡萝卜、葱头块、丁香花蕾、芹菜、百里香粉、香叶,加盐、胡椒粉烧40分钟。

3. 核桃仁切成小块。

4. 在盛蛋黄的碗里加入鲜奶油,调匀,加入核桃块和细叶芹菜细末,搅拌均匀。

5. 鸡肉煮熟后，汤过筛后再倒入锅内，保温。

6. 捞出鸡肉，和胡萝卜一起绞成泥，再放入锅内，煮开即可。

杏仁

杏仁：抗癌补肺润皮肤

杏仁为杏的干燥种子，有苦甜之分，甜杏仁可以作为休闲小吃，也可做凉菜用；苦杏仁一般用来入药，并稍有毒，不能多吃。杏仁营养成分丰富，其中胡萝卜素的含量在果品中仅次于芒果，药用价值高，人们将杏仁称为“抗癌之果”。

营养成分

人体必需营养素（每100克中）

热量:562.00千卡

蛋白质:22.50克

脂肪:45.40克

碳水化合物:23.90克

膳食纤维:8.00克

矿物质（每100克中）

钙:97.00毫克

铁:2.20毫克

磷:27.00毫克

钾:106.00毫克

钠:8.30毫克

铜:0.80毫克

镁:178.00毫克

锌:4.30毫克

硒:15.65微克

维生素（每100克中）

B_1:0.08毫克

B_2:0.56毫克

C:26.00毫克

E:18.53毫克

叶酸:32.80微克

养生功效

苦杏仁能止咳平喘，润肠通便，可治疗肺病、咳嗽等疾病。

甜杏仁和日常吃的干果大杏仁偏于滋润，有一定的补肺作用。

含有丰富的黄酮类和多酚类成分，这种成分不但能够降低人体内胆固醇的含量，还能显著降低心脏病和很多慢性病的发病危险，有一定的抗癌作用。

能促进皮肤微循环，使皮肤红润光泽。

富含不致发胖的单不饱和脂肪酸，细胞壁还会阻碍脂肪酶接触脂肪，从而减少对脂肪的消化吸收，起到减肥瘦身的效果。

选购

杏仁分甜杏仁和苦杏仁两种：加州杏仁属于甜杏仁的一种，而中国出产的杏仁则属于苦杏仁。甜杏仁的味道微甜、细腻，是常见的小吃，还可以作为原料加入蛋糕、曲奇和菜中。苦杏仁的味道则要浓一些，未经煮熟的苦杏仁中含有毒氢氰酸，加工后的苦杏仁在中国常用于调味或被制成杏仁露饮用。

储藏

杏仁储藏于干爽、不透风的环境中，最佳食用期为3个月，保质期可长达2年。

杏仁还适合存放到冰箱里，冷藏可以显著延长保质期。但冷藏时一定要注意密实封装，以防杏仁因为受潮或结冰而引起霉变。

小贴士

杏仁的香味浓淡适宜，与别的食材搭

配，浓到能显出坚果的油香感，淡到能添加恰到好处的油腻感，而不致掩盖配方的整体风味。

杏仁在浅色背景中能衬托出食物色彩的厚度，也可映衬深色配料，比如巧克力、水果和蔬菜，起到添加色彩的效果。

有呼吸系统问题的人、癌症患者以及术后放化疗的人适宜食用。

婴儿慎服，阴虚咳嗽及泄痢便溏者禁食。

杏仁不可与板栗、猪肉、小米同食。

生活小窍门

妙用杏仁除虫

将干杏仁捣碎，加入5倍水稀释，用细网纱滤去残渣，即成杏仁杀虫原液。在原液中兑适量水，并掺入少许洗衣粉，搅拌均匀后即可喷用。由于杏仁中的有效成分有机糖甙氢化合物极易挥发，因而原液不宜久存，应随配随用，放置30分钟后药效会锐减。

取几只棉签浸泡于杏仁液中，然后插入盆土中，用塑料袋将植株整体罩住密封，将花盆移至阳光充足的地方晒30分钟进行熏蒸，不仅会提高灭蚜效果，还可将其他潜藏的害虫杀死。

代表性食品的做法

杏仁豆腐

原料：甜杏仁25克，冻粉15克，白糖、牛奶适量。

做法：1. 杏仁去皮，加水磨成杏仁汁，过滤后放入热锅，加入牛奶烧开，待用。

2. 冻粉熬成胶汁，糖加水熬制成糖水。

3. 胶汁、糖水、杏仁汁搅匀，冷却后放入冰箱冷冻，凝成豆腐状即可。

榛子

榛子：开胃利眼防衰老

榛子别名尖栗、平榛、山板栗，为毛榛、华榛、滇榛、川榛的种仁，果形似栗子，外壳坚硬，果仁肥白而圆，有香气，含油脂量很大。榛子既可生食亦可炒食，酥香可口，营养丰富。

营养成分

人体必需营养素（每100克中）

热量:542.00千卡
蛋白质:20.00克
脂肪:44.80克
碳水化合物:24.30克
膳食纤维:9.60克

矿物质（每100克中）

钙:104.00毫克
铁:6.40毫克
磷:422.00毫克
钾:1244.00毫克
钠:4.70毫克
铜:3.03毫克
镁:420.00毫克
锌:5.83毫克
硒:0.78微克

维生素（每100克中）

A:8.00微克
B_1:0.62毫克
B_2:0.14毫克
E:36.43毫克
烟酸:2.50毫克
胡萝卜素:0.05毫克

养生功效

具有降低胆固醇的作用，避免了肉类中饱和脂肪酸对身体的危害，能够有效地防止心脑血管疾病的发生。

含抗癌化学成分紫杉酚，可以治疗卵

巢癌和乳腺癌以及其他一些癌症，可延长病人的生命期。

富含油脂，易为人体所吸收，对体弱、病后虚羸、易饥饿的人都有很好的补养作用。

有一种天然的香气，具有开胃的功效，丰富的纤维素还有助消化和防治便秘的作用。

维生素 E 含量高，能有效地延缓衰老，防治血管硬化，润泽肌肤。

对每天在电脑前面工作者的视力有一定的保健作用。

选购

榛子果形比板栗小，呈椭圆形状，板栗多扁形，像一个整球形分剖开一半。挑选应以果仁丰满为上，干瘪为次；仁衣泛油则是变质的标志，仁肉白净新鲜为上，有油迹"菊花心"为次；籽仁全部泛油，粘手，黑褐，带哈喇味的已经严重变质，不能食用。

储藏

榛仁对温、湿度反应敏感，适宜的条件是气温在 15℃以下，空气相对湿度 60% 以下，避光。因此榛子可用密封塑料袋扎紧，隔绝空气，保持干燥，放阴凉处。也可包好后，放冰箱冷冻室保存。

新鲜的可用温水焯一下，用保鲜膜包好，放入冰箱。

小贴士

含有丰富的油脂，胆功能严重不良者应慎食。

存放时间较长不宜食用。

不能一次大量吃，吃多了容易胀肚，每天 6～7 粒足够。

拉环巧剥榛子壳

拉罐饮料的拉环前端比较薄，很锋利。剥榛子壳时，让拉环的金属片插进榛子壳中，再轻轻一掰，榛子壳就裂开了，再用手就很容易剥了。

代表性食品的做法

榛子杞子粥

原料：榛子仁 30 克，枸杞子 15 克，粳米 50 克。

做法：将榛子仁捣碎，然后与枸杞子一同加水煎汁，去渣后与粳米一同用文火熬成粥即成。

腰果

腰果：通便催乳增性欲

腰果又名鸡腰果、介寿果，又叫树花生，因其坚果呈肾形而得名。腰果果实成熟时香飘四溢，清脆可口，为世界著名的四大干果之一。腰果起源于巴西东北沿海地区，由葡萄牙人传入印度和非洲，现主产地是玻利维亚和巴西的亚马逊河谷。

营养成分

人体必需营养素（每100克中）

热量:576.00千卡

蛋白质:21.00克

脂肪:47.60克

碳水化合物:26.70克

膳食纤维:6.70克

矿物质（每100克中）

钙:38.00毫克

铁:4.80毫克

磷:490.00毫克

钾:590.00毫克

钠:220.00毫克

铜:1.89毫克

镁:240.00毫克

锌:3.60毫克

硒:1.72微克

维生素（每100克中）

A:2.00微克

B_1:0.54毫克

B_2:0.18毫克

B_6:0.36毫克

C:0.25毫克

E:1.10毫克

K:28.00微克

泛酸:1.32毫克

烟酸:0.90毫克

叶酸:63.00微克

养生功效

维生素和微量元素成分有很好的软化血管的作用，对保护血管、防治心血管疾病大有益处。

维生素 B_1 的含量仅次于芝麻和花生，有补充体力、消除疲劳的效果，适合易疲倦的人食用。

含有丰富的油脂，可以润肠通便，润肤美容，延缓衰老。

具有催乳的功效，有益于产后乳汁分泌不足的妇女。

可以提高机体抗病能力、增进性欲，使体重增加。

含有大量的蛋白酶抑制剂，能控制癌症病情。

选购

应选购外观呈完整月牙形、色泽白、饱满、气味香、油脂丰富、无蛀洞、无斑点的腰果；而有粘手或受潮现象的，表示鲜度不佳。

储藏

应将腰果存放于密封罐中，放入冰箱冷藏保存。

或摆放在阴凉、通风处，避免阳光直射。

小贴士

含油脂丰富，不适合胆功能严重不良者、肠炎腹泻患者和痰多患者食用。

含热量较高，不宜食用过多，肥胖的人慎用。

有的人对腰果(特别是变质的腰果)过敏，要引起注意。

将腰果洗净，用水浸泡5小时，即可用来烹调。

用腰果做菜时，为了降低热量，不要加油，直接炒比较好。

腰果不耐久存，有哈喇味的腰果不宜食用。

腰果含油脂丰富，故不适合胆功能严重不良者食用。

生活小窍门

炒腰果秘诀

1. 水中加盐烧开，放入腰果烧开后再煮几分钟捞起，用冷水冲一下。

2. 用大锅冷油去炒，以锅铲慢慢地去搅动，使油的温度不要太高，以免它变黑。

3. 当腰果炒到相当程度后，它会散发出一种果仁的香味，锅铲触碰的声音很清脆，说明炒熟了，未炒透的生腰果声音则是软软的，或没有声音。

4. 全部炒熟后捞起，趁热加些盐搅拌

一下，待其冷透后再装瓶，完全密封保存。

代表性食品的做法

腰果虾仁

原料：海虾 500 克，腰果 100 克，黄瓜 100 克，鸡蛋 1 个，姜、椒盐、料酒、淀粉、盐、鸡精适量。

做法：1. 海虾洗净，去头去尾，剥出虾仁挑出虾的腥线后放在大碗里用鸡蛋清、椒盐、料酒、淀粉调匀，腌 10 分钟。

2. 腰果焯熟；黄瓜洗净切丁；姜切丝。

3. 锅加油大火烧热，倒入虾仁快速炒散，变色后盛出备用。

4. 锅里倒少许油，放入姜丝煸炒出香味依次倒入腰果、黄瓜、虾仁，翻炒均匀后加料酒，然后用盐、鸡精调味即可。

花生

花生：排毒降压抗老化

花生又称落花生、地果、地豆、唐人豆、长寿果等，起源于南美洲的巴西和秘鲁一带，明代经由马来群岛传入中国。花生的营养价值比粮食类高，滋养补益，可与鸡蛋、牛奶、肉类等一些动物性食物媲美，有助于延年益寿，所以民间又称"长生果"，并且和黄豆一样被誉为"植物肉""素中之荤"。

营养成分

人体必需营养素（每 100 克中）

热量：298.00 千卡

蛋白质：12.10 克

脂肪：25.40 克

碳水化合物：5.20 克

膳食纤维：7.70 克

矿物质（每 100 克中）

钙：8.00 毫克

铁：3.40 毫克

磷：250.00 毫克

钾：1004.00 毫克

钠：3.70 毫克

铜：0.68 毫克

镁：110.00 毫克

锌：1.79 毫克

硒：4.50 微克

维生素（每 100 克中）

A：6.00 微克

B_1：0.85 毫克

B_2：0.10 毫克

B_6：0.46 毫克

C：14.00 毫克

E：2.93 毫克

K：100.00 微克

泛酸：17.00 毫克

烟酸：14.10 毫克

叶酸：76.00 微克

胡萝卜素：0.01 毫克

养生功效

花生中的维生素 K 有止血作用，对多种血液疾病都有良好的功效。花生含维生素 E 和一定量的锌，能增强记忆，抗老化，延缓脑功能衰退，滋润皮肤。

不饱和脂肪酸有降压、降低胆固醇的作用，用助于防治动脉硬化、高血压和冠心病。

白藜芦醇能降低血小板聚集，预防和治疗动脉粥样硬化、心脑血管、肿瘤类疾病。

还有健脾和胃、润肺化痰、滋养调气、清咽止咳、利水消肿、补虚生乳等功效。

选购

优质的花生果荚呈黄色或白色，颗粒

饱满，形态完整，大小均匀。花生仁粒大饱满，有光泽，均匀，花生衣呈深桃红色者为上品；干瘪不匀，表面起皱纹，湿润无光者次之。若花生仁黄而带褐色，闻起来有股哈喇味，则不可食用，说明该花生仁霉变，发霉变质的花生含黄曲霉素，其致癌性极强。

储藏

花生储藏要合理掌握干燥、低温、密闭三个环节。带壳花生保存在阴凉干燥处即可。对长期储存的花生仁必须把水分控制在8%以内，温度不宜超过20℃，并适时密闭防止虫害感染和外界温湿度影响，保持低温、低湿，才能较好地保持花生仁的品质。受冻的花生粒变软，色泽发暗，含油量降低，酸值增高，食味变差，易受霉菌侵害。

花生在储藏中，最易招致鼠害，应注意加强防鼠工作。

小贴士

食用花生时不要去皮，花生仁的皮（红衣）富含维生素K，补血效果显著。与红枣配合使用，既可补虚，又能止血，最宜于身体虚弱的出血病人。

在花生的诸多吃法中以炖吃为最佳，既避免了招牌营养素的破坏，又具有不温不火、口感潮润、入口好烂、易于消化的特点，老少皆宜。

花生不宜与黄瓜、螃蟹同食，否则易导致腹泻。

花生炒熟或油炸后，性质热燥，不宜多食。

花生难以消化，肠胃虚弱者不宜多食。

跌打淤肿的病人不宜吃花生。

生活小窍门

巧炸花生仁

先用水泡涨花生仁，捞出沥净水分，放入烧热的油中，至快硬时改用小火炸至硬脆，立即捞出，再放上盐或糖即可。这样炸出的花生仁粒大、皮全、油亮、入口香脆。

当花生仁用油炸熟，盛入盘中后，趁热撒上少许白酒，并搅拌均匀，同时，可听到花生仁“啪啪”的爆裂声，稍凉后即可撒上少许食盐。经过这样处理后的花生仁放上几天几夜再吃都酥脆如初，不易回潮。

代表性食品的做法

花生卤猪蹄

原料：花生200克，猪蹄1只，水、盐适量。

做法：1. 花生洗净，备用。

2. 猪蹄切半并入水焯烫，捞起洗净备用。

3. 将花生、猪蹄一起放入水中，大火煮开，转小火炖1小时。

4. 最后加入适量盐调味即可。

葵花子

葵花子：护心养脑防衰老

葵花子又叫向日葵子、天葵子、葵瓜子、转莲子，是人们生活中不可缺少的零食。葵花子是瓜子中的佼佼者，不但可以作为零食，而且还可以作为制作糕点的原料。由于葵花子是植物的种子，含有大量的油脂，也是重要的榨油原料，葵花子油是近年来深受营养学界推崇的高档健康油脂。

营养成分

人体必需营养素
（每100克中）

热量:22.00千卡
蛋白质:2.40克
脂肪:0.30克
碳水化合物:2.50克
膳食纤维:1.40克

矿物质（每100克中）

钙:158.00毫克
铁:1.70毫克
磷:44.00毫克
钾:287.00毫克
钠:117.80毫克
铜:0.03毫克
镁:58.00毫克
锌:0.52毫克

维生素（每100克中）

A:487.00微克
B_1:0.02毫克
B_2:0.01毫克
B_6:0.30毫克
C:15.00毫克
E:1.74毫克
K:26.00微克
泛酸:0.50毫克
烟酸:0.40毫克
叶酸:80.00微克
胡萝卜素:0.89毫克

养生功效

所含丰富的钾元素，有助于降低人体的血液胆固醇水平，有益于保护心血管健康。有保护心脏功能、预防高血压作用。

丰富的铁、锌、钾、镁等微量元素使葵花子具有预防贫血等疾病的作用。

含有丰富的维生素E，有防止衰老、提高免疫力、预防心血管疾病的作用。

所含植物固醇和磷脂，能够抑制人体内胆固醇的合成，防止血浆胆固醇过多，可防止动脉硬化。

还有调节脑细胞代谢，改善其抑制机能的作用，以及治疗失眠、增强记忆力的作用，对癌症和神经衰弱有一定的预防功效。

选购

选购葵花子时，应挑选颗粒饱满平直、空瘪粒少、粒大匀称、色泽光亮、干燥的为好。

打开包装袋，无哈喇味，易于嗑开，籽仁松脆香甜，味道鲜美为佳。

黑壳为好，花壳其次，白壳较差。

储藏

葵花子中的油脂易氧化变质，所以打开包装的产品应尽快食用，一次吃不完的需将开口密封，存放在阴凉干燥处。

小贴士

葵花子炒后性温燥，多食易引起口干、口疮、牙痛等“上火”症状。

尽量用手剥壳或使用剥壳器，以免经常用牙齿嗑瓜子而损伤牙釉质。

大量嗑瓜子会严重耗费唾液，久而久之会影响人的口腔健康，甚至影响消化。

生活小窍门

自制五香瓜子

1. 葵花子洗净。

2. 放入锅中，加入盐和大料搅匀，加热煮开，转小火再煮1小时。

3. 关火自然冷却，泡两天。在泡的过程中，每天要搅动两次，可以更加入味。

4. 泡好的葵花子捞出沥干，放入烤箱烘烤，干透即可。

代表性食品的做法

葵花子粥

原料： 粳米100克，葵花子100克，盐适量。

做法： 1. 粳米淘洗干净，用冷水浸泡半小时，捞出，沥干水分。

2. 将生葵花子去壳，留葵花子仁。

3. 锅内放入冷水、葵花子仁、粳米，先用旺火煮沸，再改用小火煮约半小时，粥熟加盐调味。

十 花卉

花卉不仅具有观赏价值，而且还有食用价值，是独具特色的美食原料。食花是人类回归自然的渴望，作为我国的一种悠久文化传统，早已成为民族文化的组成部分。花卉不但营养丰富，而且有较高的医疗保健价值，在西方，食用花卉有"穷人医生"之称，被科学家列入抗癌食谱。

百合

百合：补虚安神促免疫

食用百合为细叶百合的肉质鳞茎，是著名的保健食品和常用中药，因其鳞茎瓣片紧抱，"数十片相摞"，状如白莲花，故名"百合"；又因其形似蒜，其味似薯而名"蒜脑薯"。百合是我国传统出口特产，全国各地有不少优良品种，如宜兴虎皮百合，湖南的麝香百合，甘肃甜百合等。

营养成分

人体必需营养素（每100克中）

热量：125.00千卡

蛋白质：4.00克

脂肪：0.10克

碳水化合物：28.30克

膳食纤维：5.40克

矿物质（每100克中）

钙：9.00毫克

铁：1.00毫克

磷：71.00毫克

钾：740.00毫克

钠：1.00毫克

铜：0.32毫克

镁：34.00毫克

锌：2.38毫克

硒：2.00微克

维生素（每100克中）

B_1：0.08毫克

B_2：0.07毫克

B_6：0.12毫克

C：9.00毫克

E：0.50毫克

泛酸：0.70毫克

叶酸：77.00微克

生物素：212.00微克

养生功效

所含生物碱能提高机体的免疫能力，

促进和增强单核细胞系统和吞噬功能，对多种癌症有较好的防治效果。对白细胞减少症有预防作用，能升高血细胞，对化疗及放射性治疗后细胞减少症有治疗作用。

所含百合苷能清心除烦，宁心安神，用于热病后余热未消、神思恍惚、失眠多梦、心情抑郁、喜悲伤欲哭等病症。

富含黏液质及维生素，对皮肤细胞新陈代谢有益，有一定美容作用。甘凉清润，具有解渴、润燥、清热作用。

含多种营养物质，有良好的营养滋补之功，特别是病后体弱、神经衰弱等症大有裨益。

选购

鲜百合要柔软、颜色洁白、有光泽、无明显斑痕、鳞片肥厚饱满，无烂斑、伤斑、虫斑、黄锈斑，闻起来有淡淡的味道，尝起来有点苦的为好。

干百合白色，或者稍带淡黄色或淡棕黄，质硬而脆，折断后的断面应该有角质样，比较光滑。而颜色过于白的干百合，有可能是用硫磺漂白过的。用硫磺漂白过的干百合容易受潮，而且煮开后会带酸味，购买时要小心。

就食用来说，以肉质肥厚，叶瓣越大越均匀为好；而就药用来说，鳞片小的比大的好。

储藏

鲜百合不易保存，可洗干净后在开水中焯一下，然后晾凉，按照一顿的量分别装保鲜袋，放入冰箱冷冻室，这样可以保存很久。

干百合在通风、干燥、避光、阴凉处密封保存即可。

小贴士

百合为药食兼优的滋补佳品，四季皆可，秋季食用最佳，宜选择新鲜百合。

风寒咳嗽、脾胃虚寒及大便稀溏者不宜多食。

百合虽能补气，亦伤肺气，不宜多服。

人们常将百合看做团结友好、和睦合作的象征。民间每逢喜庆节日，有互赠百合的习俗，或将百合做成糕点之类食品，款待客人。

生活小窍门

百合干制方法

新鲜的百合一片一片剥离，洗净，用开水焯透，沥干，放于通风处风干即可长时间保存。尽量避免阳光直射，也不可直接拿出新鲜的百合去晒，否则容易变红变黑。

代表性食品的做法

西芹百合

原料：百合 30 克，西芹 300 克，腰果 30 克，菜油、姜、葱、盐、料酒、鸡精各适量。

做法：1. 百合除去杂质后洗净，西芹切段。

2. 油锅倒油烧热，把腰果炒好盛出。

3. 放入姜片、葱花爆香，随即放入西芹、百合，撒入盐、料酒。

4. 快熟时放入腰果，洒少许鸡精炒匀即可。

菊花

菊花：护眼美肤防感冒

菊花在我国已有3000多年的栽培史，品种多，因而名称也多，五花八门，著名的有安徽“亳菊”“滁菊”“贡菊”，浙江“杭菊”，河南“怀菊”，山东“济菊”。食用菊花花朵大，花色品种多，颜色亮丽，口感好，可大量食用，观赏兼食用性强。除了直接食用外，菊花还常用来制茶和酿酒，古有“饮菊花酒，令人大寿”之说。

营养成分

人体必需营养素

（每100克中）

热量:242千卡

蛋白质:6克

脂肪:3.3克

碳水化合物:63克

矿物质（每100克中）

钙:234毫克

磷:88毫克

钾:132毫克

钠:20.5毫克

镁:256毫克

铁:78毫克

锌:2.42毫克

硒:11.08微克

铜:0.77毫克

锰:3.47毫克

维生素（每100克中）

C:1毫克

E:1.61毫克

硫胺素:0.09毫克

核黄素:0.51毫克

烟酸:9.2毫克

养生功效

含有丰富的维生素A，能缓解眼睛疲劳，维护眼睛健康，对视力模糊、眼底静脉淤血、视神经炎、视网膜炎有治疗作用。

有抗菌消炎作用，可用于角膜炎、结膜炎、喉咙炎等，对皮肤红肿、热痛有消炎退肿之效。

有极佳发散解热之效，常用于预防感冒和治疗外感风热、身痛、畏寒、微汗等感冒初期。

具有维护新陈代谢的作用，可治疗长期便秘，并能润泽肌肤，美容护肤。

对中枢神经有镇静作用，对神经性头痛、头晕、失眠有显著疗效。

有助血压保持正常，对动脉硬化、高血脂症有保健作用。

选购

作为健身保健使用，应选择甜菊花，其中杭菊花（杭白菊）是较好的品种，市场上销售的有散朵的和压制成块状（又叫菊花紫菜）两种。

菊花一要朵形大、花瓣密、均匀无散花，无杂质；二要味甘苦，气芳香，香气久；三要颜色正，花心淡黄色，花蒂绿色。

储藏

根据炮制方法的不同分为菊花、炒菊花、菊花炭，炮制后贮干燥容器内，置阴凉干燥处，防霉、防蛀。

鲜花切忌堆放，需及时干燥或薄摊于通风处阴干或晒干保存。

小贴士

外感风热多用黄菊花，清肝明目多用白菊花。

菊花性凉，气虚胃寒、食少泄泻者慎服。

民间有菊花与鸡肉、猪肉同食会中毒的说法，无科学依据。

生活小窍门

菊花干制

1. 采收的鲜菊花立即整理，剔除其中的碎石片、草渣等杂物，然后用清水冲洗干净，放在通风处晾干。

2. 鲜菊花晾干后上笼均匀蒸制。菊花入笼应松紧适度，不宜装得过多，以防夹生。

3. 趁热开锅取出菊花，立即摊放在竹帘上，曝晒6~7天（隔天翻1次），晒至花饼干燥为止。如遇阴雨天气，也可人工进行烘干。

代表性食品的做法

菊花黄鱼羹

原料：黄鱼中段250克，冬菇、笋丝各50克，豆腐160克，鸡蛋2个，姜、葱、鸡清汤、生粉、油、香菜、大白菊、香油、精盐、醋、胡椒粉、酱油、料酒适量。

做法：1. 葱、姜、料酒、精盐腌制黄鱼10分钟后，上笼蒸6分钟取出。

2. 冬菇切成细丝，鸡蛋打散，待用。

3. 炒锅加油旺火烧热，放入葱段煸出香味，舀入鸡汤煮沸，加入鱼肉、蛋黄、豆腐、料酒、笋丝、冬菇丝、再煮沸。

4. 加酱油、盐、醋、菊花、火腿丝、姜丝和胡椒粉搅匀。

红花

红花：活血通经降血脂

红花又叫金红花、红蓝花、草红花、刺红花、红花草等，我国山东、浙江、贵州、四川、西藏等地广泛栽培。它不仅有药用价值，而且种子可以榨油，是一种重要的油料作物。红花油含有很高的不饱和脂肪酸，可直接食用，对人体心血管系统具有较好的保健作用，还可制作化妆品、油漆等。红花还可直接在纤维上染色，在红色染料中占有极为重要的地位。

营养成分

人体必需营养素（每100克中）

热量：220千卡

蛋白质：4.6克

脂肪：4.9克

碳水化合物：63.3克

矿物质（每100克中）

钙：312毫克

磷：101毫克

钾：54毫克

钠：36毫克

镁：178毫克

铁：29.1毫克

锌：5.15毫克

硒：12.31微克

铜：2.31毫克

锰：2.88毫克

维生素（每100克中）

A：123微克

E：3.38毫克

胡萝卜素：740微克

硫胺素：0.09毫克

核黄素：0.39毫克

烟酸：3.9毫克

养生功效

可做通经药，有活血、消肿止痛的作用，主治妇女月经不调。

含有较高的亚油酸，有降低血脂及血清胆固醇、软化和扩张动脉、防止动脉粥样硬化、增加血液循环、调节心脏和老化了的内分泌系统的效果。

选购

以花冠长、色红鲜艳、质柔软、无枝刺者为佳。

红花与藏红花一字之差，但不是同一种药物，所以常有人把西藏产的红花当做藏红花。其实西藏并不产藏红花，而是从地中海沿岸经印度传入西藏以后，转运至内地，人们就把它称之为藏红花。

储藏

除去杂质、花萼及花柄，筛去灰屑，放入干燥容器内，置阴凉干燥处，防潮、防蛀。

小贴士

孕妇及月经过多者禁服。

调血用量宜小，活血破淤量宜大。

生活小窍门

巧用红花治病

将红花 6 克放入鸡蛋（2 个）液中搅匀，放锅中炒熟（不加盐）食用，每天 1 次，可治急性腰扭伤。

红花泡酒，待红花呈黄白色沉于瓶底后，以药棉浸湿外敷，用绷带包扎，治砸伤、扭伤所致的皮下充血、肿胀。

红花 500 克，于沙锅中煎煮成胶状，涂于消毒纱布上贴患处，再以消毒纱布覆盖，胶布固定，隔天换药 1 次，可以治褥疮。

代表性食品的做法

丹参红花粥

原料：粳米 150 克，丹参 10 克，红花 6 克，白砂糖 25 克。

做法：1. 丹参润透，切成薄片；红花洗净，去杂质；粳米淘洗干净。

2. 粳米与丹参、红花一同置于锅内，加入清水用武火烧沸，再改用文火煮 35 分钟至粥成，加入白糖调味。

十一 中药材

根据中医“药食同源”的理论，很多中医所用的药材很大一部分都已经作为主菜或配菜摆上了人们的餐桌。但毕竟“是药三分毒”，中药材讲究用量，量大量小直接关系着药效，在食用过程中还要注意因人、因地、因时制宜进行选用，科学合理地烹制，不分剂量，盲目使用，会引起严重的后果。

人参

人参：补气养血益神智

人参由于根部肥大，形若纺锤，俗称“棒槌”，常有分叉，全貌颇似人的头、手、足和四肢，故而称为人参。人参古代雅称为黄精、地精、神草，是闻名遐迩的“东北三宝”（人参、貂皮、鹿茸）之一，是驰名中外、老幼皆知的名贵药材，被人们称为“百草之王”。

营养成分

人参营养价值主要是皂甙，其含量因药用部位、加工方法、栽培年限和产地而异。

侧根含6.5%～12.0%，

白参含2.0%～3.5%，

红参含3.8%～4.9%，

白参须含9.3%～12.3%，

红参须含8.3%～11.7%，

1－6年生人参含2.0%～3.5%，

人参幼苗根含3.0%，

参皮含8.0%～8.8%，

人参叶含7.6%～12.6%，

花蕾含15.0%，

种子含0.7%。

养生功效

能大补元气，强壮体魄，对大失血或急、慢性疾病所致虚脱可以补气固脱，对阳气衰微、四肢冷者可以益气回阳；对气阴衰微、汗多口渴者，可益气敛明。对植物神经失调及阳萎有效，对内外科恢复期病人亦有强壮作用。

能有效地调节中枢神经系统，提高心脏的收缩能力和频率，刺激内分泌系统，降低血糖，增进性机能，促进消化液的分泌，增强人体免疫力，抵抗癌细胞的扩散和转移，强化骨髓的造血机能。

补益脾肺，可以用于治疗胃酸不足、胃酸缺乏性胃炎及慢性胃炎患者，能使胃液酸度增高，大多数患者食欲不振及消化不良症状改善，体重增加；对治疗慢性气管炎、肺心病也有一定疗效。

使低蛋白血症患者血浆蛋白明显增加，红细胞也有增加，对白细胞减少也有疗效，能够预防癌症。

安神益智，能治疗和缓解神经衰弱、全身虚弱、头痛、失眠等症状。

具有利尿、止血等作用，外用还可促使伤口及溃疡迅速愈合。

可使轻型糖尿病患者尿糖减少，血糖降低。

选购

由于人参价格昂贵、品种繁多，故有很多伪劣产品充斥市场，购买时要认真鉴别。

野生者为山参，因为十分珍稀少见，所以现大都已是人工栽培，为园参。

人参经蒸制后干燥后叫红参，往往除去了侧根，呈红棕色、半透明或土黄色，不透明，角质状。而直接洗净晒干，表面淡黄色的称为生晒参，又分下须生晒和全须生晒。水烫、针刺后浸于糖液中再干燥，颜色呈黄白色称白参或糖参。

主产于美国、加拿大、法国等地的又称

西洋人参、洋参、西参、花旗参等，以美国威斯康辛州所产最为著名。

而产于朝鲜和韩国的人参被称为高丽参，也按不同制法分为红参和白参两种。

人参以生长年久、浆足、芦长、碗密、体丰满、纹细、坚韧不易断者为佳。一般认为野山参、朝鲜参补力最强，红参、白参、大力参、生晒参稍差，参条、参尾又次一等，参须、白糖参最弱。人参的良次除品种外，还取决于根部生长的情况，分量重、根节多、粗大，均匀、无虫蛀的，才是好人参。

抽沟严重、坚而不实的人参在潮湿的环境中易吸潮变软、发霉变质，营养价值大打折扣；参根破肚开裂导致浆液外溢，营养成分流失，不宜选购。

储藏

人参含有糖类、氨基酸、维生素、无机盐等营养物质，极易生霉、虫蛀，影响药用及临床疗效，故妥善保管很有必要。

对确已干透的参，可用塑料袋密封以隔绝空气，置阴凉处保存即可。在可密闭的缸、筒、盒的底部放适量的干燥剂，如生石灰、木炭、硅胶等，使保存环境干燥。再将参用纸包好放入，加盖密闭，可防虫蛀、霉变。

将干透的参用塑料袋装好，放人冰箱贮藏柜内。如参未干，应先放入冷箱冷冻柜内，冷冻干燥再放入贮品柜内。

已生虫的人参应轻轻敲打以除去虫卵、虫尿及虫体，再置阳光下晒或50℃烘烤，以杀死虫卵和虫体。有霉点的人参先晒干或烘干，再用软毛刷或牙刷刷去霉尘，然后再用温水刷净，晒干即可。

鲜人参在室温不超过25℃时保存2个月，在0～10℃之间可保存6个月。

小贴士

朝鲜参、吉林红参、日本红参、红参须偏热，适用于年高体弱的老年人，失血过多者以及手术后的人调补之用。吉林野山参、白人参、糖参等性平和，偏阳虚、阴虚者和元气不足或虚弱的人均可服用。而生晒参、皮尾参、白参等则偏凉，适用于舌质偏红、口干咽燥、头晕耳鸣、便秘等阴虚火旺体质者服食。

实热症、湿热症及正气不虚者禁服。

忌铁器，不可用铁锅、铝锅煎煮。

补剂用熟参，泻火用生参。

生活小窍门

切人参先用水润湿

从药店买来的人参都是整枝药材，很硬难切。切成片太费劲，整个放进去，又浪费，怎么办？

可拿一块新纱布，蘸上五六十度的温开水，然后裹住药材，使药材润湿，直至捏上去有点软，就可以切了。但不要用水泡，会使药材中的有效成分流失。没有用完的药材切片可以在太阳下晒干，或用微波炉烘干，以待下次使用。

代表性食品的做法

人参爆鸡片

原料：鲜人参15克，鸡脯肉200克，冬笋25克，黄瓜25克，鸡蛋清1个，精盐、料酒、葱、生姜、香菜梗、鸡汤、猪油、芝麻油、味精、水淀粉各适量。

做法：1. 鸡脯切片；人参洗净，切薄片；冬笋、黄瓜切片；葱、姜切丝；香菜梗切长段。

2. 鸡片加盐、味精后拌匀，下入鸡蛋清、水淀粉拌匀。

3. 锅内放猪油烧热，下入鸡片炒熟时捞出控油。

4. 用精盐、味精、鸡汤、料酒兑成汁水。

5. 锅内放油烧热，下入葱丝、生姜丝、笋片、人参片煸炒，再下黄瓜片、香菜梗、鸡片，烹上汁水，颠翻几下，淋上芝麻油即可。

燕窝

燕窝：活血强心防衰老

燕窝，顾名思义，即是燕子的窝，不过它不是普通燕子的窝，而是一种特殊的金丝燕的窝。燕窝又称燕菜、燕根、燕盏、金丝等，它既是名贵的烹饪原料，又是营养价值极高的补品，历来有“稀世名药”“一两燕窝一两金”之美称。

营养成分

人体必需营养素（每100克中）

热量:46.00千卡

蛋白质:7.40克

脂肪:1.00克

碳水化合物:2.00克

矿物质（每100克中）

钙:2.00毫克

磷:110.00毫克

钠:46.00毫克

铜:0.02毫克

镁:6.00毫克

养生功效

改善血液循环，有良好的滋补作用和抗疲劳作用，对中老年人体力、精神活力、记忆力及生理功能的衰退有明显疗效。

能刺激细胞的分裂增殖，对受损皮肤进行快速修复，影响人体皮肤的细腻和老化，减少脸部皱纹，清除暗疮，使皮肤变得光滑而有弹性。

具有排毒功效，抗氧化，防衰老，长期食用有益寿延年之效。

能提高人体的免疫功能，减少放化疗不良反应，达到预防癌症的目的。

对呼吸系统疾病有治疗作用，如肺结核、气管炎、支气管炎等病。

对于有吸烟的不良嗜好的人来说，燕窝是不可多得的“洗肺”佳品。

有强心、降压作用，并且特定性地作用于舒张期血压。

孕妇在生产前两三个月食用燕窝，不仅能使母亲身体强健，而且能使未来的新生婴儿更强壮、更白皙、更漂亮、更不易生病。

补血活血，去淤生新，对妇女经期不适、经痛、月经过多有良好疗效。

妇女产后服用，可促进子宫及体型复原。

选购

燕窝有采自天然的洞燕、人工饲养筑于室内的屋燕和加工燕三大类，此外还有用海藻制成的人造燕窝和用淀粉等制成的假燕窝，这种假冒品几乎可以乱真，所以鉴别燕窝首先要分出真假，再分品类，定档次。

燕窝一般呈不整齐的半月形，中部凹陷成兜形，质地坚硬而脆，半透明，断面有镜面样光泽，略有角质感。

燕窝含水分高的，用手将两端稍拗即弯，含水分低的则不易压弯。

燕盏中夹带的羽毛、杂质越少越好。

盏形完整为好，燕条、燕丝次之。

经过化学物质处理的燕窝会有化学味道，甚至呛鼻，不宜选购。

储藏

干货用保鲜袋密封，放到冰箱的保鲜或者冷藏格，或者彻底晾干后放到通风阴凉不潮的地方。

燕窝有轻微发霉，可用牙刷加少许水分擦净后风干，不可日晒。

已经浸发的燕窝用干净的器皿盛装，密封，防生水、防油，可以在冰箱内冷藏保存。

小贴士

若燕窝已发霉到变黑色，则不宜再食用，因为燕窝已经被细菌侵蚀，当中的营养成分亦已经丧失。

烹调燕窝的方法最好是文火隔水炖。

燕窝性质平和，功效慢慢渗透，要持续吃才有功效。

生活小窍门

燕窝泡发

取一个无油的盆，将燕窝放入，然后倒入开水淹没，使燕窝能充分被水浸透以及充分吸收水分，直到水变凉。将凉水倒出，再次倒入开水浸泡至水凉，此时如果看到混杂在燕窝中的一些燕毛和黑色杂质，可以用小镊子挑净。锅洗净，不沾油，加入少许姜汁、料酒，放入燕窝煮开。用清水再煮一次，水开后自然凉透（不要过凉水）即可。

代表性食品的做法

冰糖燕窝

原料：水发燕窝 150 克，冰糖 150 克。

做法：1. 水发燕窝经沸水焯一下，捞起待用。

2. 冰糖加清水 500 克入锅，微火煮至糖化汁黏时，用纱布滤去杂质，然后将净糖汁 150 克，冲入燕窝中。

3. 将冰糖燕窝上笼屉用旺火蒸 10 分钟即成。

冬虫夏草

冬虫夏草：益肾抗癌利心血

冬虫夏草又叫虫草、冬虫草等，是一种麦角真菌与蝙蝠蛾幼虫尸体的共生体，多长于高寒地带，如四川、云南、甘肃、青海、西藏等地，现已有人工培养产品。冬虫夏草是一味珍贵的中药药材，营养和药用价值很高，与人参、鹿茸并称为我国"三大补药"，伴随着众多追捧者宣扬的"神奇功效"，冬虫夏草价格一路飙升，有"软黄金"之称。

营养成分

人体必需营养素（每100克中）

热量:292千卡
蛋白质:20.9克
脂肪:4.7克
碳水化合物:61.6克

矿物质（每100克中）

钙:197毫克
磷:95毫克
钾:595毫克
钠:264毫克
镁:84毫克
铁:66.5毫克
锌:4.87毫克
硒:1.4微克
铜:1.54毫克
锰:0.86毫克

维生素（每100克中）

C:2毫克
硫胺素:0.37毫克
核黄素:0.7毫克
烟酸:3.3毫克

养生功效

既能增加免疫系统细胞、组织数量，促进抗体产生，增加吞噬、杀伤细胞数量，增强其功能，又可以调低某些免疫细胞的功能。

可减轻有毒物质对肝脏的损伤，对抗肝纤维化的发生。此外，通过调节免疫功能，增强抗病毒能力，对病毒性肝炎有抑制作用。

可以降低血液中的胆固醇和甘油三酯，提高对人体有利的高密度脂蛋白，减轻动脉粥样硬化。

能减轻慢性病的肾脏病变，改善肾功能，减轻毒性物质对肾脏的损害。

可提高心脏耐缺氧能力，降低心脏对氧的消耗，抗心律失常。

具有扩张支气管、平喘、祛痰、防止肺气肿的作用。

能增强骨髓生成血小板、红细胞和白细胞的能力。

线粒体的能量能提高机体耐寒能力，减轻疲劳。

具有抑制、杀伤肿瘤细胞的作用。

还具有直接抗病毒、调节中枢神经系统功能、调节性功能等作用。

选购

虫草分很多种，并非虫草就一定是冬虫夏草！市面上伪品冬虫夏草主要有：地蚕（广西虫草或土虫草）、人工制作的虫草（是用石膏粉或面粉掺胶用模型压制而成）、棕金龟子（别名核桃虫）、亚香棒虫草。

草原虫草为黄色，虫体肥大，肉质松软，外表呈深黄色或黄棕色；高山虫草为黑褐色，虫体饱满结实。两种虫草只要是真虫草，折断后肉体都是白色，嗅之有自然的冬菇香气和微腥的味道。假虫草色泽比真虫草好看，但虫头部与夏草连接可能有粘合痕迹。真虫草的虫体是有环纹的，每3环为一组，近头部的环纹较细；假虫草一面为对称的凸点，一面为平行空隙相等的条纹，一般是用模子灌制出来的。还有人会把断虫草用草穿成一根完整的虫草，如果中间用铁丝或粗竹签穿成就是为了增加重量。还会有人利用泥土粘铅粉来增加重量，要特别注意。

真虫草用开水浸泡，虫体变膨大而软，菌座色加重成为黑褐色，虫体和菌座紧相连，不脱落，浸液微有臭味。假虫草用开水浸泡10分钟后，会慢慢显出原形，黄色开胎脱落，假菌座也开始脱落，与虫体分开。

储藏

一般家庭每次购买的虫草量都会比一次服用量稍多一点，这就需要注意储藏。虫草储藏主要需要防潮、防蛀和防虫。虫草受潮后要化苗，即虫体成空过壳，捏后变扁，虫草质量降低。

如果量少，而且储藏时间也很短，只需要放在阴凉干燥的地方就行了。或将其与花椒或丹皮放在密闭的玻璃中，置冰箱中冷藏，随用随取。

如果量大或者需要放置较长时间最好在放虫草的地方放一些硅胶之类的干燥剂，因为刚买来的虫草都有些潮，而且久置容易发霉、生虫。

小贴士

对于热性体质的人、高血压中风患者、放疗期间的肿瘤病患者、婴儿等都应慎用或不宜用。

有发热、恶寒、头痛、鼻塞、咳嗽等表邪症状者慎服。

生活小窍门

妙用冬虫夏草

将鸭内金洗净炖30分钟，加入冬虫夏草、百合煮好后食用，可以治疗肺结核。

用虫草1～2枚，洗净，放入高压锅内与米饭同时蒸熟后吃，可辅助治疗乙型肝炎。

将母鸭洗净掏空内脏，放入冬虫夏草和作料，再放在蒸笼中蒸熟后食用，可治疗贫血、阳痿。

将白鹅炒至八成熟，再加入冬虫夏草、料酒等作料，文火炖2小时后食用，可治疗须发早白。

炖食猪肉、鸡肉时，可加入25～50克冬虫草，经常食用，可改善贫血症状，对治疗阳痿、遗精效果也很理想。

代表性食品的做法

虫草乌鸡汤

原料：乌骨鸡肉200克，冬虫夏草10克，淮山药30克，葱、姜、盐等调味品适量。

做法：1. 乌骨鸡肉切块，葱切段，姜切片。

2. 冬虫夏草、淮山药、葱、姜等一起放入沙锅中，大火煮沸后，改小火炖熟后调味即可。

灵芝

灵芝：镇痛镇咳防衰老

灵芝又名灵芝草、木灵芝、菌灵芝，为多孔菌科真菌灵芝或紫芝等的子实体，无毒副作用，可以药食两用，有防病治病、延年益寿之功效，是我国中医药宝库中的珍品。灵芝自古以来就被认为是吉祥、富贵、美好、长寿的象征，民间传说灵芝有起死回生、长生不老之功效，有“还阳草”“仙草”之称，

营养成分

从灵芝中分离到的有效成分有160多种，共10大类：多糖类、核苷类、三萜类、呋喃类、甾醇类、生物碱类、氨基酸蛋白质类、油脂类、无机离子、有机锗等，其中多糖类、核苷类、三萜类、多肽被认为是灵芝的“魂宝”。

其他有效成分包括：赤芝孢子酸 A、赤芝孢子内脂 A、灵芝总碱、灵芝纤维素，还含有 18 种氨基酸和锰、砷、铬、铜、铁、钙、镁、锌、硒、锗等 10 种微量元素，这些物质都是生命活动过程中不可缺少的。

养生功效

可明显降低血胆固醇、脂蛋白和甘油三脂，能预防和治疗动脉粥样硬化和高血压症，还能延长和稳定其他降压药物的效果。

有效地扩张冠状动脉，改善心肌微循环，对心脏具有保护作用，可广泛用于冠心病、心绞痛等的治疗和预防。

对中枢神经系统有较强的调节作用，具有镇静安神的功效，对于神经衰弱和失眠患者效果显著。

有良好的镇痛作用，对头痛、腰痛、神经痛、癌症疼痛等都有良好的减轻效果。

灵芝能促进肝脏对药物、毒物的代谢，对于中毒性肝炎有确切的疗效。

可取代胰岛素抑制脂肪酸的释出，可改善血糖、尿糖等症状。

有显著的镇咳祛痰及平喘作用，又可有效防止感冒复发。

可显著提高机体的免疫功能，增强患者自身的抗癌能力。

可阻断过敏反应介质的释放，防止过敏反应的发生。

所含的多糖、多肽等有着明显的延缓衰老功效。

具有养颜护肤之功效。

选购

灵芝分野生灵芝和人工栽培灵芝两种。野生灵芝多为褐黑色，色泽上不统一，形状大小不一，表面没有明显光泽。人工栽培的灵芝色泽、形状、大小都比较统一、有规则，菌盖肾形、半圆形或近圆形；盖面黄褐色至红褐色，盖缘为淡黄褐色，有同心环带和环沟，并有纵皱纹，表面有光泽。

灵芝的选择可从其形体、色泽、厚薄比重上判别好坏。好的灵芝子实体柄短，肉厚，菌盖的背部或底部用放大镜观察，能看到管孔部位，呈淡黄或金黄色为最佳，呈白色的次之，呈灰白色而且管孔较大的则最次。

野生灵芝在幼嫩时被虫蛀过，会使许多其他多孔菌混杂其中，应注意剔除。

储藏

干灵芝应于干燥、密封、阴凉处保存，防潮、防霉、防虫蛀。

新鲜灵芝保存期很短，应去掉表面的泥沙及灰尘，自然晾干或烘干，放在阴凉干燥处保存。

小贴士

正在发热、恶寒者慎服。

市场上散装的灵芝，使用前最好清洗后食用。

不要在食用灵芝时同服西药，两者最好间隔 2 个小时以上。

灵芝不宜以茶、果汁等送服，以免影响药效或产生不良反应。

生活小窍门

灵芝的食用方法

把灵芝剪成碎块，放在杯内，用开水冲泡后当茶喝，可连续冲泡5次以上。

将灵芝剪碎，放入罐内，加水煎煮，一般煎煮3～4次。把所有煎液混合，分次口服。

将灵芝剪碎放入白酒瓶中密封浸泡，3天后，白酒变成棕红色时可加入冰糖或蜂蜜饮用。

代表性食品的做法

灵芝炖猪蹄

原料：灵芝15克，猪蹄1只，料酒、精盐、味精、葱段、姜片、猪油适量。

做法：1. 将猪蹄去毛后洗净，放入沸水锅中焯一段时间，捞出再洗净，灵芝洗净切片。

2. 锅中放入猪油，烧热加葱、姜煸香，放入猪蹄、水、料酒、味精、精盐、灵芝，武火烧沸，改用文火炖至猪蹄熟烂。

鹿茸

鹿茸：壮阳益血促免疫

鹿是篆文象形字，又称斑龙。鹿茸为鹿科动物梅花鹿或马鹿等的雄性鹿密生茸毛尚未骨化的幼角，前者称“花鹿茸”，后者称“马鹿茸”。鹿茸富含多种营养素，是良好的滋补品，具有生精补髓、养血益阳、强筋健骨之功效。

营养成分

鹿茸成分以梅花鹿为例，分上、中、下三等，顺次含水分12.91%、11.01%、10.82%；有机物60.44%、51.85%、49.07%；水溶性浸出物12%、8.77%、7.02%；醇溶性浸出物2.31%、1.08%、0.89%；醚溶性浸出物1.16%、0.64%、0.61%；灰分26.65%、37.79%、40.11%，灰分中含钙、磷、镁等；水浸出物中含多量胶质。

养生功效

含有比人参更丰富的氨基酸、卵磷脂、维生素和微量元素等。具有振奋和提高机体功能，对全身虚弱、久病之后患者，有较好的保健作用。

可以提高机体细胞免疫和体液免疫功能，促进淋巴细胞的转化，增加机体对外界的防御能力。

强壮身体、抵抗衰老，用来治疗严重的佝偻病、骨质增生症、重症肌无力。

含有促细胞生长因子和表皮生长因子，对修复机体和护养皮肤大有好处。

滋阴壮阳，对性功能衰退有良好的恢复功效。

生精益血，能促进创伤愈合、病体康复。

选购

鹿茸以粗壮、挺圆，顶端丰满，毛细柔软，色红黄，皮色红棕，有油润光泽者为佳。真鹿茸体轻，质硬而脆，气微腥，味咸。通常有一或两个分枝，外皮红棕色，多光润，表面密生红黄或棕黄色细茸毛，皮茸紧贴，不易剥离。鹿茸片呈圆形或椭圆形，直径3厘米左右，外皮红棕色。鹿茸以体轻，断面蜂窝状，组织致密者为佳。

假鹿茸则是用动物毛皮包裹动物骨胶等仿造的。假鹿茸片厚薄不均，直径1.5～3.5厘米，外皮呈灰褐色，毛短。切断面棕紫色，无蜂窝状细孔，偶有圆点。外毛皮可剥离。另外，假鹿茸体重，质坚韧，不易切断，气淡，能溶于水，溶液呈混浊状。

鹿茸片分为腊片、血片、粉片、角片，以腊片的药用价值为最高。马鹿茸在加工的时候是不排血的，所以粉片和老角片都是红棕色的，周围有青色的茸毛。

储藏

鹿茸在密封保存以前，其本身一定要干燥、无霉烂、无虫蛀。然后用细布包好，置放在小樟木盒、皮箱或灰木盒中密闭封存，布包封存前应拌少许花椒防蛀。鹿茸粉应用瓷瓶盛装保存。如果有条件，可以选用硅胶等干燥剂，这样，不仅卫生清洁，而且可以连续用几年。

也可放在冰箱内保存，随用随取。但冰箱里比较潮湿、有味，容易使鹿茸的质量发生变化，有异味感。

小贴士

服食鹿茸宜从小量开始，缓缓增加，不宜骤用大量，以免阳升风动，头晕目赤，或助火动血，而致鼻衄。

炎夏季节忌食鹿茸。

阴虚、五心烦热的人不宜食用。

小便黄赤、咽喉干燥或干痛、不时内热烦渴的人不宜食用。

有高血压症，头晕、走路不稳，易动怒而肝火旺的人不宜食用。

经常流鼻血，或女子行经量多、血色鲜红、舌红脉细等血热之人不宜食用。

正逢伤风感冒，出现头痛鼻塞、发热畏寒、咳嗽多痰等外邪正盛的人不宜食用。

生活小窍门

怎样洗鹿茸

先将毛巾用开水煮热，趁热拧干水分，用热毛巾将鹿茸缠紧，双手抓住，用力拧掉鹿茸周围的茸毛。搓尽茸毛后，用温开水洗净即可。

代表性食品的做法

三鲜鹿茸羹

原料：鹿茸100克，海参（水浸）100克，冬笋50克，鸡肉50克，味精、盐、淀粉、香油适量。

做法：1. 鹿茸洗净；海参、鸡肉、冬笋切片，经开水焯后沥干。

2. 鹿茸切小丁，放入碗内加少量盐和味精腌几分钟。

3. 炒锅加鸡汤、海参、鸡片和冬笋一起旺火烧开，加鹿茸小火炖半小时。

4. 加盐、味精调味，用湿淀粉勾芡，滴上香油即可。

一 肥胖症

肥胖主要是因过量的脂肪储存，使体重超过正常20%以上的营养过剩性疾病，可发生于任何年龄，已经成为困扰当代人的一个大问题，影响了很多人的正常生活。

（一）症状表现

在肥胖症的表现中，轻度肥胖多无特殊症状，而中度和重度肥胖者则出现病理变化。

1. 体重增加，体形变化

肥胖者往往体重迅速增长，而从外表来看，轻度肥胖者与正常人之间没有什么特别的区别，有时甚至还会给人一种体格非常强壮的感觉。而中、重度肥胖者则可以让人一眼就从外观上明显感觉到体形的变化，显得比较宽大，给人一种体态臃肿的感觉。肥胖者颈短脖粗，脸部多呈圆形，在脸部脂肪堆积的挤压下眼睛显得较小，下巴肥厚，有时呈双下巴状。女性肥胖者乳腺明显肥大，腹部肥胖者容易给人留下“啤酒肚”的印象，严重者甚至会形成悬垂腹。男性患者裤子的皮带往往不能像正常人那样系在腹部髂前上嵴部位，而是“悬挂”在小腹前。严重肥胖者大腿根部、乳房下部等皮肤皱褶处可因为不断地摩擦而出现红色的摩擦疹。

2. 怕热多汗，呼吸短促

体内大量脂肪积聚，增加人体额外负担，使氧消耗量增加30% ~40%，新陈代谢加快，畏热多汗。因腹内脂肪多，横膈抬高，使呼吸运动和血液循环受到障碍，呼吸短促，不能耐受体力劳动，常伴有头痛、头晕、心悸、腹胀等不适症状。

脂肪是一种含能量很高和具有良好保温功能的组织，可以帮助保持体温的恒定。当天气变冷的时候，位于皮下的这层脂肪组织就像我们睡觉时盖的厚棉被一样，可以减少体内的能量散发。可到了夏天，肥胖者皮下的脂肪组织就像包在暖气管道外的保温层一样，不但不能帮助机体散热，反而成为机体散热的障碍，使体内的能量不容易通过辐射的方式散发出去，为了保持体温的恒定，肥胖者只有通过加大出汗量和增加呼吸频率的方法来进行散热。

3. 疲劳嗜睡，心肺功能障碍

重度肥胖时，肺泡换气不足，造成缺氧和二氧脂碳潴留，出现疲倦嗜睡状态，严重者由于心脏负荷大，导致心肺功能衰竭。因为肥胖者体重超过正常人，再加上体表面积大，无论是行走还是坐下，机体组织器官的氧需要量都明显高于正常人；二是肥胖者由于体内蓄积的脂肪把组织器官之间的空隙都填塞满了，两肺的呼吸功能不仅不能随着机体需要的增加而增强 反而因肥胖而使呼吸功能受到限制，从而导致机体长期处于一种轻度缺氧的状态(亦有人称之为肥胖—通气不良综合征)。机体对缺氧反应最敏感的器官就是大脑。当大脑缺氧时,机体的第一个直接表现就是患者感觉疲倦、乏力,出于机体的保护性反应,肥胖者这时就需要通过睡眠来减少机体对氧的需求量。

4. 肌肉、关节酸痛,活动困难

由于肥胖,身体负担过重,各关节出现退行性变,经常有肌肉酸痛、关节痛症状,全身或局部水肿及活动困难,甚至可以造成患者失去生活自理能力。

5. 食欲持续旺盛,内分泌代谢紊乱

食欲持续旺盛,好吃零食、糖果、糕点及甜食,多便秘、腹胀,部分患者不及时进食可出现心悸、出汗及手颤。

由于肥大的细胞对胰岛素不敏感,耐糖量减低,总脂、胆固醇、甘油三酯及游离脂肪酸常增高,呈高脂血症与高脂蛋白血症,此为诱发糖尿病、动脉粥样硬化、冠心病、胆石症等的基础。血浆氨基酸及葡萄糖均有增高倾向,形成刺激胰岛β细胞的恶性循环,使肥胖加重。并且,肥胖妇女可能出现月经减少、提前闭经、不育及男性化现象,男性可能发生阳痿。

6. 自卑心理,心理障碍

由于肥胖,患者可能因此而产生自卑心理,导致抑郁、焦虑等心理障碍。

7. 其他并发症

肥胖者应激反应差,抵抗力降低,易发生呼吸系感染,肺炎发生率较高,术后恢复慢,并发症。除了上述症状外,肥胖症患者罹患糖尿病、高血压、冠心病、高脂血症、静脉曲张、痛风、关节炎及某些癌症的危险性明显高于正常人,病死率也随之增加。

此外,肥胖者身体反应变得缓慢,易于遭受各种外伤、车祸等意外,易发生骨折及严重的肢体受伤,妊娠前及妊娠期间体重增加可影响产程。所以,肥胖症患者应该及时采取综合治疗措施,以防进一步发展为多种并发病。

(二)最佳饮食防治方法

肥胖病人的饮食需要控制,并不意味着禁食或过分地节食。减肥治疗要遵循能量负平衡的原则,节制饮食,增加消耗,迫使身体尽可能消耗体内过多的脂肪,确保各种营养成分的最低需要量以维持平衡。饮食疗法要注意减食带来的问题:减食后出现空腹感,进而丧失食后的精神满足,或出现蛋白质的不足、低血压及营养障碍,出现疲乏无力、活动力低、食欲过旺等。

1. 调整饮食方式

(1)认真吃早餐。早餐对于身体健康十分重要,营养充分、搭配合理的早餐能够使上午精力充沛,减少午饭的进食量,使热量均匀地消耗,从而达到减轻肥胖的目的。

(2)晚餐要少吃。很多现代家庭都有这样的习惯,因为早餐和午餐时间比较仓促,总是把晚餐做得十分丰盛,从而晚餐吃得很多。而晚上人的活动量减少,热量消耗降低,如果摄入大量热量就会造成脂肪堆积。有些人还有吃宵夜的习惯,吃完了东西马上睡觉,这样更加会加重肥胖症状。

(3)少食多餐。在控制总体食量的基础上,少食多餐是一种促进肥胖症治疗的

好办法。人空腹的时间越长,就越容易造成体内脂肪的堆积。所以,肥胖症患者可以把每日三餐改为每日四到五餐,把每天的总食量分散到每餐中去,这样就能够在不感觉到饥饿的情况下,很好地消耗身体摄入的热量,从而实现减肥目的。

2. 控制营养摄入

(1)限制食高脂肪食物。高脂肪食物,如肥肉、猪肝、牛油等,容易造成脂肪的过度堆积,所以要严格限制,使脂肪在饮食中的比例较低,这样既能够降低热量又能够比较耐饿。洋快餐中有很多是高脂肪食物,需要忌食。

(2)限制高糖食物。人体的热量主要来源于糖,如果人体摄入的糖过多,多余的热量就会转化为脂肪堆积在人体上,从而形成肥胖。所以需要减少甜食的摄入,糖果、蛋糕、蜜饯、奶油、甜果汁、碳酸饮料等含糖量较高的食物需要忌食。

(3)限制盐的摄入。高盐的食物能够促进食欲,引起口渴,增加水分的摄入,造成体内水钠潴留,对于肥胖症的治疗不利。所以,肥胖症的患者饮食一定要清淡,这样才能真正起到减肥的作用。

(4)增加高纤维食物的摄入。增加高纤维食物的摄入,例如芹菜、萝卜、海带、竹笋等蔬菜,能够减少饥饿感,又能够防止进食热量过高,有利于减肥。

(5)摄入充足的水分。肥胖症患者需要多喝白开水,这样才能够促进体内的残余物质排出体外。有些肥胖者要减肥连水也不敢喝,其实这种观念是错误的。如果能够在饭前适量饮用一些水,会产生一定的饱腹感,从而减少进食量。多饮水还能够帮助肝脏分解脂肪,从而减少脂肪,促进体内代谢物质的排出。

对于肥胖症患者来说,不论以何种方法减肥,都是一件非常痛苦和艰巨的事情,要循序渐进,坚持才能够有效果,家人要给予足够的支持和鼓励。

二 感冒

感冒是一种多发性常见疾病,与人的健康息息相关,中国每年约有75%的人至少患一次感冒。每次流行感冒都是由不同的病毒引起的上呼吸道感染,目前还没有特别有效的根治方法,只有防患于未然,通过合理的饮食结构来预防。

(一)症状表现

感冒分普通感冒和流行感冒,主要因为流行感冒具有传染性。流行性感冒的流行特征是没有明显的季节性,但以冬季多见,往往突然发生,蔓延迅速,感染众多,流行过程短。流行性感冒的传播速度和广度,与人口的密集程度有关,人口拥挤程度越高,流行速度越快,范围越大,所以值得重视。

1. **鼻塞、流涕、咳嗽**

感冒一般变化比较慢，通常要等到感冒病毒进入身体二三天后，身体才会起变化。首先是喉咙痒痒的、鼻子怪怪的，接着是身体稍微发热，然后就开始流鼻水、一阵一阵地咳嗽。这是感冒的一般症状，几乎所有感冒都会发生。

2. **发烧、怕冷**

因微生物产生的内毒素激活白细胞便生成释放热能，出现恶寒、体温上升症状。只要致热因素不消除，体温就不会下降。

3. **头痛、咽喉疼痛、全身疼痛**

是由于内毒素产生缓激肽，刺激传入神经末梢感受器，沿脊髓丘脑传导到大脑皮层产生痛觉。

4. **出现炎症**

组织黏膜受微生物、病毒侵害而充血，局部血管扩张而增加渗出，造成咽喉、扁桃体等出现炎症。

5. **过敏现象**

微生物、病毒侵害人体会释放出缓激肽、组织胺等，引起过敏现象，如因外界刺激而常常不由自主地打喷嚏。

6. **全身乏力、食欲不振**

由于身体的发热大量消耗体力，造成全身酸痛无力；而感冒还会影响消化道系统，造成呕吐、腹痛、腹泻等，所以会食欲不振。

7. **并发症**

由于发烧、炎症，使身体抵抗力下降，微生物、病毒乘虚而入，造成感染并发症，如葡萄球菌、肺炎球菌、流感杆菌等，可引起肺炎、副鼻窦炎、中耳炎、支气管炎等，严重的可引起心肌损害及脑膜炎等。

（二）最佳饮食防治方法

感冒需要积极地预防和治疗，若是以消极的方式来对待，则可能好几个礼拜都好不了。感冒的防治中，饮食防治是其中最重要的一个方面，主要需要注意以下几点。

1. **多吃富含维生素 A 的食物**

缺乏维生素 A 是导致呼吸道感染疾病的主要原因，维生素 A 可通过增强免疫力来取得抗感染效果，富含维生素 A 的食物有胡萝卜、菠菜、南瓜、红黄色水果、动物肝脏和奶类等。

2. **多吃富含维生素 C 的食物**

维生素 C 能将食物蛋白质中的胱氨酸还原成半胱氨酸，间接地促进抗体合成，进而增强免疫力的作用，各类新鲜绿叶蔬菜和各种水果都是补充维生素 C 的好食品。

3. **多吃富含铁的食物**

体内缺铁会导致 T、B 淋巴细胞数量和质量下降，吞噬细胞功能削弱，杀伤细胞减少等免疫功能的降低。富含铁的食物则可使上述情况得到纠正，从而恢复人体抗感冒病毒的能力，这类食品有动物血、奶类、蛋类、菠菜和肉类等，但不宜吃得太多。

4. **多吃富含锌的食物**

锌元素具有吞噬细胞的功能，既能增强细胞免疫功能，还能直接抑制病毒的增殖，是不少病毒的“克星”。在感冒高发季节，多吃些富含锌的食品，有助于抗感冒病毒，含锌丰富的食物有肉类、海产品和家畜，此外，各种豆类、硬果类也是较好的含锌食品。多喝鸡汤能抑制咽喉及呼吸道炎症，对消除感冒引起的鼻塞、流涕、咳嗽、咽喉痛等症状极为有效，能加速感冒痊愈。

5. 多喝水

如果有发烧症状，液体的补充尤其重要，以免引起虚脱。此外，当患者太虚弱而无法进食时，液体能够提供所需的养分。淡汤及果菜汁等是很好的液体补充剂，尤其是甜菜汁及胡萝卜汁，这两者皆含丰富的维生素及矿物质。

6. 宜清淡，少吃食盐

少吃含钠的食盐，可提高唾液中溶菌酶的含量，保护口腔、咽喉部黏膜上皮细胞，让其分泌出更多的免疫球蛋白A及干扰素来对付感冒病毒。

7. 多吃易消化食物

感冒可能使人没有食欲，而且胃肠消化功能减弱，这时候应多吃温和、易消化的食物，如面包、香蕉、苹果泥、干酪、米饭、马铃薯、麦片粥等。

8. 注意饮食的卫生

因为流行感冒具有传染性，所以需要注意饮食的卫生，不要因此而传染给家人或同事。

三 偏头痛

偏头痛是反复发作的一种搏动性头痛，在众多头痛类型中最为常见。引起偏头痛的可能因素有许多，如睡眠、压力、情绪及天气变化；身体饥饿状态；药物的影响，如女性服用避孕药；饮食刺激，如酒精、咖啡因、乳酪、巧克力、泡菜、热狗、培根肉及含亚硝酸盐的肉片、味精等；刺激性的气味，如香水、二手烟、清洁剂、油漆、废气也会引发。对于患有偏头痛的人而言，每个人的诱发因素都不太一样，故平日保健是非常重要的。

（一）症状表现

偏头痛是一种发作性颅部血管舒缩功能障碍引起的头痛，属于血管性头痛的一种，该病常间歇性反复发作，病程多持久，严重时可累及整个头部，多伴恶心、呕吐。偏头痛发作起来常给人"头痛欲裂"之感，多见于女性，半数左右有家族史。

1. 头痛前有视物模糊，畏光，眼前冒金星，眼胀，偏盲等先兆症状，持续数分钟到半小时左右。普通头痛不伴有先兆，为单侧或双侧，如发作与月经周期密切相关者称月经期偏头痛。

2. 先兆过后很快出现头痛，常从一侧局部逐渐扩展至半个头部甚至整个头部及颈部。头痛呈跳动性痛、钝痛或现刺痛，伴厌食、恶心、呕吐、畏光、畏声。一次发作持续1～3天。

3. 部分患者面部潮红，出汗，血压升高或降低。特殊类型偏头痛伴有一些特殊的表现，如眼肌瘫痪、耳鸣、偏瘫、失语、感觉异常、精神障碍等。

4. 每日或数日发作1次，在黑暗、安静环境下或睡眠后缓解。

5. 在发作期，神经系统检查无阳性体征，间歇期一切正常。

（二）最佳饮食防治方法

由于许多因素可诱发偏头痛，在日常饮食中注意调护，避免这些因素对身体的侵袭，在一定程度可以防治偏头痛发作。

1. 可食或多食食物

（1）少量多餐。饮食规律，定时定量，便可使血糖稳定，以防发生低血糖，而诱发偏头痛症状。

（2）实症头痛饮食宜清淡，除米、面主食外，可多食青菜、水果类食物。虚证头痛可多食富有营养的食物，如母鸡、猪肉、猪肝、蛋类以及桂圆、莲子汤等。有热者，宜吃新鲜蔬菜、水果、绿豆汤、赤豆汤等。

（3）镁能调节血流、放松肌肉。对某些人来说，即使只缺一点镁，就能引发头痛，所以，每天最好补充 500 ~ 750 毫克的镁。多吃点含镁高的食物来食补，例如全谷类食物、坚果种子（如葵花子、杏仁、腰果、榛子等）、花菜、豆腐等。

（4）钙质不但能治疗也能预防偏头痛，钙质来源最好是绿色叶菜类和豆荚类，要避免从牛奶、酪乳或其他动物性食品摄取钙质，否则弊多于利。

（5）补充维生素。维生素能维护神经系统及心血管功能，富含维生素的食物有瘦肉、全谷类、豆荚类等。

（6）吃鱼防头疼。每周至少吃 3 次鱼并服食一些鱼油补给品能有效减少偏头痛发作的频率。

（7）女性月经期多喝水。偏头疼常会在女性月经期发作，所以当经期快到时及经期时，最好比平常喝更多水，以帮助身体排毒，有效降低偏头疼的发病几率。

2. 忌食或少食用引起偏头痛的食物

（1）动物脂肪，其诱发偏头痛占全部食物因素的 49.8%，严格控制此类食物可防止偏头痛发作。

（2）酒精：特别是红色葡萄酒、白酒等。

（3）含高酪胺的食物。酪胺酸是造成血管痉挛的主要诱因，所以如果你有偏头疼的病史，那么最好远离这些食物，如咖啡、巧克力、奶制品以及腌渍沙丁鱼、鸡肝、西红柿、牛奶、乳酸饮料等富含酪胺酸的食品。

（4）富含亚硝酸盐的食品。肠、腊肉、咸菜、泡菜、酱油等腌熏品等含有较多亚硝酸盐，会引发偏头痛，日常生活中最好尽量少吃。

（5）禁食其他发物，如公鸡、螃蟹、虾等。

（6）代糖“阿斯巴甜”会过度刺激或干扰神经末梢，增加肌肉紧张，而引发偏头疼。而低糖可乐、低糖汽水、无糖口香糖、冰淇淋、综合维生素和许多成药中都含有阿斯巴甜。所以对代糖过敏的人，只要啜饮一小口低糖汽水，就会引发头痛。想要增加食物或饮料的甜度，最好用蜂蜜替代白糖和代糖品。

失眠是一种最常见的睡眠障碍，主要指睡眠的始发和维持发生障碍，使得睡眠的质和量不能满足人体的生理需要，从而在白天出现疲乏思睡、精神不振、注意力不集中、头脑不清、情绪低落等不适的感觉。失眠是神经衰弱的常见症状，中医称为“不寐”，虽然不是什么大病，却令人十分心烦，给工作和学习，有时甚至给正常生活带来很大影响。失眠对人体的伤害主要是精神上的，一般不会致命，但长期失眠会使人脾气暴躁、攻击性强、记忆力减退、注意力不集中、精神疲劳，使人的身体消耗增大，免疫力下降，继而导致器质性的疾病。少年儿童的失眠会减少生长素的分泌，不利于身体的生长发育。

（一）症状表现

人们在日常生活中遇到某些干扰因素，出现一时的卧床难眠或间断多醒、早醒等常见现象，一般经过自身精神或生活上的调节，不需服用什么安眠药物，于数日后可以自动恢复正常。如果出现上述某种失眠症状，持续时间2周以上，并有头晕胀痛、心慌心烦等症状明显影响白天工作、学习和社会活动功能时，才是一种疾病的表现，称之为失眠症。

1. 入睡困难，上床很难马上睡着。

2. 不能熟睡，早醒、醒后无法再入睡，频频从噩梦中惊醒，自感整夜都在做噩梦。

3. 容易被惊醒，有的对声音敏感，有的对灯光敏感。

4. 虽能入睡，却自觉整夜未睡好，睡过之后精力没有恢复，引起人的疲劳感、不安、全身不适、无精打采、反应迟缓、头痛、记忆力不集中，它的最大影响是精神方面的，严重一点会导致精神分裂。

5. 发病时间可长可短，短者数天可好转，长者持续数日难以恢复。

6. 很多失眠的人喜欢胡思乱想。

（二）最佳饮食防治方法

治疗失眠，除了要顺应自己的生物钟，调节精神情绪外，注意饮食也是非常重要的一方面。

1. 晚餐宜早，不要在7点后用餐。如果晚饭没有吃饱，可以喝点酸奶或者吃些水果。

2. 忌饱食。晚餐七八分饱即可，睡前不要吃东西，以免加重胃肠负担。

3. 忌饮浓茶与咖啡。晚上不要饮用浓茶、咖啡等食品，以免因精神兴奋或尿频影响正常的睡眠。

4. 忌喝酒。有人说喝酒可以帮助人入睡，但实际上是不正确的。酒在新陈代谢的过程中会释放一种天然的兴奋剂，破坏下半夜睡眠。

5. 睡前喝杯温牛奶或温蜂蜜水，有一定的催眠功效。不宜大量饮水，避免因胃肠的刺激而兴奋大脑皮质，或夜尿增多而入睡困难。

6. 少吃油腻、煎炸熏烤食品，避免吃辛辣有刺激性的温燥食品，如：浓茶、咖啡，忌食胡椒、葱、蒜、辣椒等刺激性食物。日常膳食应以清淡易消化者为主，使自己保持比较安定的情绪，多吃豆类、奶类、谷类、蛋类、鱼类、冬瓜、菠菜、苹果、橘子等。

7. 注意摄取具有补心安神、促进睡眠作用的食物，如：核桃、百合、桂圆、莲子、红枣、小麦、鸡蛋黄、羊奶、蜂蜜、猪心、猪肝、牛肝、阿胶、灵芝、西洋参、紫河车（胎盘）归参炖母鸡、地黄鸡等。

五　慢性胃炎

慢性胃炎是指由不同病因所致的胃黏膜慢性炎症，最常见的是慢性浅表性胃炎和慢性萎缩性胃炎。炎症病变比较表浅，局限在胃黏膜表面一层（不超过三分之一）者，称做慢性浅表性胃炎；而炎症病变波及胃黏膜的全层，并伴有胃腺体萎缩者，则为慢性萎缩性胃炎。慢性胃炎是常见病和多发病，在我国人群中发病率高达60%以上。

（一）症状表现

慢性胃炎进展缓慢，常反复发作，随年龄增长发病率增加，为中年以上多发病。部分患者可无任何症状，多数患者有不同程度的消化不良症状，体征不明显，各型胃炎其表现不尽相同。

1. 慢性浅表性胃炎

（1）慢性浅表性胃炎缺乏典型的阳性体征。体格检查时可有上腹压痛，少数患者可有消瘦及贫血。

（2）腹胀，占70%。常因胃内潴留、排空延迟、消化不良所致。

（3）嗳气，约占50%的患者有此症状，患者胃内气体增多，经食管排出，使上腹饱胀暂时缓解。

（4）上腹疼痛，约占85%。慢性浅表性胃炎患者的上腹部疼痛多数无规律，与饮食无关（有的患者空腹舒适，饭后不畅），一般为弥慢性上腹部灼痛、隐痛、胀痛等。常因进冷食、硬食、辛辣或其他刺激性食物而症状加重，少数与气候变化有关。这种上腹疼痛用解痉剂及抗酸剂不易缓解。

（5）反复出血也是慢性浅表性胃炎的常见表现。出血原因为慢性浅表性胃炎基础上并发的一种胃黏膜急性炎症改变。

（6）可伴有其他症状，如头痛、食欲不振、反酸、恶心呕吐、乏力、便秘或腹泻等。

2. 慢性萎缩性胃炎

萎缩性胃炎患者大多数也无明显症状，有症状者也无特异性，患者需经过胃镜检查方可确诊。

(1)消瘦疲乏,精神萎靡。

(2)消化不良、食欲不振,个别患者伴随有舌炎。

(3)口干口苦、少数患者反酸。

(4)便干,个别患者表现为便溏。

(5)胃脘胀满,伴随嗳气频频。

(6)烧心,胃灼热嘈杂,部分有反酸现象。

(7)胃痛,多数为胃部隐痛、胀痛和钝痛,急性发作也可出现绞痛和剧痛,有的患者仅感胃部不适和难受,难以名状。可伴有含胆汁的呕吐物和胸骨后疼痛及烧灼感,有时可有反复小量上消化道出血,甚至出现呕血,此系胃黏膜屏障遭受破坏而发生急性胃黏膜糜烂所致。

(8)贫血,在我国发生恶性贫血者比较少见。

最佳饮食防治方法

人们常说"人食五谷杂粮,哪有不生病的",而饮食入口,首先影响的就是胃。胃黏膜血管丰富,具有对食品的贮存、消化和运送功能,所以饮食不调是引起胃病的重要因素。因此养成良好的饮食习惯是防治胃炎的关键,这也是与其他疾病不同的地方。

1. 温和饮食,食物宜清淡、易消化,少油腻、少刺激性

温和饮食是一种无刺激性,含低纤维质,易于消化且具有足够营养的饮食。而玉米饼、糯米饭、年糕等食品在胃内停留时间长,会加重胃肠负担。同时避免吃过硬、过酸、过辣、过咸、过冷、过热食物,如凉拌荤素菜、酸辣白菜、糖醋藕片等。油腻食物如肥肉、奶油、油煎食物会延缓胃的排空,易增加胀满感。烈酒、辣椒、洋葱、咖喱、胡椒粉、芥末粉、浓咖啡等对胃黏膜有刺激作用,不宜食用。切忌吃不发酵的面食,如家常烙饼、馅儿饼、水饺等。

2. 食物的制作要细、碎、软、烂

烹调方法中多采用蒸、煮、炖、烩、煨等,以保护胃黏膜。多食不含粗纤维的蔬菜和水果,如嫩黄瓜、西红柿(去皮、籽)、去皮嫩茄子、冬瓜、嫩白菜、菠菜叶、土豆、胡萝卜等,烹制时应切细丝、小丁、薄片,制作时应煮熟,有的制成泥,如土豆泥等,以易于消化;水果要选择成熟的,食时要去皮、籽,如香蕉、苹果、梨等,并应养成细嚼慢咽的习惯。

3. 注意酸碱平衡,调适胃酸分泌

当胃酸分泌过多时,可喝牛奶、豆浆、吃馒头或面包以中和胃酸,当胃酸分泌减少时,可用浓缩的肉汤、鸡汤,带酸味的水果或果汁以刺激胃液的分泌,帮助消化,要避免引起腹部胀气和含纤维较多的食物,如豆类、豆制品、蔗糖、芹菜、韭菜等。当患有萎缩性胃炎时,宜饮酸奶,因酸奶中的磷脂类物质会紧紧地吸附在胃壁上,对胃黏膜起保护作用,使已受伤的胃黏膜得到修复,酸奶中特有的成分乳糖分解代谢所产生的乳酸和葡萄糖醛酸能增加胃内的酸度,抑制有害菌分解蛋白质产生毒素,同时使胃免遭毒素的侵蚀,有利于胃炎的治疗和恢复。

胃炎患者宜食肉纤维短而柔软的肉类,如鱼、虾、鸡肉、嫩牛肉、瘦猪肉等。萎缩性胃炎患者胃酸分泌少,应给予鱼汤、鸡汤、肉汤及蘑菇汤等富含氮浸出物的原汁浓汤、米粥、带酸味的食品、带香味的调味品及适量的糖醋食物。伴有高酸慢性浅表性胃炎患者，则与之相反，应避免食用富含氮浸出物的原汁浓汤，而采用煮过的鱼、虾、鸡肉、瘦肉类等来烹调菜肴，如蒸鱼块、烩鱼片、熘鸡脯丸子、肉末蛋羹等，以减少胃受刺激，胃酸分泌；多饮用牛奶、豆浆、烤面包以及新鲜蔬菜、水果等以中和胃酸。

4. 宜少食多餐、定时定量，避免暴饮暴食

病情一般者，可采用少渣半流饮食，一日五餐。进入恢复期时，可食用少渣软饭，以一日四餐为宜。如热量摄入不足，可用干稀搭配的加餐方法补充，如牛奶 1 杯加饼干 2 片、麦乳精 1 杯、煮鸡蛋等。

5. 需足够营养

虽然因为疾病的关系，在饮食上有所调整，但所供给的营养素一定要足够，在饮食摄取上仍以 6 大类食物为主，尽可能广泛地选择各种食物，以获得各类营养素。萎缩性胃炎患者，常伴有缺铁性贫血，饮食中热能和各种营养素要充足、均衡。对出现贫血或营养不良者，在饮食中增加富含蛋白质和铁的食物，如瘦肉、鱼、鸡、肝、腰等内脏，并注意维生素 C 及 B 族维生素的补充，包括维生素 B_{12} 和叶酸，适量增加新鲜蔬菜和水果，如西红柿、茄子、红枣、绿叶菜，以提供维生素 C，帮助铁的吸收。

6. 忌饮食不洁

胃炎患者要特别注意饮食卫生，尤其是夏季，生吃瓜果要洗净，不要吃变质食品。因为被污染变质的食品中含有大量的细菌和细菌毒素，对胃黏膜有直接破坏作用。放在冰箱内的食物，一定要烧熟煮透后再吃，如发现变质，要坚决扔掉，禁止食用。

7. 宜大量饮水

因呕吐腹泻、失水量较多，宜饮糖盐水，补充水和钠，有利于毒素排泄、加快康复。

六 十二指肠溃疡

十二指肠溃疡是由多种原因引起的，发生于十二指肠部位的局限性组织缺失，累及黏膜、黏膜下层和肌层的非特异性溃疡。其形成的机理是胃酸、胃蛋白酶的消化作用与十二指肠的抵御作用之间失去平衡，是具有反复发作倾向的一种慢性消化道疾病（还包括胃溃疡），十二指肠溃疡多发于中青年男性。

（一）症状表现

1. 溃疡病以疼痛为主要症状，可由气候寒冷或饮食不洁而诱发，十二指肠溃疡多发于餐后 3 ~ 4 小时，有时可在半夜发生，但老年人的疼痛部位常不固定，也缺乏明显的时间规律。主要表现为上腹部疼痛，可为钝痛、灼痛、胀痛或剧痛。由饥饿引起的轻度或中度剑突下持续性疼痛，可用制酸剂或进食缓解，如不服药或进食则要持续很长时间。

2. 十二指肠溃疡多为慢性、周期性反

复发作，病史可达几年甚或十几年。发作与缓解期相互交替，发作期可长达数周或数月。缓解期可长短不一，短的仅几周或几个月，长的可达几年。发作有季节性，多在秋冬或冬春之交发病，可因不良精神情绪或解热镇痛药及消炎药物诱发。

3. 部分病人可无上述典型的疼痛，而仅表现为无规律性较含糊的上腹隐痛不适，伴腹胀、厌食、嗳气等症状。随着病情的发展，可因并发症的出现而发生症状的改变。一般来说，十二指肠溃疡具有上腹疼痛而部位不很确定的特点。如果疼痛加剧而部位固定，放射至背部，不能被制酸剂缓解，常提示后壁有慢性穿孔；突然发生剧烈腹痛且迅速蔓延及全腹时应考虑有急性穿孔；有突然眩晕者说明可能并发出血。

4. 胃溃疡和十二指肠溃疡同属消化性溃疡，因其流行病学、发病机制和临床表现有不少共性，故一般都统称消化性溃疡。但毕竟是两种独立的疾病，从临床表现等方面均有各自的特点，有必要加以鉴别。

(1)胃溃疡是在剑突下偏左有固定而局限的压痛点发作，而十二指肠溃疡的压痛点多在剑突下偏右，缓解时无明显阳性体征。

(2)胃及十二指肠溃疡均可出现规律上腹部疼痛。胃溃疡多在餐后半小时到一小时即发生，在下次餐前自行消失，部分病例进食后也有腹痛，尤其幽门管溃疡表现更为明显，常伴见餐后饱胀不适或恶心呕吐。十二指肠溃疡疼痛多出现在餐后1～3小时，下次餐后则疼痛缓解。约半数病人有午夜疼痛。

(3)胃溃疡患者胃酸分泌正常或稍低于正常；十二指肠溃疡则常有胃酸分泌过高。

(4)一般十二指肠溃疡好发于中青年，而胃溃疡则发病年龄较迟，多发于壮年。临床上十二指肠溃疡明显多于胃溃疡，两者之比约为3∶1，均以男性居多。

(5)少数胃溃疡病人可发生癌变，若有长期慢性胃溃疡病史，年龄在45岁以上，症状顽固而经严格的8周内科治疗无效，且大便潜血持续阳性者，应考虑癌变可能，应高度警惕并进一步检查。十二指肠溃疡则不会发生癌变。

(二)最佳饮食防治方法

十二指肠溃疡一般是由于大脑皮质接受外界的不良刺激后，导致肠壁血管和肌肉发生痉挛，使细胞抵抗力降低，而形成溃疡，有人认为是胃弯曲杆菌感染所致，所以饮食与营养防治非常关键。

1. 十二指肠溃疡的饮食禁忌

(1)忌饮食无律无度。宜少吃多餐，避免饥饿，疼痛时可吃一两块苏打饼干缓解。

(2)忌吃冰冻食品，忌喝冷饮，饮水、喝汤也不宜过热，要温度适中，以减少刺激。

(3)不宜食用强烈促进胃液分泌的调料和食物，如酒类、桂皮、大料、柠檬汽水、咖啡，肉汤、鸡汤、蘑菇等原汤，腌熏腊制的鱼、肉、火腿及油腻食物。

(2)禁用含纤维素多的蔬菜，如韭菜、芹菜、豆芽菜、圆白菜、白萝卜等以及含有挥发油的蔬菜，如葱头、生蒜、生葱、小茴香等。

(3)禁用含嘌呤较多的食物，如黄豆、蚕豆、豆腐丝、豆腐干、熏干等，因为它有促进胃液分泌作用，并造成粗糙植物纤维对胃黏膜的机械刺激作用，同时在胃内停留长达4～5小时，还易产气，故应禁用。

(4)不宜食用糯米食品。糯米和其他粮食一样，主要成分也是淀粉，由多种葡萄糖分子，经过缩合、失水而形成。但糯米淀粉中葡萄糖分子缩合时，其连接方式与其他粮食淀粉有所不同，因而糯米经过煮熟之后，无论是糯米饭，还是糯米制作的其他食品，其黏性均较大，正常人吃后，也较难消化，滞留在胃内的时间长，从而刺激胃壁细胞及胃幽门部的细胞，使胃酸分泌增加。病人食后，往往会使疼痛加重，甚至诱发胃穿孔、出血。

(5)忌饮牛奶。饮牛奶可使病情加剧，因为牛奶和啤酒一样，可以引起胃酸的大量分泌，刚入胃时，能稀释胃酸的浓度，缓和十二指肠溃疡刺激，可使上腹不适得到暂时缓解。但过片刻后，牛奶又成了刺激因素，产生更多的胃酸，使病情进一步恶化。

(6)忌饮茶。对健康人来说，饮茶是有益的，但对溃疡病患者，饮茶则有害无益。因为茶作用于胃黏膜后，可促使胃酸分泌增多，尤其是对十二指肠溃疡患者，这种作用更为明显。胃酸分泌过多，便抵消了抗酸药物的疗效，不利于溃疡的愈合。

2. 有助于十二指肠溃疡恢复的食物

(1)马铃薯。马铃薯含丰富的维生素C、钾、钙均衡的矿物质，而且有淀粉，即使加热，维生素C也不易被破坏，方便摄取。

(2)南瓜。南瓜有丰富的维生素C及胡萝卜素，其果实、花、种子、叶子都有药效，淀粉多，煮食后仍含丰富的维生素C。要想充分发挥药效，用蒸的方法较理想。胃隐隐抽痛时，可煮南瓜浓汤，有助消化。

(3)高丽菜。高丽菜含维生素C及K，可促使胃或十二指肠的黏膜再生，治疗溃疡。生吃或加热都很可口，平时常食用，可调整体质。不过，煮、炒会破坏维生素C，所以要治疗溃疡，还是以生吃或稍微加热再吃较好。将高丽菜放进果汁机搅拌成汁，再稍微加热，在饭前饮用，大约持续喝10天，效果就会显现。

(4)无花果。无花果可治溃疡及强健疲弱的肠胃。将干燥的无花果切碎，煮成半干，加入少许蜂蜜和水，即可饮用。保存无花果，可先使其干燥，放在火上煮后再磨成粉，使用时，加开水或水泡即可。

七 过敏

过敏简单地说就是对某种物质过敏，当你吃下、摸到或吸入某种物质的时候，身体会产生过度的反应；导致这种反应的物质就是所谓的“过敏原”。在正常的情况下，身体会制造抗体用来保护身体不受疾病的侵害；但过敏者的身体却会将正常无害的物质误认为是有害的东西，产生抗体，这种物质就成为一种“过敏原”。这种过敏性反应会导致一些身体问题，而这些问题通常不会发生在正常人身上。

（一）症状表现

当人的免疫系统对基本上无害的物质反应过度时，就会过敏。免疫系统发现侵入物质，就会开始分泌一种叫组织胺的东西，而组织胺会引起发痒、打喷嚏等过敏症状。

1. 过敏反应主要表现

（1）气体过敏：有人因吸入了某种气体而引发打喷嚏、哮喘、咳嗽，有些人甚至出现呼吸困难等症状。

（2）花粉过敏：有的人在春天吸入大量花粉会产生过敏反应，引起鼻痒、打喷嚏、眼睛痒、流眼泪，鼻塞或流鼻水以及喉咙后方或上颚痒，有嗅觉障碍等，往往有明显的遗传过敏体质。

（3）食物过敏：食物过敏的症状可能很明显，也可能模糊不清。如皮肤发红，焦躁不安，发痒，红肿，绞痛，胃不舒服，腹泻，湿疹，肛门周围皮肤疹，鼻塞，呕吐，气喘，头痛，倦怠和个性障碍。

（4）化妆品过敏：很多皮肤性过敏者对各种皮肤刺激有不良反应，导致皮肤出现红肿、发痒、脱皮及过敏性皮炎等异常现象。敏感性肌肤可以说是一种不安定的肌肤，是一种随时处在高度警戒中的皮肤，其护理要特别留意。

（5）药物过敏：是指有特异体质的患者使用某种药物后产生的不良反应。常有皮肤发红、发痒、红肿、心悸、皮疹、呼吸困难，有时有类似流行性感冒的症状，如头痛、轻微发烧及关节疼，严重者可出现休克或死亡。

过敏是因为身体的免疫系统对于外来的过敏原过度反应，以致造成许多身体不适的症状。要确认到底是哪种东西引发过敏，必须经过详细的检查，找到免疫系统针对该物质所产生的抗体和其他相关物质，才能被确定。目前已经可以借由血液的分析检查，确认是对哪些东西过敏，但是，也不是所有的过敏原都可以找到。

而食物过敏，则与免疫系统无关，例如有些人吃草莓、巧克力、贝类食物，会出现皮肤过敏；有些人则对味精敏感；还有一些人会因为食物而引起偏头痛。这可能是因为人体对某些食物的特殊成分无法适应，或无法代谢排除所引起的。对于有气喘问题的人而言，也可因为吃了冰冷的食物，甚至可能只是喝了冰水，就因为低温而诱发不适症状。

其实，因为每个人的体质不同，会引起过敏的原因也不尽相同，并且过敏与遗传也有关系，如果父母属于过敏体质，孩子发生过敏的几率相对也较高。

2. 过敏症早期症状

并不是食物过敏都会有很明显的表现症状，如果出现以下几种症状，也许意味着身体有问题。

（1）头痛和偏头痛。添加剂和食物中的其他化学成分有时有可能引起头痛和偏头痛。

（2）皮肤病。急性荨麻疹或风疹是食物过敏的常见反应，而疱疹样皮炎则是麸质过敏症的一个症状。

（3）呼吸困难。严重食物过敏的主要症状之一是急剧喘息、呼吸困难，对于有潜在哮喘症的患者来说，有可能成为致命“杀手”。

(4)消化不良。乳糖不耐症是指因缺乏乳糖酶,不能消化奶制品中的乳糖,可能是由于患有麸质过敏症。麸质过敏症又名乳糜泻,源于对麸质(小麦、裸麦、大麦和燕麦中的一种蛋白复合物)过敏导致的肠道自体免疫反应。

(5)对某种或某类食物上瘾。人体在消化食物时,先将食物转化为缩氨酸,然后将缩氨酸转化为氨基酸,而一些存在消化问题的人则无法将所有的缩氨酸都转化为氨基酸,由于缩氨酸可能会在人体内产生和吗啡一样的效果,甚至会使人体上瘾。也正因为如此,有些人在从他们的食物中去除过敏源的前几天,会感到更加不舒服。

(6)一直感到疲劳不适。人体在消化对之过敏的食物时容易感到身体疲劳无力,因为身体内储存的大部分能量都被“调去支援”超负荷的消化系统。由缺铁或饮食性叶酸缺乏性贫血而导致的疲劳乏力归根结底可能是由麸质过敏症引起的,因为小肠内的组织受损将会影响铁、叶酸和维生素 B_{12} 的吸收。

(7)口腔痒,且有刺痛感,这是许多食物过敏的典型症状。口腔过敏是对一些生的瓜果蔬菜过敏的常见反应,约 20% 的花粉热患者曾受到过口腔过敏的困扰。例如,如果对白桦树花粉过敏,那么在进食胡萝卜、芹菜和苹果等果蔬后,则会导致口腔过敏。

(二)最佳饮食防治方法

当自己一直处于忙碌状态,而近期感觉是过敏体质和免疫功能低下时,就该注意自己有可能是亚健康状态,需要注意改变、调整饮食了。

1. 避免食用引起过敏的食物

这是最简单也最有效的方法。

(1)避免法。假如你怀疑某种食物引起过敏,最好是在发生过敏的现象之后再尝试一两次,以确认过敏的元凶,完全避免再次摄入此种过敏原食物是最有效也是最安全的方法。比如对牛奶过敏,就应该避免食用含牛奶的一切食物,如添加了牛奶成分的雪糕、冰激凌、蛋糕等,可以用豆浆代替。

(2)对食品进行加工。通过对食品进行深加工,可以去除、破坏或者减少食物中过敏原的含量,比如可以通过加热的方法破坏生食品中的过敏原,也可以通过添加某种成分改善食品的理化性质、物质成分,从而达到去除过敏原的目的。在这方面,大家最容易理解,也最常见的就是酸奶。牛奶中加入乳酸菌,分解了其中的乳糖,从而使对乳糖过敏的人不再禁忌酸奶。

2. 摄取足量的维生素

维生素 C 不足的人,特别容易发生过敏症。这是因为维生素 C 可以协助人体组织的完整性,使过敏原不易侵入体内,诱发过敏。多吃含维生素 C 的水果能够让气喘的症状获得舒缓。

3. 控制油脂的摄取量

患有过敏性鼻炎、气喘等疾病的人,想减轻过敏的症状,要先控制平日的用油量,少吃煎炸食物,避免选用如葵花油或玉米油,应选择芥花油、大豆油等,还要适度增加鲑鱼、鲭鱼、鲱鱼、西刀鱼等鱼类和核桃等的摄取量。

4. 食物脱敏疗法

食物脱敏疗法主要针对某些易感人群，具体步骤是：首先将含有过敏原的食物稀释1000～10000倍，然后吃一份，也就是说首先吃含有过敏原食物的千分之一或万分之一，如果没有症状发生，则可以逐日或者逐周增加食用的量。

八 咽喉炎

咽喉炎是由细菌引起的一种疾病，可分为急性咽喉炎和慢性咽喉炎两种。急性咽炎常为病毒引起，慢性咽炎主要是由于急性咽炎治疗不彻底而反复发作，转为慢性。作为生活中最常见的疾病之一，患有不同程度咽喉炎的人群占健康人群的40%，70%的上班族患有不同程度的“办公病”，咽喉炎名列五大“办公室病”之首。

（一）症状表现

咽喉炎根据发病部位及发病情况，其表现症状可分为如下几种。

1. 咽炎

（1）急性咽喉炎（急性咽炎）。

急性咽喉炎是咽黏膜，并波及黏膜下及淋巴组织的急性炎症。常为病毒引起，其次为细菌所致。冬春季最为多见。急性咽喉炎多继发于急性鼻炎、急性鼻窦炎、急性扁桃体炎，而且常是麻疹，流感，猩红热等传染病的并发症。表现为起病急、初起时咽部干燥、灼热、继之疼痛，吞咽时加重，并可放射至耳部；有时全身不适、关节酸困、头痛、食欲不振，并有不同程度的发热，体温可升高至38℃。

主要病因为受凉，过度疲劳，烟酒过度等致全身及局部抵抗力下降，病原微生物乘虚而入而引发本病。营养不良，患慢性心、肾、关节疾病，生活及工作环境不佳，经常接触高温、粉尘、有害刺激气体等亦可引起本病。成年人以咽部症状为主，病初咽部干痒、灼热，渐有疼痛，吞咽时加重，唾液增多，咽侧受累则有明显的耳痛。体弱成人或小儿，有发烧怕冷，头痛，食欲不振，四肢酸痛等症状，全身症状显著。

（2）慢性咽喉炎（慢性咽炎）。

中医认为慢性咽喉炎是因为体内的热毒向上蔓延到咽喉，造成咽喉部位的经络不通畅，由此产生的一种疾病。西医认为，慢性咽喉炎主要是由于急性咽喉炎治疗不彻底而反复发作，转为慢性，或是因为患各种鼻病，鼻窍阻塞，长期张口呼吸以及物理、化学因素、颈部放射治疗等经常刺激咽部所致。如果患者本身患有慢性疾病，如贫血、便秘、下呼吸道慢性炎症、心血管疾病等可以继发慢性咽喉炎。主要症状有：自觉咽部不适，干、痒、胀，分泌物多而灼痛，易恶心，咽喉部有异物感，总感到咽部有咽不下又吐不出的东西。在说话稍多，过食刺激性食物后、疲劳或天气变化加重时，以上症状会加重。但呼吸及吞咽均可畅通无阻。

慢性咽喉炎又分为单纯型、增生型、干燥型、萎缩型等多种。慢性咽喉炎因病程较长，病情顽固，不易治愈。

2. 喉炎

(1)急性喉炎。

急性喉炎是喉黏膜的急性卡他性炎症。常继发于急性鼻炎、鼻窦炎、急性咽炎为整个上呼吸道感染的一部分，也可单独发生。若发生于儿童，一般全身症状不明显，轻者仅有声嘶，声音粗涩、低沉、沙哑，以后逐渐加重，甚至可完全失音，喉部疼痛和全身不适，个别患者可有发烧、畏寒等症状；其他症状为咳嗽、多痰、咽喉部干燥、刺痒、异物感；喉部肿胀严重者，也可出现吸气性呼吸困难，但成人极少发生。有时大声喊叫、过度用嗓、剧烈咳嗽，也可引起急性喉炎。

(2)慢性喉炎。

慢性喉炎是一种常见的喉部黏膜的慢性炎症，主要表现为声带、室带的慢性炎性病变。主要症状有声嘶、喉部干燥、说话时感喉痛，常因喉部分泌物增加而觉有痰液黏附。慢性喉炎是一种常见的喉部疾病，病因可为急性喉炎反复发作，未经适当治疗；长期发音不当或过度用嗓；经常遭受有害气体、粉尘的刺激或平时烟酒过度；邻近器官的慢性炎症，如慢性鼻窦炎、咽炎等。慢性喉炎可分为慢性单纯性喉炎、肥厚性喉炎、萎缩性喉炎、结节性喉炎(声带息肉，声带小节)。

(二)最佳饮食防治方法

治疗咽喉炎，首先要消除各种致病因素，改善工作和生活环境，避免粉尘及有害气体的刺激，缓解紧张情绪，最重要的是调整饮食，在饮食结构和营养的改变中防治咽喉炎、预防复发。

1. 注意饮食搭配，均衡营养，提高身体免疫系统功能。

2. 多喝水。特别是炎热的夏季，清淡的温开水是最佳的补充资源。

3. 注意多吃些新鲜蔬菜、水果。宜吃的蔬菜有苋菜、木耳、萝卜、冬瓜、黄瓜、苦瓜、豌豆苗、绿豆芽等，宜吃的水果如梨、樱桃、枇杷、甘蔗、杨梅、酸角、柚等。

4. 不要吃辛辣大热、刺激性以及过咸的食物，少饮酒，治疗功能性的药酒可少量饮用。这些食物会刺激咽喉部黏膜，使其充血，加重病情。

5. 少吃和不吃油炸食品，特别是反复使用的油炸出的食品。

6. 春季病菌繁殖最为旺盛，极易诱发急慢性咽喉炎及呼吸道传染病流行，因此春季慢性咽喉炎患者要特别注意忌口，像牛肉、笋、鸡、鲤鱼等发物不能吃。

九 龋齿

龋齿俗称“虫牙”，是牙齿硬组织逐渐被破坏的一种疾病，是口腔内科的常见疾病，我国龋齿发病率为50%，已被WHO列为危害人类健康的第三大疾病。龋齿主要是由变链菌等致龋菌粘附在牙面形成菌斑，在有碳水化物存在时产酸脱钙，引起牙体组织缺损，形成龋洞并波及到牙髓、及根周组织，引起剧烈牙痛、局部肿胀及头痛、发热、颌下淋巴结肿大等系列感染症状，严重影响进食、咀嚼等消化功能，并可进一步发展导致心脏、肾脏等疾病。

(一)症状表现

龋齿不仅使牙齿缺损，而且常伴有不同程度的疼痛、咀嚼功能障碍等，严重的还可以引起牙髓、牙槽骨及倾骨的炎症。

1. 龋齿的好发牙齿

由于不同牙齿解剖形态和生长部位的特点，龋病在各牙的发生率存在着差别。龋病的牙位分布是左右侧基本对称，下颌多于上颌，后牙多于前牙，下颌前牙患龋率最低。

2. 龋齿好发部位

龋齿的好发部位与食物是否容易滞留有密切关系。牙齿表面一些不易得到清洁，细菌、食物残屑易于滞留的场所，菌斑积聚较多，容易导致龋齿的发生，这些部位就是龋齿好发部位，包括：窝沟、邻接面和牙颈部。牙齿的窝沟是牙齿发育和矿化过程中遗留的一种缺陷，也是龋病的首要发病部位，牙齿的邻接面是仅次于窝沟的龋病好发部位，一般因邻面接触面磨损或牙间乳头萎缩导致食物嵌塞所致。牙颈部是釉质与牙本质的交界部位，既易于滞留食物和细菌，也是牙体组织的一个薄弱环节，尤其是釉质与牙骨质未接触，牙本质直接外露时更容易发生龋坏。

3. 龋坏程度

龋齿有色、形、质的变化，而以质变为主，色、形变化是质变的结果，随着病程的发展，病变由釉进入牙本质，组织不断被破坏、崩解而逐渐形成龋洞，根据龋坏程度分为浅、中、深龋三个阶段。

(1)浅龋。亦称釉质龋，龋坏局限于釉质。初期于平滑面表现为脱矿所致的白垩色斑块，以后因着色而呈黄褐色，窝沟处则呈浸墨状弥散，一般无明显龋洞，仅探诊时有粗糙感，后期可出现局限于釉质的浅洞，无自觉症状，探诊也无反应。早期症状不容易看到，只有发生在窝沟口时才可以看到，但儿童牙齿窝沟口处又容易有食物的色素沉着，医师检查不仔细也会误诊或漏诊。

(2)中龋。龋坏已达牙本质浅层，临床检查有明显龋洞，可有探痛，对外界刺激(如冷、热、甜、酸和食物嵌入等)可出现疼痛反应，当刺激源去除后疼痛立即消失，无自发性痛。中龋及时得到治疗效果良好。

（3）深龋。龋坏已达牙本质深层，一般表现为大而深的龋洞，或入口小而深层有较为广泛的破坏，接近牙髓，或已影响牙髓。对外界刺激反应较中龋为重，特别对热敏感，但刺激源去除后，疼痛仍持续一定时间才逐渐消失。这时多数需要做牙髓治疗以保存牙齿。深龋未经治疗，则牙髓继发感染或牙髓坏死。细菌可以通过牙根达到根尖孔外，引起根尖周围炎症。牙冠若已大部破坏或只留残根时，应将其拔除。

（二）最佳饮食防治方法

饮食营养治疗的目的是为了增强体质及抗龋能力，减少致龋病的因素，增强抗龋病能力，阻断发病环节，促使釉质龋再矿化。

1. 平衡膳食以获取合理营养的原则为基础

提高蛋白质的食用量，减少糖类的用量，特别是少吃蔗糖类，增加瘦肉的食用量，使食物中的钙磷比例协调。孕妇、婴幼儿及患各种营养不良、慢性消耗性疾病的患者，更应注意补充足够的高蛋白、高脂肪，丰富的钙、磷等矿物质，B 族维生素和维生素 A、维生素 D 等，以提高抗龋病的能力。补充适量的氟元素，以预防龋病的发生、发展，使已存在的釉质龋再矿化，但应注意氟过量可引起氟斑牙，危及牙齿和全身的健康。在饮食中含维生素 A、维生素 D、钙多的食物，有乳、肝、蛋、肉、鱼、豆腐、虾皮、菠萝、胡萝卜、红薯、青椒、山楂、橄榄、柿子、沙果等，含氟较多的食物有鱼、虾、海带、海蜇等。

2. 应选择食用适量粗纤维素食品

这是因为食用粗糙食物需要较大的咀嚼力，磨掉牙面上的裂沟，容易将牙面洗刷清洁，使细菌和食物残渣不易停留或依附在牙面上，减少了龋齿的发生。而纤维素少的食物对牙面的摩擦作用也小，从而使牙齿的自洁作用下降，使龋病的发生率进一步增高。

3. 限制碳酸饮料

大部分饮料呈酸性，pH 值在 2.0～4.9 之间，低于牙釉质脱矿的临界 pH 值为 5.0～5.5。饮料品种繁多，各种饮料的钙、磷离子含量各不相同。饮料中的钙离子浓度越低则牙釉质溶解所释放的钙离子越多。绝大部分饮料中含有添加的蔗糖或果汁固有的果糖、葡萄糖，有利于致龋菌发酵产酸而引起龋病。喝饮料后要刷牙或清水漱口，以减少龋病的机会。

4. 食物有增加唾液分泌的作用

唾液流动可冲洗口腔，有利于口腔的自我清洁，同时唾液可减少牙面上菌斑的酸度，使菌斑中的酸对牙齿的侵蚀作用减少。注意食品不要过甜、过辛辣或过酸，以免刺激牙髓，诱发牙痛。可将酸味水果做成酱或汁，加少量盐食用。

5. 食物温度要适宜

不要过凉或过烫，以免刺激牙髓，引起牙痛。

6. 食物不可太硬或有沙、石等小异物

以免嵌入龋洞引起剧烈疼痛，或引起牙齿壁裂。

7. 注意饮食卫生，避免传染

如许多母亲或奶奶在喂哺婴幼儿时，总是习惯先尝试食物温度或咬碎了再进行喂哺，这样容易造成细菌的传染，使用的勺子也有可能成为将龋齿菌传递给婴幼儿的媒介。

十 便秘

排便是一个复杂的生理运动过程，有多个系统参加，受多种因素影响。消化道自身病变可以引起便秘，其他系统病变也可以通过影响消化道的结构与功能而引起便秘。便秘虽不是什么大病，却十分痛苦，且可导致一些并发症。顽固性便秘是危害人们身体健康的重要因素，随着人们饮食结构的改变，患病人群越来越多，它成为诱发心肌梗塞、脑溢血、结肠癌的重要因素，目前，结肠癌发病率已跃居癌症的第三位。

（一）症状表现

便秘本身不是一种独立的疾病，而是可由多种疾病在消化道表现出来的一组症状。

1. 导致便秘的原发病的相应表现

如大肠癌可有黏液血便、肿块；慢性肠套叠可有腹痛、包块；肛裂可有排便疼痛、鲜血便；甲状腺功能低下可有畏冷、黏液水肿等。

2. 排便障碍

（1）缺乏便意，没有想排泄大便的感觉，不用泻药每周排便少于 3 次。

（2）排便时间长。多数（占 90.0%）有正常直肠型便意，且便意频繁，每次排便时间延长，平均为 10 ~ 20 分钟，最长者达 2 小时。

（3）排便困难便秘患者往往感觉排出大便异常艰难，费时而且又费力。粪便干燥、坚硬、量少，犹如羊粪一般，有时候甚至需要手指帮助排出粪便。部分女患者有粪块前冲感，自觉粪块不向肛门方向下降，而是向阴道方向前冲；有经验者用手指伸入阴道，向后壁加压，可使粪块较易排出。

（4）排便不畅大便先干结后稀溏，常常有肛门坠胀感觉，虽然便意频繁，排便次数不少，费力排解大便后，肛门直肠内的阻塞感仍不能完全缓解。

3. 伴发症状

常见的伴发症状腹胀、腹痛、嗳气、口渴、恶心、会阴胀痛、多屁、肠鸣、不思饮食等，多数患者均有心情烦躁，部分患者还有口苦、口臭、头晕、头痛、皮疹等，少数患者表现为神经质，个别有自杀倾向。部分患者可伴有或者加重痔疮、肛裂，出现大便表面黏附有鲜血的现象。

(二)最佳饮食防治方法

便秘不仅会引起排泄时的生理痛苦，还会直接危害到身体健康。改变生活和饮食习惯，适当增加体力活动，才是预防和治疗便秘的根本解决之道。饮食营养治疗应根据不同类型，给予适当的饮食。

1. 梗阻性便秘

若为器质性病变引起的，应首先治疗疾病，去除病因；如直肠癌、结肠癌等。若为不完全性梗阻，可考虑给予清流质饮食，仅提供部分热能，并最低限度控制食物残渣，以胃肠外营养作为供给热能的主要方式。

2. 痉挛性便秘

(1)多饮水：饮水及饮料，保持肠道粪便中水分，以利于通便，如早晨饮蜂蜜水等。

(2)进食琼脂(又名洋菜、洋粉、冻粉)制品：琼脂在肠道吸收水分，使粪便软滑，有利排泄。

(3)适当增加脂肪。脂肪润肠，脂肪酸促进肠蠕动，有利于排便；但不宜过多。

(4)食用无粗纤维低渣饮食：先食低渣半流质饮食，禁食蔬菜及水果，后改为低渣软食。

(5)忌食用酒、浓茶、咖啡、辣椒、咖喱等刺激性食品。

3. 无力性便秘

(1)多饮水：多饮水及饮料，使肠道保持足够的水分，有利粪便排出。

(2)供给B族维生素：多食用含B族维生素丰富食物，可促进消化液分泌，维持和促进肠道蠕动，有利于排便，如粗粮、酵母、豆类及其制品等。

(3)多食产气食物：多食易产气食物，促进肠蠕动加快，有利于排便；如洋葱、萝卜、蒜苗等。

(4)适当增加高脂肪食物：植物油能直接润肠，且分解产物脂肪酸有刺激肠蠕动作用，如花生、芝麻、核桃及花生油、芝麻油、豆油等，每天脂肪总量可达100克。

(5)多食含粗纤维饮食：粗纤维食物能刺激肠道，促进胃肠蠕动，增强排便能力，如粗粮、带皮水果、新鲜蔬菜等。

(6)忌烟酒及辛辣食物，这些食物对通便不利。

十一 肺炎

肺炎是指肺泡腔和间质组织在内的急性肺实质感染性病变。按其病变范围可分为大叶性肺炎、肺段或小叶性肺炎、支气管肺炎和间质性肺炎。按病因分类可分为病毒、支原体、立克次体、细菌、真菌等。婴儿和儿童的主要肺炎病原体是病毒，包括呼吸道合胞病毒、腺病毒等。成人最常见的病因是细菌感染，如肺炎链球菌、厌氧菌、金葡球菌等，而肺炎支原体是年龄较大儿童和青年人的常见感染病因。2003年发生的罕见传染性疾病“非典型肺炎(SARS)”实际上是“传染性冠状病毒肺炎”。

(一)症状表现

1. 细菌性肺炎

发病之前常有上呼吸道感染症状，起病急骤，通常有高热，体温在数小时内可上升至39℃～40℃。胸部刺痛，随呼吸和咳嗽加剧。咳嗽，咳铁锈色或少量脓痰。常伴有恶心、呕吐，周身不适和肌肉酸痛。其症状和体征可因感染病菌的不同而有所差别。

2. 病毒性肺炎

起病缓慢，头痛、乏力、肌肉酸痛、发热、咳嗽、干咳或少量黏痰，流感病毒肺炎开始为典型的流感症状，12～36小时内，呼吸增快，出现进行性呼吸困难、紫绀，可发生呼吸衰竭及休克，两肺可闻及湿罗音或哮鸣音。

非典型肺炎是相对典型肺炎而言的，它多由病毒、支原体、衣原体、立克次体等病原引起，症状、肺部体征、验血结果没有典型肺炎感染那么明显，临床特点为隐匿性起病，多为发热(38℃以上)、可持续1～2周以上，干性咳嗽，少痰，偶见咯血，呼吸困难、呼吸加速、气促或呼吸窘迫综合征，并可伴有寒战或其他症状，包括头痛、全身酸痛不适、乏力。其疾病过程通常较轻，抗菌素对其无效，严重者出现休克、多器官功能障碍综合征。

3. 支原体肺炎

最初症状类似于流感，有周身不适，咽喉疼痛和干咳，随着疾病进展，症状加重，可出现阵发性气促等症状。

4. 衣原体肺炎

通常为轻型，无明显症状，与肺炎衣原体感染的临床表现极为相似，青少年常有声音嘶哑、干咳、有时发热、咽痛等咽炎、喉炎、鼻窦炎、中耳炎和支气管炎等症状，且可持续数周之久，并可能伴随肺外表现如红斑结节、甲状腺炎、脑炎和格林—巴利综合征。成年人肺炎多较严重，特别是老年人往往必须住院和呼吸支持治疗。

5. 吸入性肺炎

为液体、颗粒性物质或分泌物进入下气道引起。多见于久病卧床的病人。如吸入量大，可引起急性肺损伤或阻塞远端的反复感染。出现急性呼吸困难，呼吸急促及心动过速或发热、咳嗽、咳痰等类似细菌性肺炎的症状。

6. 真菌性肺炎

具有支气管肺炎的各种症状和体征，但起病缓慢，多在应用抗生素治疗中肺炎出现或加剧，可有发热，咳嗽剧烈，痰为无色胶冻样，偶带血丝。大多数继发于白血病等严重疾病末期或接受免疫抑制治疗而致防御功能下降的患者，也可能是艾滋病人和抗菌治疗的一种合并症。

7. 过敏性肺炎

过敏性肺炎第一次发作易与病毒肺炎相混淆，于接触抗原数小时后出现症状，有发热、干咳、呼吸困难、胸痛及紫绀。少数特殊患者接触抗原后可先出现喘息、流涕等过敏反应。

（二）最佳饮食防治方法

肺炎患者特别是传染性肺炎患者，需搞好个人卫生和环境卫生，做好消毒工作，保持居室清洁、空气新鲜，同时饮食应合理调配，以提高身体的抵抗力，防止呼吸道感染转向恶化。

1. 肺炎发热期

饮食宜清淡易消化，少量多餐。以流质半流质为好，如粥类、米粉、藕粉、果汁、绿豆汤等，且多饮水，保持二便通畅。应供给患者优质蛋白质及充足的热能，可给予牛奶、鸡蛋、瘦肉等，像面片汤、馄饨、鸡蛋羹、鸡蛋汤、面条均可。

2. 病情严重时

因缺氧可有呕吐、腹泻，甚至有肠麻痹，应保证水分的充足供给，可多喝些粥、汤、果汁等，多吃具有清热化痰作用的水果，如梨、苹果等，但不宜吃甘温的水果，如桃、杏、李子、橘子等，以免助热生痰。应禁忌坚硬及含膳食纤维高的、有刺激性的食物，禁食大蒜、生葱、洋葱等刺激性食品，在膳食中不应加入辣椒、胡椒、芥末、川椒等调味品。酒也属辛热之品，可刺激咽喉及气管，引起局部充血水肿，肺炎患者应禁用。

3. 恢复期

退热后可进食润肺生津的食物和肉类，如牛奶、蛋、鱼汤、瘦肉汤、丝瓜、荸荠、银耳、沙参、玉竹、山药、扁豆、蜂蜜等。不要吃大鱼大肉等过于油腻之品，以免中焦受遏，运化不利，营养反而不足。

十二 风湿及类风湿性关节炎

关节炎是以关节痛为主要症状的关节病变。引起关节炎的原因很多，如细菌感染引起的化脓性关节炎、代谢障碍所致的痛风性关节炎、外伤所致的外伤性关节炎，发生最多的是自身免疫或变态反应引起的风湿性关节炎及类风湿性关节炎。

（一）症状表现

1. 风湿性关节炎

风湿性关节炎分急性和慢性两种，以风湿热为最常见的一种临床表现。

（1）慢性风湿性关节炎。

慢性风湿性关节炎多见于中老年人，临床上无发热及关节局部明显炎症的表现，仅感关节酸楚不适或轻微疼痛。天气阴寒、雷雨变化时或上呼吸道感染后，可使关节疼痛加重，好像“身体就是气象台”，能准确预报天气变化。可数周、数月完全没有关节疼痛的症状，也可一下子又突然发作。本病虽有长期关节疼痛，但无关节功能活动障碍。

（2）急性风湿性关节炎。

全身表现有乏力、食欲减退、烦躁、发热(大多数有高热)、出汗、体温与心率不成正比等。关节炎主要表现为游走性、对称性、复发性,由一个关节转移至另一关节,常对称累及膝、踝、肩、肘、腕等大关节,局部出现红肿热痛等急性炎症表现。关节功能多因肿痛而活动受限,有时关节腔伴有渗出液。部分病人几个关节同时受累。儿童关节炎症状多轻微,或仅 1 ~2 个关节受累,成年则较显著。在急性炎症消退后,关节完全恢复正常功能。多数患者有明显的受风湿侵犯而急剧发病史,并有半数患者在发病前 1 ~3 周有咽喉炎、扁桃体炎等上呼吸道感染史。

2. 类风湿性关节炎

类风湿性关节炎是一种全身性疾病,除了关节炎和关节畸形外,也会损伤内脏,感染、心血管和肾脏会造成患者死亡。

(1)早期。

最初症状可有全身不适或局部关节症状,部分病人先有疲乏无力,低热,食欲减退,体重下降及骨骼肌疼痛。先多见于手指、足趾,继之可见于掌跖、腕、肘、肩、踝、膝、髋等关节。呈窜痛、冷痛、胀痛、酸痛,得温则舒。遇寒痛增,肿胀关节皮色正常,局部欠温。少数呈急性发病,突然一个关节或多个关节红肿,呈漫肿,灼痛,其痛彻骨,压痛明显,甚至痛不可触,关节活动受限,或完全不能活动。

(2)中期。

除早期症状外,手指僵硬更加明显,持续时间长,其他关节也出现僵硬感,疼痛日轻夜重,间有刺痛、刀割样痛,关节肿胀此肿彼消,皮色正常,或紫,或隐红,伴皮下结节及环形红斑。骨关节肿大,屈伸不利,肌肉瘦削,全身症状可见神疲乏力、贫血、慢性胃炎。

(3)晚期。

晚期类风湿性关节炎系指因滑膜增厚,血管翳形成,并侵蚀破坏软骨和软骨下骨质。关节疼痛加重,僵硬强直,关节畸形,以手指、掌、腕、肘、趾、跖、膝关节多见。严重者肌肉萎缩,筋脉拘挛,生活不能自理。全身形体消瘦,目干耳鸣,头晕目眩,腰膝酸软,盗汗,多梦,五心烦热,女子月经量小或闭经。广泛骨质疏松,骨质破坏明显,且为多关节面侵蚀、融合,关节间隙显著狭窄或消失,关节脱位,变形,增生,强直。

(二)最佳饮食防治方法

关节炎的发作及病情发展除了同风寒、潮湿、精神因素、过度劳累、创伤和自身免疫等有关以外,饮食因素亦不容忽视。

1. 节制饮食

饮食要定时、定量,食物的软、硬、冷、热均要适宜。不可因担心体质虚弱、营养不够而暴饮暴食,增加脾胃负担,伤及消化功能。

2. 饮食宜清淡

风湿性关节炎患者经常受病痛折磨,又长期以药物为伴。病发作时,更是茶饭不香,故食宜清淡。一则可以保持较好的食欲,二则可以保持较好的脾胃运化功能,以增强抗病能力。

3. 饮食不可偏嗜

鸡鸭鱼肉，五谷杂粮，蔬菜瓜果均不可忽视，应搭配合理。

（1）少食高甜食品。

高甜食品可加重关节病情，不吃甜食能使关节疼痛、肿胀、僵硬得以改善，有的甚至明显好转。

（2）少食肥腻食物。

肥腻食物在体内氧化过程中能产生酮体，过多地吃肥腻食物，就会增加酮体含量，而过量的酮体会引起代谢失调，强烈地刺激关节，可加重病情。关节炎病人应少吃肥腻食物，烹调菜肴时用植物油，尽量不吃肥肉、奶油及油炸食品，多吃新鲜蔬菜、水果和海藻类食品。

（3）多食含锌食物。锌离子有抗炎作用，在体内有稳定溶酶体膜、抑制前列腺素合成、阻遏慢反应物质释放的功能。所以类风湿性关节炎患者多食含锌食品，可使炎症得到控制，从而减轻和改善症状。

（4）唾液减少与风湿性关节炎发病和病情加重有关。唾液中主要含有淀粉酶、黏蛋白和一些无机盐，有利于食物的咀嚼、水解和消化，还有清洁口腔的作用。为防止唾液减少、缺乏，在日常生活中要注意口腔的清洁卫生，预防感染，多吃萝卜及其他新鲜蔬菜、水果，并注意补充水分。

4. 正确对待食补与药补

无论食补还是药补，对风湿性关节炎患者都是有益的，但必须根据病情及脾胃运化功能的强弱来进行。如牛奶、豆浆、麦乳精、巧克力虽是营养佳品，但体内有湿热或舌苔黏腻者，多食反而腹胀不适，不思饮食；人参、白木耳、阿胶虽能补气养血，但脾胃不和或湿热内蕴者服之反而壅气助湿，非但病不能去，反添病痛。

5. 注意饮食宜忌

忌过敏性食物。有些人对某些食物有过敏反应，一些健康人在发生食物过敏后出现关节炎症状，关节炎患者出现症状加重现象。

关节炎患者一般病程较长，如果患病后忌口太严，长年日久，影响营养的吸收，对疾病的康复不利。一般说风湿性关节炎患者可以食用任何饮食，不必忌口。只是在急性期或急性发作，关节红肿灼热时，不宜吃辛辣刺激的食物；久病脾胃虚寒者，少食生冷瓜果及虾、蟹、竹笋之类。一旦病情稳定，忌口即可放宽。

十三 糖尿病

糖尿病是一种会使人体内葡萄糖、蛋白质及脂肪代谢出现紊乱的慢性常见病，其特点是血糖中含糖量过高，并出现尿糖，中医里称为“消渴病”。糖尿病本身并不可怕，可怕的是糖尿病的并发症。随着糖尿病得病时间的延长，身体内的代谢紊乱如果得不到很好的控制，会导致眼、肾、神经、血管和心脏等组织、器官的慢性并发症，以致最终发生失明、下肢坏疽、尿毒症、脑中风或心肌梗死，甚至危及生命。随着现代生活水平的提高，糖尿病的发病率逐年增加，已经成为现代疾病中的第二杀手，对人体的危害仅次于癌症。糖尿病严重影响人类健康，积极预防迫在眉睫。

(一)症状表现

糖尿病可分为Ⅰ型、Ⅱ型、妊娠型和其他类型。

1. 典型症状

糖尿病的典型症状包括口渴、多饮、多尿、多食和消瘦（体重下降），常常称之为“三多一少”。

（1）多尿。

多尿是指糖尿病患者排尿次数和尿量的增加。多尿是指每天的尿量大于2500ml；排尿次数也增多，白天多于6次，晚上多于2次。有的患者日尿次数可达20余次。因血糖过高，体内不能被充分利用。特别是肾小球滤出而不能完全被肾小管重新吸收，以致形成渗透性利尿。血糖越高，尿量越多，排糖亦越多，如此形成恶性循环。

（2）多饮。

多饮是由于多尿导致水分丢失过多，发生细胞内脱水，刺激口渴中枢，以饮水来做补充。因此排尿越多，饮水自然增多，形成正比关系。

（3）多食。

由于尿中丢糖过多，如每日失糖500克以上，机体处于半饥饿状态，能量缺乏引起食欲亢进，食量增加，血糖升高，尿糖增多，如此反复。

（4）消瘦。

由于机体不能充分利用葡萄糖，使脂肪和蛋白质分解加速，消耗过多，体重下降，出现形体消瘦。

2. 并发症状。

（1）由于代谢紊乱，不能正常释放能量，组织细胞失水，电解质异常，故病人身感乏力、精神不振。

（2）酸中毒和高渗性非酮症糖尿病昏迷，常伴有恶心、呕吐。

（3）糖尿病常引起皮肤化脓性感染，如疖、痈等；皮肤真菌感染，如足癣；尿路感染，如肾盂肾炎、膀胱炎、肾乳头坏死；女性糖尿病患者常并发阴道异常干燥、真菌性阴道炎、巴氏腺炎等。

（4）糖尿病可导致大、中动脉粥样硬化，它主要侵犯主动脉、冠状动脉、脑动脉、肾动脉和肢体外周动脉，引起冠心病、缺血性或出血性脑血管病、肾动脉硬化、肢体动脉硬化等。肢体外周动脉粥样硬化（常以下肢动脉病变为主），表现为下肢疼痛、感觉异常和间歇性跛行，严重供血不足可导致肢体坏疽。

（5）微循环障碍、微血管瘤形成和微血管基底膜增厚，是糖尿病微血管病变的典型改变，主要表现在视网膜、肾、神经、心肌组织，其中主要是糖尿病肾病和视网膜病。糖尿病心肌病可诱发心力衰竭、心律失常、心源性休克和猝死。

（6）病变部位以周围神经为主，通常为对称性，下肢较上肢严重，病情进展缓慢，临床上先出现肢端感觉异常，分布如袜子或手套状，伴麻木、针刺、灼热或如踏棉垫感，有时伴痛觉。随后有肢痛，夜间及寒冷季节加重，后期可有运动神经受累，出现肌张力减弱，肌力减弱以至肌萎缩和瘫痪。

自主神经病变也较常见，并可较早出现，影响胃肠、心血管、泌尿系统和性器官功能，临床表现有瞳孔改变和排汗异常，胃排空延迟、腹泻、便秘等胃肠功能失调，体位性低血压、持续心动过速、心搏间距延长等心血管自主功能失常以及残尿量增加、尿失禁、尿潴留、逆向射精、阳痿等。

（7）除视网膜病变外，糖尿病还可引起黄斑病、白内障、青光眼、屈光改变、虹膜睫状体病变等，出现视力下降、视物不清症状。

（8）糖尿病患者因末稍神经病变，下肢动脉供血不足以及细菌感染等多种因素，引起手、足麻木或者刺痛，皮肤瘙痒、深溃疡、肢端坏疽等病变。

（二）最佳饮食防治方法

糖尿病是一种终身疾病，目前虽还没有根治方法，但决不是不治之症，糖尿病完全是一种可防可治的疾病。对糖尿病的治疗历来采用饮食治疗、体育疗法和药物治疗的综合治疗方法。其中饮食治疗是最基本的治疗方法，如果控制得好可以过正常人的生活。

1. 学习掌握饮食与疾病知识。

病人与家属要学习营养治疗知识，基本掌握常用食物所含的主要营养成分，尤其是含糖量。要了解哪些食物要多吃，哪些食物要少吃，哪些食物得禁食。糖尿病人饮食治疗初期，对病人及其家属都是一项艰苦的任务，要坚定信心，坚持饮食治疗。病人要注意总结进餐与血糖、尿糖之间的变化规律，做到病情稳定，主食固定；病情波动，及时调整。要灵活掌握，具体应用，以适应机体的需要，使体重维持在标准范围之内。

2. 合理选择食物及控制食物比例。

控制饮食绝不是意味着尽量少吃，因为长期饥饿，热量不足可导致机体自身消耗，不仅会出现消瘦、抵抗力减弱，而且可加重糖尿病。因此，糖尿病人要合理安排每日总热量、蛋白质、脂肪及碳水化合物的适当比例，订出自己较理想的食谱，主食要轮换食用或混合食用，以提高营养价值。

（1）每天进餐的时间、数量应保持一定的稳定性，尽量不要吃零食，戒烟、忌酒。

（2）中老年糖尿病人及合并冠心病、高脂血症的病人，在饮食中还要严格限制胆固醇的摄入量。动物脂肪、动物内脏含胆固醇较高，应少吃或不吃，鸡蛋每日最多不超过2个。

（3）食物宜粗不宜精。在主食定量范围内尽可能多吃些粗杂粮及豆类，蔬菜，以绿叶菜为好，如油菜、小白菜、韭菜、菠菜、芹菜等。这些食物中既含有丰富的维生素和无机盐，又含有较多的粗纤维，能有效地防止血糖吸收过快，还有降低胆固醇，预防动脉硬化及防治便秘的作用。

（4）严格限制蔗糖及甜食。糖尿病人不要吃食糖、糖果、蜂蜜和甜食以及含糖饮料。这些高糖食物易被机体吸收而促使血糖升高，增加胰腺负担，从而加重病情。

（5）根据病人的血糖、尿糖的控制情况灵活控制水果的品种和数量。可以少量吃甜瓜、西瓜、樱桃。

（6）多食含蛋白质高的食物。每日的

蛋白质供给要充足,可多食含蛋白质高的食物,如奶、蛋、瘦肉、豆制品等含蛋白质丰富的食品。但食量也不能过多,因过多的蛋白质可在体内转变成糖和脂肪,甚至诱发酸中毒。

(7)控制脂肪的摄入量。糖尿病发病危险可随着体重的增长而增加,所以减肥可有效预防糖尿病。肥胖病人脂肪摄入量,每日不宜超过40克。为了预防动脉硬化,最好食用豆油、花生油、菜籽油、玉米油等。还要限制高胆固醇食品,将胆固醇限制在每日300毫克以下,尽量少吃脑髓、鱼子、鱿鱼、蛋黄、肥肉、动物内脏等。

(8)适当地多吃降糖食物。如小麦、大蒜、苦瓜、胡萝卜、油菜、菠菜、芹菜、洋葱、黑木耳、紫菜、薏苡仁、蘑菇、海带等。多吃坚果,如杏仁、核桃以及花生等,这其中含有的非饱和脂肪可以改善人体中胰岛素的分泌及胰岛素对糖分的分解,从而起到控制血糖的作用,也可有效地预防糖尿病。

3. 合理制作食物。

(1)粗粮不要细作。

从食物血糖生成指数的概念出发,提倡用粗制粉或带碎谷粒制成的面包代替精白面包。蔬菜能不切就不切,越简单越好。一般薯类、蔬菜等不要切得太小或打成泥状,豆类能整粒吃就不要磨,宁可多嚼几下,肠道多运动,对血糖控制有利。

(2)急火煮,少加水。

食物的软硬、生熹、稀稠、颗粒大小对食物血糖生成指数都有影响,谷类煮熟不必长时间精炖煮。加工时间越长,温度越高,水分越多,糊化就越好,食物血糖生成指数也越高,对病情不利。

十四 高血压

高血压病是一种严重危害人体健康,影响生活质量的疾病,中国高血压的发病率高,患者人数已接近一亿三千万,每年新增300万以上。高血压可引发心、脑、肾等器官的损伤,严重威胁人类的健康和生命,是造成肢体偏瘫、心力衰竭、脑梗塞、脑出血、肾衰竭的重要原因。临床上因高血压病发生致残致死的病例屡见不鲜,被人称之为"隐形杀手"。因此,保护心、脑、肾,防治心衰、肾衰和中风是高血压治疗的重要目标。

(一)症状表现

高血压是以体循环动脉压升高为主要表现的临床综合征,主要是由人体高级神经活动障碍引起大脑皮层及皮层下血管运动神经系统的调节障碍,导致全身小动脉痉挛,产生动脉压增高而起。继而,由肾血管痉挛而造成肾缺血,引起一系列体液变化,人体内分泌液参与这一复杂的反应过程,造成全身内分泌液的减少和流失,从而逐渐促成全身小动脉的硬化。这些病变部位又可向大脑皮层发出病理性冲动,使皮层功能紊乱,形成恶性循环,导致了疾病逐步加重的过程。

高血压按舒张压水平可分三个阶段:轻度:舒张压12.7~13.9kPa(95~104mmHg);中度:舒

张压 14.0～15.2kPa(105～114mmHg)；重度：舒张压≥15.2kPa(115mmHg)。

高血压病根据起病和病情进展的缓急及病程的长短可分为两型，缓进型和急进型高血压，前者又称良性高血压，绝大部分患者属此型，后者又称恶性高血压，仅占高血压病患者的1%～5%。

1. 缓进型高血压病

病人有头痛，多发在枕部，易发生在睡醒时，还有头晕、头胀、颈部扳住感、耳鸣、眼花、健忘、注意力不集中、失眠、烦闷、乏力、四肢麻木、心悸等症。这些症状并非都是由高血压直接引起，部分是高级功能失调所致，无临床特异性。此外，还可能出现身体不同部位的反复出血，如眼结膜下出血、鼻衄、月经过多，少数有咯血等。

2. 急进型高血压

其表现基本上与缓进型高血压病相似，但症状如头痛等明显，病情严重、发展迅速、视网膜病变和肾功能很快衰竭。血压显著升高，小动脉的纤维样坏死性病变进展迅速，出现严重的脑、心、肾损害，发生脑血管意外、心力衰竭和尿毒症。并常有视力模糊或失明，视网膜可发生出血、渗出物及视神经乳头水肿。由于肾脏损害最为显著，常有持续蛋白尿、血尿和管型尿，最后多因尿毒症而死亡，但也可死于脑血管意外或心力衰竭。

3. 高血压危重症

病人出现剧烈头痛、头晕、眩晕，亦可有恶心、呕吐、胸闷、心悸、气急、视力模糊、腹痛、尿频、尿少、排尿困难等。有的伴随植物神经紊乱症状，如发热、口干、出汗、兴奋、皮肤潮红或面色苍白、手足发凉等；严重者，尤其在伴有靶器官病变时，可出现心绞痛、肺水肿、肾功能衰弱、高血压脑病等。发作时尿中出现少量蛋白和红细胞，血尿素氮、肌酐、肾上腺素、去甲肾上腺素可增加，血糖也可升高，眼底检查小动脉痉挛、可伴出血、渗出或视神经乳头水肿。发作一般历时短暂，控制血压后，病情可迅速好转，但易复发。高血压危重症，可见于缓进型高血压各期和急进型高血压，血压改变以收缩压突然明显升高为主，舒张压也可升高，常在诱发因素作用下出现，如强烈的情绪变化、精神创伤、心身过劳、寒冷的刺激和内分泌失调(如经期和绝经)等。

(二)最佳饮食防治方法

得了高血压，应立即审察自己的生活方式并加以改变，就会朝好的方面转化。饮食是预防高血压、缓解高血压症状、延缓高血压进程的重要环节，用一句话说，就是“管住你的嘴”，具体防治方式如下。

1. 饮食规律

饮食宜定时定量，不过饥过饱，不暴饮暴食，食物种类齐全，营养素比例合理，不挑食偏食。

2. 适量摄入蛋白质

调配饮食时应考虑蛋白质生理作用。蛋白质代谢产生的有害物质，可引起血压波动。应限制动物蛋白，宜选高生物价优质蛋白。

3. 限制总热能

肥胖者应节食减肥，控制体重。体重增加对高血压大为不利，体重每增加12.5千克，收缩压可上升1.3kPa(10mmHg)，舒张压升高0.9kPa(7mmHg)。

4. 限制胆固醇和脂类

如长期食用高胆固醇食物，如动物内脏、脑髓、蛋黄、肥肉、贝类、乌贼鱼、动物脂肪等，可引起高脂蛋白血症，促使脂质沉积，加重高血压病。减少脂肪摄入，限制胆固醇，对预防血管破裂有一定作用。各类蛋黄中胆固醇含量较高，不宜食用。

5. 进食多纤维食物

进食食物纤维高的食物，如淀粉、糙米、标准粉、玉米、小米等均可促进肠蠕动，加速胆固醇排出，对防治高血压病有利。

6. 限制多糖食物

葡萄糖、果糖及蔗糖等，均有升高血脂之忧，应少食用。

7. 矿物质和微量元素

(1)限制钠摄入。

食盐含大量钠离子，吃盐越多，高血压病患病率越高。

(2)补铁。

老年高血压患者血浆铁低于正常，因此多吃豌豆、木耳等富含铁的食物，不但可以降血压，还可预防老年人贫血。

(3)补钾。

限钠应注意多摄入钾。有些利尿药可使钾大量从尿中排出，故应供给含钾丰富食物或钾制剂。含钾高食物有龙须菜，豌豆苗、莴笋、芹菜、丝瓜、茄子等。

(4)补钙。

钙对治疗高血压病有一定疗效，含钙丰富的食物有黄豆及其制品，葵花子、核桃、牛奶、花生、鱼、虾、红枣、韭菜、柿子、芹菜、蒜苗等。

8. 补充足量维生素C

大剂量维生素C可使胆固醇氧化为胆酸排出体外，改善心脏功能和血液循环。橘子、大枣、番茄、芹菜叶、油菜、小白菜、莴笋叶等食物中，均含有丰富的维生素C。多吃新鲜蔬菜和水果，有助于高血压病的防治。其他水溶性维生素，如维生素B_1、维生素B_{12}，均应及时补充，以防止缺乏。

9. 忌烟、酒、咖啡

卷烟中尼古丁刺激心脏，心跳加快，血管收缩，血压升高；促使钙盐、胆固醇等在血管壁上沉积，加速动脉粥样硬化的形成。长期饮酒危害大，可诱发酒精性肝硬变，并加速动脉硬化。高血压患者应远离咖啡因，尤其是在情绪紧张的时候，因为压力加咖啡因对高血压有相乘效果。

10. 适量饮水，多饮茶。

天然矿泉水中含锂、锶、锌、硒、碘等人体必需的微量元素，煮沸后的水因产生沉淀，对人体有益的钙、镁、铁、锌等会明显减少，因此对符合标准的饮用水宜生喝。茶叶含有多种对防治高血压病的有效成分，其中以绿茶为好，宜多饮用。

十五　高血脂

血液中的脂肪类物质，统称为血脂。高血脂是指血中胆固醇与甘油三酯的比值过高或高密度脂蛋白胆固醇过低，现代医学称之为血脂异常。如果血脂过多，容易造成“血稠”，在血管壁上形成沉积，逐渐形成小的“斑块”，形成动脉粥样硬化。这些“斑块”逐渐增多、增大，会逐渐堵塞血管，使血流变慢，严重时血流会被中断，导致严重后果，引发脂肪肝、肝硬化、胆石症、胰腺炎、眼底出血、失明、周围血管疾病、跛行、高尿酸血症，加重肝炎，导致男性性功能障碍、老年痴呆、癌症等。随着人们的生活水平不断提高，饮食越来越丰富，伴之而来的是人体内的血脂越来越高，使高脂血症发病率呈上升趋势。高脂血症现在已成为人类健康的第一隐形杀手，因此，重视和控制高血脂势在必行。

（一）症状表现

高血脂对身体的损害是隐匿、逐渐、进行性和全身性的，早期的高脂血症多数没有临床症状，这也是很多人不重视早期诊断和治疗的重要原因。按世界卫生组织（WHO）建议的高脂蛋白血症的分型标准，表现症状如下。

1. Ⅱ型高脂蛋白血症

亦称高β脂蛋白血症或家族性高胆固醇血症，是显性遗传性疾病，主要表现如下。

（1）黄色瘤，可发生于眼睑部，表现为眼周围的一种黄色斑，称为眼睑黄色瘤。也可发生于肌腱，例如在手肘、跟肌腱处呈丘状隆起，称为肌腱黄色瘤。此外，还可见皮下结节状黄色瘤，好发于皮肤易受压迫处，如膝、肘关节的伸侧和臂部，有时也见于手脂和手掌的褶皱处。

（2）早发动脉粥样硬化，在40岁以前有心绞痛等动脉粥样硬化的表现，甚至在幼儿时期即有发生心肌梗死者。

（3）脂性角膜弓。常在40岁以前，眼角膜上即可出现典型的老年环，形如鸽子的眼睛。

2. Ⅲ型高脂蛋白血症

亦称阔β型高脂蛋白血症，常为家族性，是隐性遗传性疾病。患者常在30～40岁时出现扁平黄色瘤（为橙黄色的脂质沉着），常发生于手掌部；结节性疹状黄色瘤和肌腱黄色瘤。早发动脉粥样硬化和周围血管病变，常伴肥胖和血尿酸增高，可有异常的糖耐量变化。

3. Ⅳ型高脂蛋白血症

亦称高前β－脂蛋白血症或内源性高甘油三酯血症，临床上非常多见，常于20岁以后发病，可为家族性，呈显性遗传，但更多的还是后天引起。特点是内源性甘油三酯含量增高，可能是由于肝脏合成增加，或者由于周围组织清除减弱。临床表现为：肌腱黄色瘤、皮下结节状黄色瘤、皮疹样黄色瘤及眼黄色斑瘤；视网膜脂血症；进展迅速的动脉粥样硬化；可伴胰腺炎、血尿酸增高；多数患者伴糖耐量异常。非家族性患者则临床表现并不典型，这一点应引起充分重视和注意。

4. V型高脂蛋白血症

是I型和IV型的混合型，即高乳糜微粒和高β－脂蛋白血症，可同时兼有两型的特征。最常继发于急性代谢紊乱，如糖尿病酮性酸中毒、胰腺炎和肾病综合征等，但也可为遗传性。患者常于20岁以后发病，以肝脾肿大、腹痛伴胰腺炎发作为主要临床表现。患者对饮食和内源性甘油三酯耐受不良，且常具有异常的糖耐量变化和高尿酸血症。

（二）最佳饮食防治方法

虽然有部分高血脂症是家族遗传，无法预防，但它也是一种文明病，可以通过健康的生活习惯和良好的饮食结构加以预防或延后发生。有遗传因子的人若饮食、生活习惯不当，高血脂症可能提前发生、发展。饮食治疗是高脂血症治疗的基础，无论是否采取药物治疗，首先必须进行饮食治疗。饮食治疗无效时或病人不能耐受时，方可用药物治疗。在服用降脂药物期间也应注意饮食控制，以增强药物的疗效。

1. 控制热量、减少脂肪的摄入量

减少动物性脂肪如猪油、肥猪肉、黄油、肥羊、肥牛、肥鸭、肥鹅等。这类食物饱和脂肪酸过多，脂肪容易沉积在血管壁上，增加血液的黏稠度，饱和脂肪酸能够促进胆固醇吸收和肝脏胆固醇的合成，使血清胆固醇水平升高。饱和脂肪酸长期摄入过多，可使甘油三酯升高，并有加速血液凝固作用，促进血栓形成。多不饱和脂肪酸DHA，能够减少血小板的凝聚，并增加抗血凝作用，能够降低血液的黏稠度，保护神经系统。因此提倡多吃海鱼，烹调时，应采用植物油，如豆油、玉米油、葵花籽油、茶油、芝麻油等。

2. 限制胆固醇的摄入量

胆固醇是人体必不可少的物质，但摄入过多的确害处不少，膳食中的胆固醇每日不应超过300毫克，忌食含胆固醇高的食物，如动物内脏、蛋黄、鱼子、鱿鱼等食物。植物固醇存在于稻谷、小麦、玉米、菜籽等植物中，植物固醇在植物油中呈现游离状态，确有降低胆固醇作用，而大豆中的豆固醇有明显降血脂的作用。提倡多吃豆制品。

3. 供给充足的蛋白质

蛋白质的来源非常重要，主要来自于牛奶、鸡蛋、瘦肉类、禽类应去皮、鱼虾类及大豆、豆制品等食品。但植物蛋白质的摄入量要在50%以上。

4. 适当减少碳水化合物的摄入量

不要过多吃糖和甜食，因为糖可转变为甘油三酯。应多吃粗粮，如小米、燕麦、豆类等食品，这些食品中纤维素含量高，具有降血脂的作用。

5. 多吃富含维生素、无机盐和纤维素的食物

应多吃鲜果和蔬菜，它们含维生素C、无机盐和纤维素较多，能够降低甘油三酯、

促进胆固醇的排泄。可选用降脂食物，如酸牛奶、大蒜、绿茶、山楂、绿豆、洋葱、香菇、蘑菇、平菇、金针菇、木耳、银耳、猴头等食物。

6. 多饮水

多饮水有利于冲淡血液，缓解血液黏稠的程度，保持体内血液循环顺畅。

7. 忌饮酒、浓茶和其他辛辣和精细食物

酒能够抑制脂蛋白酶，可促进内源性胆固醇和甘油三酯的合成，导致血脂升高。

十六 痔疮

俗语说"十人九痔"，可见痔疮甚为普通，发病率很高。痔疮是肛门附近静脉曲张，血管肿胀，形成一个或数个静脉团或痔核，多因久坐不动、持续便秘等引起。另外，若饮食倾向多肉少菜、纤维不足及过于肥腻，肥胖的人和孕妇，也特别容易患上痔疮。

（一）症状表现

痔疮以肛门锯齿线为界，分为内痔与外痔。外痔的症状以疼痛瘙痒为主，而内痔则以流血及便后痔疮脱出为主。主要临床如下。

1. 便血

便血是内痔的常见症状，但并非每次解大便时均有便血，一般以大便干燥时为多见，出血量不等，可为粪便带血、便后手纸带血或点滴而出，严重者可出现喷射状出血。而外痔一般不会引起出血。

2. 突起和脱出

肛缘突起，有异物感，便时不易擦净，污染内裤是外痔的标志。脱出则是内痔的常见症状。内痔早期无脱出症状，只有在肛门镜检查时才能发现痔核的存在，或大便时由于腹部的压力增高和粪便向下的推力，使内痔脱出于肛门外，少则一处，多则呈一周脱出于肛门外。严重者，可于行走、咳嗽、劳动用力时亦见痔核脱出于肛门外。

3. 疼痛

疼痛是外痔常见的症状。因外痔位于齿线以下，由脊髓神经支配，属有痛区病变，一旦外痔发炎，肿胀，则疼痛明显。内痔无炎症时不痛，疼痛常发生在内痔感染、嵌顿和绞窄性坏死，也常导致剧烈的疼痛。

4. 肛门潮湿和瘙痒

肛门经常潮湿和瘙痒，预示着痔疮的存在，但需与肛门湿疹相鉴别。肛门湿疹在检查时可见肛周皮肤皱襞增厚，或出现皲裂，皮肤色泽变白；而内痔引起的肛门潮湿和瘙痒，多由内痔发炎肿大时分泌物增多所致，或由于内痔脱出于肛门外，刺激大肠腺分泌大量黏液，黏液沿松弛的肛管流出所致。治疗内痔后肛门潮湿和瘙痒的症状即可消失。外痔一般无分泌物，只有当外痔发炎、皮肤溃破，炎性分泌物增多时，肛门才经常潮湿，但此种情况，常伴有肛门疼痛。

5. 大便困难

解便与痔疮的发生、发展变化关系密切，由于病人畏惧排便时引起的肛门疼痛，久忍大便，既加重了便秘，又造成排便习惯紊乱，增加了排便困难症状。

6. 此外，内痔出血还可引起头晕、倦怠乏力、精力不佳、食欲不振等贫血症状

内痔和直肠癌是两个不同的病，它们的发病原因也不相同，内痔发生在肛门或直肠下端的黏膜下的痔静脉，直肠癌发生在直肠的黏膜上。有的直肠癌病人，可能被诊断为内痔，而后来的医生又诊断为癌，这也不是内痔转变成癌，而是第一位医生的误诊，实际上，医生很容易鉴别内痔与直肠癌，只要用手指经肛门检查一下直肠就能诊断出来，发生这类误诊，常常是首诊医生只听病人主诉，未做手指直肠检查造成的。因此，内痔并不会转化为直肠癌。

（二）最佳饮食防治方法

对痔疮患者来说，即使经手术治疗或其他疗法治疗康复后，仍有可能复发，所以，最重要的是保养。有效防治痔疮最根本的是要加强锻炼、预防便秘、养成定时排便的习惯，孕妇要注意孕期保健，还要保持肛门周围清洁、合理饮食调配等。合理饮食调配可消除便秘，免令病情恶化。

1. 忌饮食不节

饮食不节致病主要包括偏嗜和饥饱失常两方面。饮食偏嗜易导致人体内部营养成分不均，使机体气血阴阳出现偏盛偏衰。只有饮食调配适当，人体才会有全面充足的营养供应，才能抵御疾病的发生。若过食生冷，则易损伤脾胃，寒湿内生；过食肥厚，则湿热痰浊内生，气血壅滞；过食辛辣刺激之品或饮酒过度，则动火伤血络，又可化燥伤阴，出现痈疽、下血、便秘、疼痛等症。可见饮食要适量，过饥则摄食不足，气血生化之源不足，机体得不到足够的补充而病。反之过饱，则易损伤脾胃，湿浊内生，而产生肛肠疾病。

2. 避免进食难以消化、易生熟、生湿、生痰和辛辣刺激性食物以及煎炸熏烤、酒类食品。要特别注意不吃刺激性的食物，因为刺激性食物可刺激胃肠道，引起肠痉挛，使痔静脉充血、水肿，引起疼痛。忌食壮阳火的水果，如芒果、榴莲、荔枝、龙眼等。

3. 宜常食易于消化、质地较软的食物。

4. 宜食用富含纤维素的食物，力求大便通畅，如：新鲜蔬菜、水果、银耳、海带等。

5. 宜摄取具有润肠作用的食物，如：梨、香蕉、菠菜、蜂蜜、芝麻油及其他植物油、动物油。

6. 宜选用质地偏凉的食物，如：黄瓜、苦瓜、冬瓜、西瓜、藕、笋、芹菜、菠菜、莴苣、茭白、蕹菜、茄子、丝瓜、蘑菇、鸭蛋、鸭肉等，以免加重内热而导致便血。

7. 久治不愈，长期出血、体虚者，宜适当食用滋补性食品，如桂圆、红枣、莲子、百合、牛奶、芝麻、蜂蜜、核桃等。

十七 贫血

贫血是指单位容积血液内红细胞数和血红蛋白含量低于正常。正常成人血红蛋白量男性为 12 ~ 16 克/100 毫升，女性为 11 ~ 15 克/100 毫升；红细胞数男性为 400 ~ 550 万/立方毫米，女性为 350 ~ 500 万/立方毫米。凡低于以上指标的即是贫血。贫血根据其原因分为：缺铁性贫血、出血性贫血、溶血性贫血、巨幼红细胞性贫血、恶性贫血、再生障碍性贫血 6 种。

（一）症状表现

贫血症状的有无或轻重，取决于贫血的程度、贫血发生的速度、循环血量有无改变、病人的年龄以及心血管系统的代偿能力等。贫血发生缓慢，机体能逐渐适应，即使贫血较重，尚可维持生理功能；反之，如短期内发生贫血，即使贫血程度不重，也可出现明显症状。年老体弱或心、肺功能减退者，症状较明显。贫血的一般症状如下。

1. 浑身软弱无力

主要是因肌肉缺氧而致疲乏、困倦，这是最常见和最早出现的症状。

2. 皮肤、黏膜苍白

主要是眼睑、手掌大小鱼际及甲床的颜色苍白，这是由于受皮肤、黏膜、结膜以及皮肤毛细血管的分布和舒缩状态等因素的影响。

3. 心血管系统

体力活动后，由于血氧含量下降，会感到心悸，贫血严重或有心力衰竭时，即使在休息时也会出现心悸，有冠状动脉病变的病人可出现心绞痛。有些病人平时无心绞痛，但由于贫血而加重心肌的缺血程度，则可发生心绞痛，在心底或心尖区常可听到柔和的收缩中期杂音。

4. 呼吸系统

出现气急或呼吸困难，大都是由于呼吸中枢低氧或高碳酸血症所致。

5. 神经系统

贫血严重时，神经系统症状亦多见，尤其是老年患者。常见的症状有头晕、头痛、耳鸣、眼花、眼前出现黑点或"冒金星"、精神不振、倦怠嗜睡、注意力不易集中、反应迟钝、手脚发麻、发冷或有针刺感等。贫血严重者可发生昏厥。贫血如急剧发生，患者常烦躁不安。可伴有激动、淡漠、健忘、失眠、偶可发生精神错乱、妄想和抑郁。

6. 消化系统问题

消化系统常有食欲减退，消化不良，亦可出现腹胀、心窝胃脘部不适、恶心、便秘或腹泻，舌炎、口炎、味觉异常，严重缺铁性贫血可出现间歇性吞咽困难。贫血严重者，肝脏可有轻度肿大，发生心力衰竭时尤其明显，并常有压痛。

7. 生殖系统

妇女患者中常有月经失调，如闭经或月经过多。贫血常由月经过多引起，但偶尔贫血亦可引起月经过多。在男女两性中性欲减退均多见。

8. 泌尿系统

严重贫血患者尿中可出现少量蛋白，尿浓缩功能轻度减低，但除了本来就有肾脏疾病外，一般不会引起血液尿素氮增高。发生急性血管内大量溶血时，尿色可呈红茶或酱油样颜色（血红蛋白尿），如果同时有循环衰竭，可发生少尿、无尿和急性肾功能衰竭。

9. 其他

除一般贫血症状如苍白、乏力外，还可能因同时存在其他系统疾病而出现其他症状，如巨幼细胞贫血或恶性贫血时，低热、轻度黄疸、脾大、脊髓急性联合变性和末梢神经变性较多见，贫血严重时由于体表循环不良而致皮肤散热能力减退，可有低热。

（二）最佳饮食防治方法

贫血患者的饮食调养原则主要是提供足够的造血原料，逐渐使血液中的红细胞和血红蛋白恢复正常。与红细胞、血红蛋白的制造和红细胞的生长发育有密切相关的物质，主要有蛋白质、铁、维生素 B_{12}、叶酸和少量的铜。患贫血的病人往往会食欲不佳和消化不良，因此，要特别注意饮食的色、香、味、形，以引起患者的食欲。烹调良好的菜肴，对胃酸分泌也有促进作用。

1. 贫血患者饮食调节禁忌

（1）限制食盐。

若贫血患者出现水肿，必须限制食盐的摄入量，可采用少盐、低盐饮食，每天的食盐量应控制在 3～5 克之间，最多不可超过 8 克。

（2）忌碱性食物。

贫血患者应尽量少食碱性食物，如具碱性的馒头、荞麦面、高粱面等。人体内如呈碱性环境，不利于铁质的吸收，胃酸缺乏时也会影响食物中铁的游离和吸收。

（3）忌不易消化食物。

贫血患者往往也同时多存在消化功能的紊乱现象，故不易消化的食物尽量少吃。这类食物有花生、葵花子、核桃、杏仁、韭菜、蒜苗、洋葱、竹笋、甜薯干、奶油、海蛰、蛤蜊以及没有煮烂的各种肉类食物。

（4）忌过度饮茶。

茶有助消化，帮助吸收营养的作用，但缺铁性贫血服用补血药时就不可以饮茶，因为茶叶中含有的鞣酸可以与铁质结合而妨碍人体的吸收，这就达不到治疗的目的了。另外，还有些人应忌蚕豆，蚕豆能引起溶血性贫血。

（5）忌过量脂肪食物。

食用过多的脂肪，能抑制人体的造血功能，因为脂肪过多对贫血病人的消化和吸收都有影响，一般以 50 克以下为宜，并宜用植物脂肪为主。

（6）忌油炸食物。

贫血患者的胃肠功能大部分不佳，直接影响到机体的恢复。油煎、油炸的食物一方面造成大量的营养成分被破坏，另一方面也影响人体的消化吸收，导致胃肠功能紊乱。

（7）忌食生冷不洁之品。

如蔬菜、猪肉、牛肉、羊肉、鱼、蟹、虾等常易带虫入口的食物应少食。

2. 缺铁性贫血的饮食搭配

（1）多吃含铁丰富的食物，以提高体内血清铁的含量，达到治疗的目的。

含铁丰富的食物有海带、紫菜、菠菜、香菇、木耳以及豆制品类、肉类、禽蛋、动物肝、肾等。

（2）足量的蛋白食物。

高蛋白饮食一方面可以促进铁的吸收，另一方面也是人体合成血红蛋白的必要物质。所以也要选择含蛋白丰富的食物。如肉类、鱼类、蛋类。

（3）足量的维生素 C。

维生素 C 为酸性药物，具有促进铁吸收的作用，水果和蔬菜中含维生素 C 较高，如大枣、柑橘、西红柿等，也可将维生素 C 溶剂或片剂加入食物中食用。

3. 再生障碍性贫血的饮食

（1）给予高蛋白饮食。蛋白质是各种血细胞增殖、分化和再生的基础。由于再障病人全血细胞减少，故在食疗方面，需要补充足够的动物性蛋白质，如鲫鱼、动物肝肾、瘦肉、鸡、禽蛋、牛奶等。

（2）补充造血物质。再生障碍性贫血虽然不是由于造血物质缺乏所致，但由于反复出血，造成慢性失血性贫血，从而加重了再障的贫血程度。因此，在食物中应该补充铁、叶酸、维生素 B_{12} 等。叶酸广泛存在于绿色新鲜蔬菜、水果、酵母、动物的肝肾中，尤其是新鲜蔬菜含量最为丰富，需注意的是烹调时间不宜过长。若在食物中加入维生素 C，可促进叶酸吸收；加入钙片，可促进维生素 B_{12} 吸收。

（3）补充含维生素类的食物。再障病人特别要注意补充含维生素的食物，不仅是改善贫血的需要同时对预防出血也十分有益。如维生素 B_1、B_6、K 和 C 等。蔬菜、水果类食物中的维生素含量较高，其中蔬菜中维生素的含量叶部比根部高，嫩叶比枯叶高，深色叶比浅色叶高。水果所含的维生素大多是水溶性的，易被人体吸收。大枣的维生素 C 的含量比柑橘高 7 ~ 10 倍，维生素 P 的含量为百果之冠。再障病人特别是急性期，机体免疫功能异常低下，极易发生感染，因此，烹调时一定要注意卫生，炊具餐具一定要消毒，不吃生冷和不卫生的食物。避免进食硬的食物，小心鱼刺、骨碴等损伤牙龈及口腔黏膜。

4. 营养性巨幼细胞性贫血的饮食

（1）营养性巨幼细胞性贫血主要是叶酸和维生素 B_{12} 摄入不足和吸收不良引起的。营养性巨幼细胞性贫血病人的饮食调养极为重要，应改变不良的饮食习惯，不偏食、不挑食，不长期素食，多从食物中摄取叶酸和维生素 B_{12}。

（2）注意补充叶酸和维生素 B_{12}。多吃新鲜蔬菜，以增加叶酸的摄入量。同时多吃含蛋白丰富的食物，保证营养平衡。含叶酸丰富的蔬菜，有菠菜、油菜、小白菜、西红柿、花生仁、酵母发面食品、豆类及其制品以及动物的肝肾等。多吃含维生素 B_{12} 的食物，如动物的肝和肉类、蛋黄、牛乳、面粉等。

（3）改善烹调技术。叶酸极易被高温破坏，故烹调时不宜高温和时间过长。若在食物中加入维生素 C，可促进叶酸吸收；加入钙片，可促进维生素 B_{12} 吸收。

（4）巨幼细胞性贫血的病人不应饮酒。

十八　脚气

脚气是足癣的俗名，又叫香港脚，是一种极常见的真菌感染性皮肤病，成人中70%～80%的人有脚气，只是轻重不同而已。常在夏季加重，冬季减轻，也有人终年不愈。脚气一旦发病，病人往往感到奇痒难忍，不仅严重影响患者日常的工作和生活，而且还极易传染给他人。

（一）症状表现

有的人把“脚气”和“脚气病”混为一谈，这是不对的，医学上的“脚气病”是因维生素B缺乏引起的全身性疾病，表现症状也大相径庭。脚气是非常顽固且常见的足部问题，按其表现症状分为：糜烂型、水疱型、角质型、丘疹鳞屑型、脚汗脚臭型、体癣型。

1. 各类型脚气的不同表现症状

（1）糜烂型脚气表现为局部表皮角质层浸软发白。由于走动时不断摩擦表皮脱落，露出鲜红色糜烂面；严重者趾缝间、趾腹与足底交界处皮肤均可累及，瘙痒，多发于三、四、五趾缝间。常见于多汗者。

（2）水疱型脚气多发生在夏季，趾间、足缘、足底出现米粒大小，深在性水疱，疏散或成群分布，疱壁较厚，不易破裂，数日后干燥脱屑，相互融合形成多房性水疱，撕去疱壁，可见蜂窝状基底及鲜红色糜烂面，瘙痒。

（3）角化型脚气症状是足底、足缘、足跟部皮肤角质增厚、粗糙、脱屑，鳞屑成片状或小点状，反复脱落。冬季趾缝间皮肤发生裂隙，夏季产生水疱。常因搔抓引起断发性感染，并发脓包疮、淋巴管炎、淋巴结炎、蜂窝组织炎、丹毒、败血症等疾患。

（4）丘疹鳞屑型脚气多发在第三、四趾间，有红斑、丘疹和鳞屑，以后鳞屑增多，并逐渐扩散到足跖、足侧面，甚至足背，此时可形成边界清楚的环形或弧形边缘。可由水疱型或浸渍糜烂型演变而来。有时受外界因素刺激后，可向水疱型或浸渍糜烂型转变。有时因为搔抓等刺激后，皮肤更加干燥、粗厚，发展为角化过度型脚气。根据致病菌及患者皮肤敏感程度的不同，自觉症状差别很大，可为瘙痒剧烈，也可无任何症状。病程较长的病人，易并发甲癣。

（5）脚汗脚臭是因足底汗腺分泌旺盛引起。脚汗与遗传、内分泌失调、精神紧张、情绪激动、恐怖、焦虑、愤怒等有关，引起身体小汗腺分泌旺盛，汗腺分泌物在细菌、真菌的分解下产生秽臭，因此脚臭常与脚汗伴发。

（6）体癣型。不是独立的病型，多是在足癣易发病的季节，由其他病型尤其是丘疹鳞屑型和水疱型发展而来。位于足背，呈弧形、环形边缘，多数手足病皮损相毗连，因而与真正的体癣不同。病变部位瘙痒，此时予以适当治疗，病情容易控制治愈，如果不及时治疗，瘙痒加剧，越痒越搔，皮损完全融合为一环状，有时并可播散至其他部位，形成具有典型环状损害的体股癣。

2. **共同表现症状**

虽然各种不同类型的脚气表现各不相同，但它们也像湿疹等其他皮肤病一样，存在着某些共同的特征，它们分为自觉症状和他觉症状两类。

（1）各种类型手足癣患者，都有自己的主观症状，即自觉症状。除角化过度型脚气外，其余各型的患者均有不同程度的瘙痒感，其程度与患者的耐受力有关。同一类型、严重程度相似的不同脚气患者，可有不同的瘙痒感。较敏感患者会觉得瘙痒难忍，寝食不安，严重影响患者工作和生活，结果会导致患者陷入越痒越想抓、越抓越痒的恶性循环中，使病情因长期的不良刺激而不断加重。

而不敏感患者有时感觉甚微，在轻度感染时，因无明显自觉不适而延误就医或者拒绝治疗，直到脚气病情加重，广泛蔓延或出现并发症时才就医，增加治疗的难度。

（2）脚气的他觉症状则是指医生通过检查足部的皮肤而发现客观存在的体征，这些体征就是通常说的皮疹或称皮肤损害，有原发性损害和继发性损害之分。原发性损害主要有水疱、脓疱、丘疹；继发性损害是由原发皮疹演变而来，或为治疗引起以及机械性损伤（如搔抓）而引起的损害，主要有浸渍、糜烂。

（二）最佳饮食防治方法

一旦感染了脚气，不会自动消失，若未加以治疗，可能使皮肤开裂，导致更严重的细菌感染，至少需费一个月的时间来治疗它，其中，饮食治疗也是非常重要的一个方面。

1. **饮食禁忌**

避免可乐饮料、谷类、加工食品、糖等食物。应摄取大量的生鲜蔬果、烘鱼及烘鸡肉（不含皮），勿食油炸、油腻食物。

2. **补充营养素**

（1）补充维生素 A。

维生素 A 能够起到修护组织及激发免疫系统功能的作用，富含维生素 A 的食物主要有动物的肝脏、鱼类、海产品、奶油和鸡蛋等动物性食物，如咸带鱼、鲫鱼、白鲢、鳝鱼、鱿鱼、蛤蜊、奶油、人奶、牛奶等。

（2）补充维生素 B。

维生素 B 可促进细胞再生，主要食物包括酵母、全麦制品、花生、胡桃、蔬菜，尤其是绿叶蔬菜、牛奶、肝脏、牛肉、猪肉、蛋类等。维生素 B 有很多种，其中 B_2 对皮肤的功效最为明显，主要食物有芦笋、菠菜、杏仁、瘦肉、蛋、鸡肉、花生、牛奶、啤酒、动物肝脏以及麦片、燕麦、玉米等五谷杂粮。

（3）补充维生素 C。

维生素 C 对免疫功能颇重要，可改善血液循环及伤口复原，并能帮助维生素 B 的吸收。维生素 C 主要来源于新鲜的蔬菜和水果，如青菜、韭菜、菠菜、柿子椒、芹菜等绿叶蔬菜和花菜、西红柿，及柑橘、橙、柚子、红果、葡萄等水果，野生的苋菜、苜蓿、刺梨、沙棘、猕猴桃、酸枣等。

（4）补充维生素 E。

维生素 E 能够协助组织复原。天然维生素 E 广泛存在于各种油料种子及植物油中，在谷类、坚果类和绿叶蔬菜中都含有一定量的天然维生素E，另外，肉、蛋、奶和鱼肝油等中也含有一些。但相比较而言，动物油脂中维生素E的含量普遍低于植物油，但在鱼油中的维生素E含量则相当丰富。

(5)补充锌元素。

锌元素能够抑制真菌及激发免疫系统。锌元素主要存在于海产品、动物内脏中，其中以牡蛎含锌最为高。其他食物里含锌量很少，水、主食类食物以及蛋类里几乎都没有锌，含有锌的蔬菜和水果也不是很多，植物性食物中含锌量比较高的有豆类、花生、小米、萝卜、大白菜等。

十九　阴道炎

阴道炎是阴道黏膜及黏膜下结缔组织的炎症，是妇科门诊常见的疾病。阴道炎是许多女性的难言隐痛，在女性的一生中，在不同的时期或由于不同的原因，都可能遭遇阴道炎的袭击。正常健康妇女，由于解剖学及生物化学特点，阴道对病原体的侵入有自然防御功能，当阴道的自然防御功能遭到破坏，则病原体易于侵入，导致阴道炎症，幼女及绝经后妇女由于雌激素缺乏，阴道上皮薄，细胞内糖原含量减少，阴道ph高达7左右，故阴道抵抗力低下，比青春期及育龄妇女易受感染。

(一)症状表现

根据阴道炎的不同种类，其表现症状分别如下。

1. 滴虫性阴道炎

主要表现为外阴瘙痒，白带增多，白带为淡黄色泡沫状，严重时白带可混有血液，并有灼热感、性交痛，伴有尿道感染时可有尿频、尿痛，甚至血尿。由阴道毛滴虫引起，通过性交传播或间接传播(经浴池、浴盆、游泳池、衣物、敷料及污染的器械等传播)。

2. 霉菌性阴道炎

最常见的症状是白带多，外阴及阴道灼热瘙痒，有豆腐渣样白带，波及尿道，也可有尿频、尿急、尿痛等。霉菌性阴道炎是由霉菌中的一种白色念珠菌感染而引起的，和滴虫恰恰相反，这种念珠菌在酸性环境中特别容易生长，多发生于长期使用激素、抗生素的女性、糖尿病患者及孕妇身上，传染途径主要是性交、浴池、浴巾等。

3. 加特纳菌性阴道炎

加特纳杆菌引起的感染多见于性活跃女性，急性期白带增多，有鱼腥或氨的臭味，外阴潮湿不适，常伴有阴道灼热感、性交痛及外阴瘙痒。由加特纳杆菌引起，又名嗜血杆菌性阴道炎，可通过性交传染，在性关系混乱的人群中，加特纳菌性阴道炎有高流行率。

4. 淋菌性阴道炎

症状表现为下腹部疼痛，阴道分泌物增多，显脓性白带，阴道口红肿疼痛等，如不及时治疗,可转为慢性妇科炎症,有10%~20%的妇女可出现不孕或宫外孕。是由淋病双球菌引起,可通过不洁或混乱的性交而传染,也有少数因借穿感染淋球菌的泳衣或通过淋球菌污染的浴缸、坐式便器等间接传染。

5. 幼女阴道炎

主要症状表现为外阴红肿,阴道内流水样分泌物,阴道灼痛或奇痛难忍。多见于穿开裆裤的小女孩,发病原因是女孩在玩耍时坐在地上或在地上爬着玩,或手指直接捅进阴道,甚至置放异物,致使外阴、阴道受污染,诱发阴道炎。

6. 少女初潮阴道炎

表现为会阴部有下坠及灼烧感,阴道分泌物增多,甚至呈脓性样分泌。由于阴道分泌物外溢,刺激尿道口,出现尿频、尿痛症状。女孩子第一次来月经,出于少女羞涩和对月经的朦胧认识,她们往往不懂或不注意经期卫生,滥用不洁净的卫生纸,致使外阴受不洁卫生纸污染,病菌乘机孳生和进犯,引起初潮阴道炎。

7. 紧裆裤阴道炎

主要症状是白带过多,阴道和大小阴唇瘙痒,并伴有尿频、尿急、尿道刺激症状。这种阴道炎是由于女子经常穿紧裆裹臀的三角内裤和高弹紧身健美裤引起的。这类裤子紧裆,包臀,面料为化纤织物又密不透气,阴道分泌物和汗液不易散发,适宜细菌孳生繁殖,引起阴道炎。

8. 老年性阴道炎

表现为外阴瘙痒或灼热感,严重者尿频、尿痛。阴道分泌物增多,呈淡黄色,严重者有血性脓样白带,并伴有臭味,此时应进一步检查以排除肿瘤的可能。这是绝经后妇女常见病,主要是由于雌激素缺乏致局部抵抗力降低,病菌入侵繁殖而引起炎症。

(二)最佳饮食防治方法

由于阴道炎的发病主要与个人卫生以及相互感染等因素有关,故平时要注意清洁,防止致病菌的侵袭,杜绝传染源,并增强体质,稳定情绪,预防复发,着重改善自己的日常饮食,来加以防治。

1. 饮食调养禁忌

(1)忌甜腻食物。

油腻食物如猪油、肥猪肉、奶油、牛油、羊油等,高糖食物如巧克力、糖果、甜点心、奶油蛋糕等,这些食物有助湿增热的作用,会增加白带的分泌量,并影响治疗效果。

(2)忌海鲜发物。

腥膻之品,如桂鱼、黄鱼、带鱼、黑鱼、虾、蟹等水产品可助长湿热,食后能使外阴瘙痒加重,不利于炎症的消退,故应忌食。

(3)忌辛辣食品。

辛辣食品(辣椒、姜、葱、蒜等)多食易生燥热,使内脏热毒蕴结,出现牙龈肿痛,口舌生疮,小便短赤,肛门灼热,前后阴痒痛等症状,从而使本病症状加重。

(4)忌烟酒。

吸烟能使本病加重,这是由于烟草中的尼古丁可使动脉血与氧的结合力减弱,酒能助长湿热,故应当禁忌,同样,含酒饮食如酒酿、药酒等均不宜饮用。

2. 饮食调养方法

(1)宜多食新鲜蔬菜和水果,以保持大便通畅。

(2)宜多饮水,防止合并尿道感染。

(3)宜多进食清淡而有营养的饮食,例如牛奶、豆类、鱼类、蔬菜、水果等。

(4)宜多食稀软食物,可选用粳米、糯米、山药、扁豆、莲子、薏苡仁、百合、红枣、桂圆肉、栗子、黑芝麻、黑大豆、蚌肉、核桃仁、动物肝脏、蛋类等补益脾肾的食物。

(5)多食具有利湿作用的食物,如冬瓜、西瓜、赤小豆等,有利于本病的康复。

(6)宜多食用含维生素B丰富的食物,如小麦、高粱、芡实、蜂蜜、豆腐、鸡肉、韭菜、牛奶等。

(7)宜多食具有一定抗菌作用的食物,如大蒜、洋葱、马齿苋、鱼腥草、马兰头、菊花脑等。

二十 月经不调

月经是女性特有的生理现象,自青春期起,就与女性月月相伴直至绝经。除了初潮时由于下丘脑垂体、性腺轴的发育不成熟以及更年期由于卵巢功能的衰退可能出现月经紊乱,月经在女性生育期的大部分时间都应是规律的。但是随着社会的发展,生活节奏快,工作压力大,环境污染以及采取不恰当的手段减肥等等因素,使得越来越多的女性出现月经失调,一定程度上妨碍了女性的工作和生活。

(一)症状表现

月经不调是月经的周期、经期、经量、经色、经质的改变或伴随月经周期前后出现的某些症状为特征的多种病症的总称。月经不调的表现多种多样。

1. 月经量不规则

(1)月经过少。月经量减少,周期有规律。

(2)月经过多。月经量超过正常出血量,女性正常的月经量为每次30~50毫升。

(3)经量过多,经期延长。这种月经不调常见于功能失调性子宫出血,有时出现好几个月的闭经之后,突然经血如注、淋漓不净。

2. 经期不规则

(1)月经过频。月经周期短于21天的子宫出血。

(2)经期延长。月经周期超过40天有规律的周期性子宫出血。

(3)不规则的月经提前或错后,难于掌握,一般经量不太多。

(4)月经中期出血。在两次正常量月经之间的少量出血。

3. 痛经

在月经来潮之前几天,或月经期,或月经已干净后出现下腹部或腰骶部疼痛,疼痛的轻重程度不同,严重者可因剧痛而昏厥。

4. **闭经**

年龄超过18周岁而尚未来潮，或已行经而又月经中断，不来潮时间超过三个月以上者称闭经。

5. **经前期紧张症**

在经前、经期或月经干净后不久时间内出现的一系列症状。这些症状可单独出现或几个症状同时出现。常见的症状有乳房胀痛、头痛、身痛、腹泻、口腔溃疡、眩晕、皮肤风疹块、发热、鼻腔出血、情绪异常（如抑郁、烦躁、失眠）等。

6. **更年期综合征**

有的妇女在绝经期前后会出现一些与绝经有关的症状，如眩晕耳鸣、潮热汗出、心悸失眠、烦躁易怒、面部或下肢浮肿、纳呆、便溏、月经紊乱、情志不宁等，这些症状可随绝经而消失。

（二）最佳饮食防治方法

月经与子宫、卵巢、脑垂体、下丘脑等各部位的健康情况以及彼此间的相互联系状况有关。此外，其他器官的疾病，如甲状腺、肾上腺或各种慢性疾病以及病人的精神状况、环境因素等都可影响月经。因此，找出月经不调的原因，才能决定治疗方案。但总的来说，女性生理不顺，都可以靠饮食来调理。

1. 月经早来的人，应少吃辛香料，少吃肉，少吃葱、洋葱、青椒，多吃青菜，吃饭前要按摩耳朵祛除疲劳，内心不要有不安和紧张情绪。

2. 月经迟来的人，宜少吃冷食多吃肉。经期第一、二天最好吃姜炒鸡肝或猪肝，多服用补血的食品。所谓“早来”“迟来”，系依据个人生理周期来算，不管是28天周期或30天周期，早来7天以上或晚来7天以上，就是生理不顺，表示身体与精神有了不平衡的现象。

3. 在月经前、中、后期，若摄取适合当时身体状态之饮食，可调节女性生理心理上种种不适，也是使皮肤细嫩光滑的美容良机。

4. 月经前烦躁不安、便秘、腰痛者，宜大量摄食促进肠蠕动及代谢之物，如生青菜、豆腐等，以调节身体之不适状态。

5. 月经来潮中，为促进子宫收缩，可摄食动物肝脏等，以维持体内热量。此时，甜食可多吃，油性食物及生冷食物皆不宜多吃。月经后容易眩晕、贫血者，在经前可摄取姜、葱、辛香料等；在经后宜多吃小鱼以及多筋的肉类、猪牛肚等，以增强食欲，恢复体力。